정신건강론

황동섭 · 김영자 · 류동수 · 이진향 · 조선미 · 최영자

KNOWLEDGE COMMUNITY 공동체

머리말

정신건강은 정신장애뿐만 아니라 자신의 잠재력을 실현하고 공동체에 유익하도록 기여할 수 있는 것을 말한다. 또한 정신건강은 기본적인 인권이며, 그것을 최대한 향유하는 목적에서 정신보건법이 제정되었다. 우리가 살아가는 현대사회는 급속한 변화를 거듭하고 있다. 이는 우리의 생활을 편리하고 풍요롭게도 하지만 이기주의 사고, 물질주의적 가치관, 정보의 양극화 현상, 적응상의 문제 등 부작용 또한 만만치 않아 우울, 스트레스, 자살, 중독, 정신질환 등의 정신건강 문제가 증가하고 있음을 우리는 실감한다.

이 책은 총 5부로 구성되었다. 제1부는 정신건강의 이해, 제2부 생애주기와 정신건강, 제3부는 정신장애와 정신건강, 제4부는 주요 정신건강과 이슈, 제5부는 정신건강과 사회환경으로 구성되었으며, 자세한 내용은 다음과 같다.

제1부 정신건강의 이해에서 제1장은 정신건강의 개념으로 정신건강의 의미, 정신건강의 조건 등을 다루었으며, 제2장은 현대사회에서 정신건강의 중요성으로 정신건강에 대한 다양한 관점, 정신건강에 대한 생태체계론적 관점에 대해, 제3장은 스트레스와 정신건강으로 스트레스에 대한 이해, 스트레스에 대한 반응, 스트레스 관리와 대처방법에 대해 다루었다.

제2부 생애주기와 정신건강에서는, 제4장에는 영·유아기 발달과 정신건강으로 영·유아기 발달의 이해, 영·유아기 발달과제와 정신건강, 영·유아기 정신건강의 문제에 대해, 제5장은 아동기 발달과 정신건강으로 아동기 발달의 이해, 아동기 발달과제와 정신건강, 아동기 정신건강의 문제를 다루었으며, 제6장에서는 청소년기 발달과 정신건강으로 청소년기 발달의 이해, 청소년기 발달과제와 정신건강,

청소년기 정신건강의 문제를 다루었다. 제7장은 성인기와 중년기의 정신건강으로 성인기 발달의 이해, 성인기의 발달과제와 정신건강, 성인기 정신건강의 문제, 중년기 발달과제와 정신건강, 중년기 정신건강의 문제, 제8장에서는 노년기의 정신건강으로 노년기 발달의 이해, 노년기 발달과제와 정신건강, 노년기 정신건강의 문제를 살펴보았다.

제3부 정신장애와 정신건강에서, 제9장은 정신장애의 이해로, 정신병리, 정신장애의 분류, 조현병, 우울장애, 양극성 및 관련 장애, 성격장애에 대해 다루었고, 제10장 물질중독에서는 약물중독과 알코올중독의 이해, 물질중독의 유형, 중독에 대한 개입과 예방에 대해 다루었다. 제11장 비물질중독에서는 도박중독의 이해, 원인, 영향, 개입과 예방에 대해 다루었다.

제4부 주요 정신건강과 이슈에서는 제12장에서 재난·외상후 스트레스장애와 정신건강으로 재난의 이해, 재난과 정신건강, 재난에 대한 대책, 외상 후 스트레스 장애에 대해 다루었고, 제13장 폭력과 정신건강에서는 폭력의 개념, 유형을 다루었다.

제5부 정신건강과 사회환경에서, 제14장에서는 자살과 정신건강으로 자살의 개념, 종류, 문제와 현황, 예방대책과 위기개입에 대해 다루었고, 제15장 정신건강 서비스와 정신보건 전달체계에서는 추진방향, 목표, 지역기반 정신건강 서비스 운영체계에 대해 다루었다. 마지막으로 제16장 정신건강 증진을 위한 정책과 과제에서는 정책과 과제에 대해 간략하게 알아보았다.

본 저자들은 궁극적으로 모든 사람들이 건강하고 행복한 삶을 영위함에 도움이 되었으면 하는 바람과 정신건강을 연구하는 학생은 물론 정신건강에 관심이 있는 모든 사람에게 도움을 주고자 오랜 기간 강단에서 관련 과목을 강의하고 정신보건 현장에서의 실무 경험을 토대로 집필에 참여하게 되었다. 그리고 정신건강과 관련한 선험자들의 훌륭한 책들이 있었기에 부족한 책을 펴낼 수 있었던 것에 감사하고 이후에도 정신건강의 학문적 발전과 실천을 위해 더욱 완성도 높은 책들이 발간되기를 기대를 해본다.

끝으로 부족한 책을 발간하는 기회를 주고 애써주신 공동체 출판사 가족 여러분께 감사드린다.

2018년 2월

저자 일동

제1부 정신건강의 이해

제2부 생애주기와 정신건강

차 례

차 례

제1부

정신건강의 이해

1장 정신건강의 개념

【학습 목표】
◇ 정신건강의 정의 및 기준 등에 대해 살펴보고 이를 이해한다.
◇ 정신건강에 대한 학자들의 견해들을 살펴보고 이를 이해한다.
◇ 정신건강의 평가기준이 되는 조건들을 살펴보고 이를 이해한다.

1. 정신건강의 의미

1) 정신건강의 정의 및 기준

(1) 정신건강의 정의

정신건강은 '정신(精神)'과 '건강(健康)'의 합성어로 정신적 안녕과 함께 신체적·사회적·도덕적 건강의 개념이 모두 내포된 포괄적인 의미이다.

정신건강(정신보건, mental health)이라는 용어는 정신위생(mental hygiene)이라는 용어와 혼용되어 사용되고 있다. 그러나 엄밀히 말하면 정신건강은 하나의 목표가 나름대로 달성된 이상적인 상태를 지칭하는 반면, 정신위생은 정신건강을 위한 실천적 수단을 보다 강조한 용어라 할 수 있다. 즉, 인간이 바라고 원하는 방향이 정신건강이라면 이와 같은 정신건강을 유지하기 위해 최적의 적응과 원만한 인간관계를 유지해 나가는 적극적이고 실천적인 자세가 정신위생이다. 따라서 '병에 걸리지 않는다', 또는 '병에서 회복되었다'고 하는 것이 소극적 의미의 정신건강이라면, 적극적 의미의 정신건강이란 '개인이 최선의 기능을 발휘하는 하나의 이상적 상태'라고 할 수 있다. 이러한 의미에서 볼 때 정신건강이란 정신적으로 건강하지 못한 상태의 예방 및 치료라는 소극적인 측면과 정신적으로 건강한 상태의 유지 및 증진이라는 적극적인 측면을 모두 가지고 있음을 알 수 있다(조대경 외, 1994). 그리고 정신건강의 요소에는 자기통제, 성장추구, 자아존중, 스트레스에 대한 대처와 환경에 대한 적응 및 지배가 포함된다. 이와 같은 맥락에서 정신건강을 '적응'과 같은 뜻으로 사용하기도 하고, 적응이라는 말 대신에 '건전한 성격' 또는 '건강한 성격'이라는 말을 사용하기도 한다(설진화, 2013).

세계보건기구(World Health Organization)에 의하면 '건강이란 단지 질병에 걸리거나 허약하지 않은 상태만이 아니라 신체적, 정신적, 사회적으로 완전히 행복하게 살 수 있는 상태'라고 정의하는데, 이 개념에서 보면 정신건강이란 '한 인간이 사회생활을 자주적이고 독립적으로 처리해 나갈 수 있고, 질병에 대해 저항력 및 환경에 대한 적응력을 가지며, 생각하고 판단하는 능력에 병적 증세나 정신병리가 없으며, 정신적으로 성숙한 인격을 갖추고 있는 상태'를 말한다고 할 수 있다. 또한 미국정신위생위원회(National for Mental Hygiene)에 따르면 '정신건강이란 단지 정신적인 질병이 없을 뿐 아니라 만족스러운 인간관계와 그것을 유지해 나갈 수 있는 능력을 의미한다'고 하였다. 이것은 '모든 종류의 개인적 · 사회적 적응을 포함하며, 어떠한 환경에도 대처해 나갈 수 있는 건전하고(wholesome), 균형 있고(balanced), 통합된(integrated) 성격(personality)의 발달'을 의미한다고 할 수 있다(이영호, 2009).

이러한 측면에서 정신건강이란 '행복하고 만족하며, 원하는 것을 성취하는 것 등의 안녕상태(well-being)' 또는 '정신적으로 병적인 증세가 없을 뿐 아니라 자기 능력을 최대한 발휘하고 환경에 대한 적응력이 있으며, 자주적이고 건설적으로 자기의 생활을 처리해 나갈 수 있는 성숙한 인격체를 갖추고 있는 상태'를 말한다고 볼 수 있다(설진화, 2013).

(2) 정신건강의 기준

인간이 나타내는 동일한 현상도 개념적 견해에 따라서 다르게 평가될 수 있다. 이론적으로는 정신병리나 정신증상이 있기 때문에 환자라고 정의하지만 실제로는 환자이기 때문에 증상이 문제되는 것이다. 만약 환자라고 하더라도 그가 환경에 잘 적응한다면 그 증상은 문제가 되지 않으며, 오히려 정신병리가 그 사람의 현실적응에 도움을 주는 경우가 있다. 예를 들어, 적절히 강박적인 인격은 전문직이나 계산을 주로 하는 직업에 도움이 되고 적절히 편집적인 인격은 범죄수사에 도움이 되며, 예민한 감수성은 예술가에게 창조력의 원천이 되기도 한다(전석균, 2013).

일반적으로 정신건강은 정신질환(mental illness)의 반대개념으로 이해하고 있는데, 이는 전반적인 정신병리가 없다면 정상(正常) 행동과 동일할 것이라는 가정을 가지기 때문이다. 그러나 최근 들어 이러한 가정의 유용성에 의문이 제기되고 있는데, 정상 상태(normality)와 안녕의 상태(state of well-being)란 주관적이며, 상대적인 개념이기에 보다 정밀하게 이 개념을 규정할 필요성이 있다는 것이다(유수현 외, 2017). 인간의 정신을 정상과 비정상으로 구분하는 것은 이론적 기준이며, 사회문화적 배경에 근거한 가치관적 기준이다. 이론적 기준이나 가치관적 기준은 사상, 시대, 문화, 시간, 공간에 따라 변화할 수 있으며, 절대적인 기준을 정하기가 쉽지 않다(양병환, 2010).

정상(normality)은 이론적이고도 임상적인 입장에서 다음의 몇 가지 기능적 관점으로 구분할 수 있는데, 각각의 관점은 상호 보완적이다. 이 관점을 다니엘 오퍼(Daniel Offer)와 멜빈 샙신(Melvin Sabshin)이 다음과 같이 공식화하였다(Kaplan et al., 1994; 한국정신보건사회복지학회, 2000; 유수현 외, 2017).

첫째, 건강한 것이 정상이라는 개념이다. 이 개념은 건강과 정상을 동일하게 바라보는 정통적인 의학적 접근법에서 나온 것이다. 이는 명백한 정신병리가 나타나지 않는 행동은 정상범주 내에 있다고 본다. 전통적으로 의사들은 환자에게 증상과 징후를 제거해 주는 것을 본분으로 알고 있으며, 존 로마노(John Romano)는 건강한 사람이란 부당한 고통이나 불편, 불능이 없는 사람이라고 했듯이 건강하다는 것은 어떠한 증상이나 징후가 없는 상태를 의미한다. 이런 맥락에서 보면 건강이란 최적의 기능 상태라기보다는 합리적인 기능 상태를 의미하는 것이다. 그러나 반사회적 인격장애의 경우에 본인이 죄책감도 느끼지 않고 불편해하지도 않기 때문에 이런 사람을 정상으로 봐야 하는가 하는 문제점이 있을 수 있다.

둘째, 이상(理想)적인 것이 정상(normality as utopia)이라는 개념이다. 이 개념은 다양한 정신기제 요소가 최적의 조화를 이루어 최적의 기능을 발휘하는 상태를 정상으로 정의한다. 이 개념에서 말하는 정상이란 자아(ego)나 초자아(superego), 원초아(id) 등 우리의 정신구조들이 잘 조화를 이루어 적절한 기능을 하는 데 있어 그 기능이 최고조에 다다를 때를 의미한다. 이는 정신의학과 의사나 정신분석가들이 이상적인 사람에 대해서 논할 때, 혹은 성공적 치료의 기준을 논할 때 사용되는 관점이다. 그러나 프로이트가 완벽한 정상은 존재하지 않으며, 이상적인 허구에 불과하다고 이야기한 것을 보면 실제로 완벽한 사람이란 존재하지 않으므로 이 개념은 이론적인 개념에 불과한 것이다.

셋째, 평균적인 것이 정상(normality as average)이라는 개념이다. 이 개념은 주로 심리학과 생물학에서 사용하고 있는데, 표준화된 성격검사와 같이 구체적인 행동이나 특정한 사안에 대해서 전체 점수를 구한 후 수학적인 정규분포곡선을 이용하여 해당되는 사람이 많은 평균 주위에 위치하면 정상으로 보고, 양 극단에 위치하면 이상(deviance) 또는 비정상으로 보는 것이다. 이러한 개념에서 보면 통계적 기준에서 이탈된 행동, 즉 행동이 너무 지나치게 많아도 과다행동증후군으로, 우울증처럼 행동이 너무 적어도 비정상일 수 있다. 그러나 지능지수가 아주 나쁜 사람은 물론 비정상이지만 지능지수가 지나치게 높아 머리가 좋은 사람도 비정상으로 치부하는 문제점이 있을 수 있다.

넷째, 변화의 과정이 정상(normality as process)이라는 개념이다. 대부분의 행동과학과 사회과학에서 견지하고 있는 이 개념은 정상을 일정한 시점에서 단면적으로 보기보다는 변화나 과정으로 보는 것이다. 발달단계이론에서 보면, 어떠한 발달단계에서 해결해야 할 발달과제를 성공적으로 잘 수행함으로써 그 다음 단계로 발전해 나갈 수 있고, 이러한 과정이 정상적인 성숙을 가져오게 된다는 것이다. 그러므로 정상 행동이란 상호작용하고 있는 체계들의 최종 결과로 보며, 일시적인 변화는 완전한 정상을 이루기 위해 반드시 필요한 과정으로 보는 것이다. 그 대표적인 예가 에릭슨의 성격발달에 대한 점성원리(epigenesis)인데, 그는 인생의 발달주기 8단계를 통해 성숙한 성인기능에 도달한다고 했다. 이 개념은 과정에 보다 더 중점을 둔 것으로, 이러한 과정에 문제가 없을 때를 정상이라고 보는 것이다.

다섯째, 기능수행이 정상이라는 개념이다. 이는 어떤 사람이 약간의 신체적인 고통이 있어도 생산적인 활동을 하는 데 커다란 장애가 없고 일상생활에 지장이 없으면 정상으로 보는 것이다. 그리고 신체는 멀쩡해도 성격적인 결함 때문에 생산적인 일을 못하면 이를 비정상으로 본다. 그러나 겉으로 기능은 잘하고 있어도 심적 고통이 심한 경우에 이를 정상으로 봐야 하는가 하는 문제가 있을 수 있다.

이러한 정상의 개념에서 볼 때, 정신병적 증상이 없는 경우를 정상으로 볼 수는 있으나 그렇다고 해서 반드시 정신적으로 건강하다고 할 수 없고, 그와는 반대로 실의와 불만과 불행함에 차 있더라도 남에게 해가 되지 않고 정상인 속에서 잘 어울릴 수도 있다. 정상과 이상은 상호 비교되는 것이지 흑과 백으로 정확히 구분할 수는 없는 것이다.

정상의 반대 개념인 이상행동이란 통계적 기준으로부터 이탈된 행동, 사회적 규정에서 크게 벗어나 용인될 수 없는 행동, 주관적 자각증상을 가진 행동, 타인의 판단에 따른 부적응 행동(상식적 기준에 벗어난 행동), 그리고 심리학적 평가나 정신과적 진단에 따른 이상행동(객관적 기준에 해당하는 이상행동) 등을 의미하고 있어 정상의 개념을 이해하는 데 참고할 만한 비교 기준이다(유수현 외, 2017).

2) 정신건강에 대한 학자들의 견해

정신건강에 대해 성격학자들과 현상학자들이 제시한 규준과 설명을 살펴보면 다음과 같다(설진화, 2013).

(1) 프로이트의 견해

정신분석학의 창시자인 프로이트(S. Freud)는 건강한 사람들은 사랑할 수 있고 일을 할 수 있는 능력을 가지고 있다고 보았다. 즉, 성격의 3대 구조인 원초아(id), 자아(ego), 초자아(superego)의 세 영역이 균형 있게 조화를 이루고 있어서 어느 한 편에 치우치지 않으며, 자아가 충분히 강하여 본능과 현실을 잘 구분하고 조화와 적응을 이룰 수 있고, 욕구와 갈등을 적절하게 해결할 수 있는 사람이라고 보았다.

또한 심리성욕발달(psychosexual development)단계와 관련시켜 각 발달단계에서의 욕구가 충족되었을 때 정신적으로 건강한 사람이 된다고 보았으며, 특히 영유아기와 아동기 초기를 정신건강의 아주 중요한 시기로 강조하였다(박선환 외, 2008).

(2) 융의 견해

융(C. G. Jung)은 성격 전체를 정신이라고 부르며, 이는 개인을 규명하고 그 사회적·물리적 환경에 적응시키는 지침의 구실을 한다고 하였다. 프로이트가 무의식을 인정하고 무의식에 의해 성격이 지배되고 통제된다고 본 것과 대비하여 융은 무의식에 바탕을 둔 목적성과 창조성을 강조하였다. 따라서 건전한 성격이란 무의식의 세력에 대한 의식의 감독과 지시를 통해 이루어진다고 보았다(나동석 외, 2014).

(3) 에릭슨의 견해

에릭슨(E. Erikson)은 정신건강의 척도를 인생의 각 발달단계에서 습득되는 신뢰감의 형태를 따르는 것으로 보았다. 예를 들어, 아이들은 어른들이 과연 신뢰할 만한 가치가 있는 존재인가? 혹은 아닌가? 하는 것을 판단하게 되는데, 이때 신뢰감에 위기가 있을 경우에는 그 위기를 성공적으로 해결해 나가야 한다. 그럴 경우 아이들은 자기 외의 다른 사람들을 신뢰하는 방법들을 배우며, 자신의 욕구에 적절히 대처해 나갈 수 있게 되고 자신에 대해서도 신뢰를 하게 된다는 것이다. 그는 정신건강의 척도로서 신뢰감 외에도 자율성, 진취성, 근면성, 자아의 주체성, 친교(親交)능력, 생산능력 등을 들었다(이영호, 2007).

(4) 올포트의 견해

올포트(G. W. Allport)는 정신적으로 건강한 사람은 무의식의 힘에 의한 통제나 지배를 받지 않으며, 무의식적 갈등에 의해 조정되지 않는다고 하였다. 무의식의 힘은 신경증을 앓고 있는 사람의 행동에 중요한 영향을 미친다고 보았기 때문에 정신적으로 건강한 사람은 이상적이고 의식적인 상태에서 기능을 수행하고 자기를 지배하는 힘들을 잘 알고 통제할 수 있다고 보았다. 즉, 정신적으로 건강한 사람은 지각과 인식이 효율적이고 정확한 것이 특징이며, 과거에 구속받지 않으며, 현재와 미래를 계획하고 추구한다고 보았다(홍준표 외, 2001).

(5) 설리반의 견해

설리반(H. S. Sullivan)은 인간성격의 지배적인 주체를 인간관계로 보았다. 이처럼 성격을 인간관계 속에서 분석해 낸 그는 성격이란 인간관계를 떠나서는 관찰될 수도, 연구될 수도 없는 것으로 보았다. 그리고 성격을 '인간 생활을 특징짓는 주기적인 인간관계의 비교적 지속적인 유형'이라고 정의하고 있다. 따라서 불안을 감소시키는 활동을 그 중요 역할로 보고 그 역할의 에너지 체계를 성격이라고 설명하며, 성숙하고 건전한 성격을 가진 사람은 통합적 사고 체계를 가지고 있기에 현실적으로 바람직한 행동을 한다고 보았다.

그는 정신적으로 건강한 사람은 타인과 현실적으로 통합적인 관계를 맺으며 행동한다고 보아 개인의 생활에 의미를 부여하고 동시에 타인에 대한 지각과 태도에 강조점을 두고 있다. 또한 궁극적인 만족과 안정은 정확한 지각과 자기 자신 및 타인에 대한 신념을 가질 때 이루어지는 것으로 보고 있다. 따라서 정신적으로 건강한 사람은 타인의 말을 경청하며 통합적인 사고체계를 통하여 관계를 유지하고 병리적 사고와 과거의 관계에 집착하지 않고 항상 헌신적으로 관계를 돈독히 하여 좋은 관계를 형성, 유지하는 행동을 한다는 것이다(류종훈, 2004).

이상과 같이 정신건강에 대한 성격학자들의 제반 개념과 정의를 정리하면 다음과 같다(이영호, 2016).

① 자신이 무엇을 해야 하는지를 제대로 인식하는 선명한 자기를 가지고 인생의 목표를 자발적으로 추구해 나간다.
② 현실이 괴로운 것일지라도 그것을 수용하고 환경의 변화를 잘 수용하고 적응하는 능력이 있다.
③ 대인관계 면에서는 상대방의 입장에서 생각할 줄 알고 상대방의 요구를 이해할 수 있어서 대인관계를 지속적으로 유지할 수 있다.
④ 만족스러운 이성 관계를 유지할 수 있다.
⑤ 자신의 능력의 한계를 현실적으로 받아들인다.
⑥ 직업 적응을 잘 하고 자신이 가지고 있는 능력의 실현을 통한 성취감을 경험하고 있는 사람이다.

(6) 현상학적 이론가들의 견해

매슬로우(A. H. Maslow)와 로저스(C. R. Rogers) 등 현상학적 이론가들은 정신건강의 초점을 심리적으로 건강한 개인의 기능에 두고 있다. 지금-여기(here and now)를 경험한 정신적으로 건강한 사람은 과거나 미래의 행동에 지나치게 얽매이지 않는다. 즉, 새로운 경험에 대해 보다 개방적이고 자신의 직관을 신뢰한다. 정신적으로 건강한 사람은 세계와 가치에 대한 자신의 지각에 도전해 보는 사고와 생활방식을 가지고 있다. 또한 자신의 내적인 장점을 믿고 자신의 충동을 두려워하지 않는다. 또한 현상학적 이론가들은 정신적으로 건강한 사람은 자기실현이 가능한 사람으로 보고 다음과 같은 특성을 제시하였다(이영실 외, 2008; 설진화, 2013).

① 보다 적절한 현실 지각능력과 현실과의 관계를 가지고 있다.
② 자신과 타인, 그리고 현실을 수용할 수 있다.
③ 보다 자발적인 사고, 정서, 행동을 가지고 있다.
④ 문제 중심적이며, 고도의 자율성을 가지고 있다.
⑤ 개인적인 생활에 충실하며, 사회적인 공감대를 가지고 있다.
⑥ 인간에 대한 존경심과 유대감이 있고 적개심이 없다.

⑦ 사물에 대한 인식과 이해가 새롭다.

⑧ 도덕적이며, 윤리적이고 조직적이다.

⑨ 친구나 사랑하는 사람들과 밀접한 관계를 가지고 있다.

⑩ 자연과 인생의 본질에 신비적인 경험을 가지고 있다.

2. 정신건강의 조건

정신이 건강하다는 기준을 정하는 것은 매우 어려운 일인데, 그 이유는 정신건강의 기준은 개인의 가치에 따라 달라질 수 있으며, 사회문화적 양식에 의해 다르게 판단될 수 있기 때문이다(박선환 외, 2001). 그리고 앞서 제시된 바와 같이 정신적으로 병적인 증세가 없을 뿐 아니라 자기 능력을 최대한 발휘하고 환경에 대한 적응력이 있으며, 자주적이고 건설적으로 자기의 생활을 처리해 나갈 수 있는 성숙한 인격체를 갖추고 있는 상태를 정신건강이라고 한다면, 정신적으로 건강한 사람이란 어떤 특성을 가지고 있을 것인지 살펴볼 필요가 있다.

정신건강의 평가기준이 되는 조건은 학자에 따라 다양하게 제시되고 있는데, 이를 살펴보면 다음과 같다(박선환 외, 2001; 나동석 외, 2008; 설진화, 2013; 이영호, 2016).

1) 야호다(M. Jahoda)

(1) 자신에 대한 긍정적인 태도와 성장

정신적으로 건강한 사람은 자기 자신을 하나의 인간으로서 수용하고, 자신의 욕구와 행동 그리고 자신에 대한 객관적인 통찰력이 있어서 자기 인식을 할 수 있다. 때로는 자아개념을 수정하기도 하며, 자아정체감을 가지고 있다.

(2) 성장 · 발달 그리고 자기실현

전인(total person)을 강조하고 인간은 적절하고 자유롭게 자신의 자아와 접촉하고 그의 느낌, 감정을 살펴서 지적 · 인지적 기능과 통합시키며, 그의 내적 갈등과 스트레스에 의해 억제를 받지 않고, 그의 환경과 자유롭고 개방적으로 상호작용을 할 수 있는지와 다른 사람들과 잘 어울리며, 그 사람들과의 삶의 경험에서 성장할 수 있는지 등의 생각에 초점을 두고 있다.

(3) 통합력

통합력은 개인의 내적 · 외적 갈등 및 욕동과 기분 및 정서의 조절 간에 균형을 이루는지, 겉으로 표현되는 것과 내적으로 억압되는 것 간에 균형을 이루는지를 말하며, 정서적 감응성 및 통제와 통합된 인생철학 개념들을 포함하고 있다. 스트레스를 견뎌내는 능력은 강하고 융통성 있는 자아를 관련시켜서 개인이 그 스트레스를 처리하게 하고 성장할 수 있게 한다.

(4) 자율성

자율성은 자기결정, 의존과 독립의 조화, 자기행동 결과의 수용 등을 포함한다. 자기의 결정, 행동, 사고, 감정 등을 포함하여 개인 스스로가 책임을 지는 것을 말하며, 그 결과 개인은 타인의 자율성과 선택의 자유도 존중할 수 있다.

(5) 현실지각능력

공감능력, 사회적 민감성, 남의 감정과 태도를 존중하는 것 등이 현실감각에 포함된다. 또한 건강한 사람은 자기의 지각을 새로운 정보에 비추어서 변경할 수 있다.

(6) 주변 환경의 지배

새로운 사람과 우정관계를 이루고 만족한 집단생활을 하는 것 등으로 자기 주변 환경을 지배한다. 공격성, 고독, 좌절 등에 잘 대응하는 자질이 있으며, 남을 사랑하고 남들로부터 사랑을 받으며, 호혜적 관계를 가진다.

2) 조대경 등

(1) 자기존중과 타인존중을 할 줄 아는 인간에 대한 자세

정신건강은 인간관계에서 관용과 칭찬 및 긍정적인 접근, 개인의 존엄성 인정과 깊은 연관을 맺고 있다.

(2) 자신과 타인이 지닌 장점과 한계에 대한 이해와 수용에 대한 자세

정신건강의 주요 원칙은 인생의 현실을 분명히 보고 그것을 수용해야 한다는 것이다. 아무리 지적으로 우수하다고 해도 부족한 측면이 없을 수는 없다. 개인은 자신의 장점을 있는 그대로 수용하고 자신의 한계 역시 받아들일 줄 알아야 한다.

(3) 모든 행동에는 원인과 그에 따른 결과가 있음을 이해할 줄 아는 자세

인간의 모든 행동에는 원인이 있으며, 그에 따른 결과가 반드시 존재한다. 이를 인과관계라고도 하고 뿌린 대로 거둔다고 표현하기도 한다. 잘 적응된 사람은 자신의 행동에 대한 원인으로 남의 탓을 하지 않는다. 왜냐하면 자신의 행동은 자기 선택에 의해 나타난 것이기 때문에 선택에 따른 책임이 스스로에게 있다고 보기 때문이다.

(4) 자아실현에 대한 동기를 이해하려고 끊임없이 노력하는 자세

인간의 행동은 역동적이다. 모든 사람들은 일생 동안 만족을 얻으려는 욕구로 인해 동기화된다. 음식과 따뜻함, 성취, 정서, 성적 만족, 경제적·정서적 안정 등을 얻기 위해 필사적이고 투쟁적으로 노력한다. 인간은 누구나 저마다의 다양한 욕구를 지니고 있고 그 같은 목적을 향해 살아 나간다. 즉, 모든 살아 있는 유기체들은 성장의 동기를 가지고 있다. 모든 유기체는 자신을 유지하고 자신의 한계 내에서 가능한 한 많은 것을 얻어내려 하며, 성장하려 한다. 매슬로우는 인간이 자아실현이라는 삶의 목표를 지니고 있다고 말했다. 즉, 인간에게 있는 잠재력까지도 총동원하여 삶의 현장에 풀어놓는 자아실현화를 위해서는 고통스러울 정도의 노력이 필요하다. 즉, '고통 없이는 얻는 것도 없다(No Pain No Gain)'고 하였다. 그러므로 가정이나 학교, 사회에서는 개인이 성장과 발달을 경험할 수 있는 기회와 환경을 잘 마련해 주는 것이 중요하다.

3) 펜튼(Fenton)

(1) 통일성과 일관성

인격체의 조화를 의미하는 것으로 감성과 이성이 잘 조화되고 균형 잡힌 건전한 성격의 측면을 말한다. 즉, 인격이 조화롭고 환경에 적응적이어서 적당한 정서를 나타낼 줄 아는 것이다. 이는 일시적 갈등이나 불안, 공포 등으로 고통을 겪다가도 곧 인격체의 평형을 회복할 줄 아는 능력이 있다는 것이다. 결과적으로 이러한 사람은 마음의 행복을 유지할 수 있고 적응적이며, 성공적인 성격을 소유하게 된다.

(2) 자신에 대한 승인

자기 자신을 객관적으로 판단하고, 있는 그대로 수용하며, 자신의 한계를 받아들이는 것이다. 자신의 능력 조건을 올바로 파악하여 그 한도 내에서 최대의 노력을 하는 것이 바람직하다.

(3) 사회적 승인

인간은 사회적 존재이므로 사회 속에서 타인과의 정신적 유대와 협력 및 신뢰관계가 이루어져야 한다. 즉, 인기, 친화성, 지도성, 사회적 유능성은 집단 내에서 바람직한 인간관계와 연관된다.

(4) 사회적 승인에 대한 유지

정신적으로 건강한 사람은 보다 바람직한 환경조성을 위해 노력한다. 따라서 사회적 현상을 중요시하고 자신의 요구나 욕망을 사회적 이상으로 정정해 나가는 것을 말한다. 개인적인 욕구의 만족에 매달리지 않고 자기계발과 사회적 이상실현을 위해 자신의 특성이나 능력을 최대로 발휘하는 것이 생산적이며, 자기실현적인 바람직한 삶이다.

4) 캐롤(Carroll)

(1) 자기존중과 타인존중

자신을 좋아하고, 자신이 사회집단에 수용된 성원임을 느끼며, 인간관계에서 관용, 긍정적인 접근, 개인의 존엄성 등이다.

(2) 자신의 한계와 타인의 한계에 대한 이해와 수용

현실을 알고 그를 수용하는 것, 자신을 있는 그대로 수용하며, 타인의 한계를 수용하고 현실을 인정하는 것이다.

(3) 모든 행동에는 원인이 있다는 이해

인간 행동은 의미 있는 일, 행동의 원인을 다 아는 것은 불가능한 일이나 그 원인을 알려고 하는 능력은 현명한 일이다.

(4) 자기실현에 대한 동기 이해

모든 인간은 동기화된 표현이다. 모든 사람은 자기실현에서 오는 심리적 안정감을 필요로 한다.

이러한 다양한 조건을 정리해 보면, 정신건강의 조건이 자신, 타인, 그리고 사회환경에 대한 바른 이해와 수용을 바탕으로 사회적 기능 또는 역할수행 여부와 자신의 감정이나 정서의 처리능력에 달려 있음을 알 수 있다. 이러한 측면에서 정신이 건강한 성인의 행동 특성과 정신건강이 좋지 못한 성인의 행동 특성을 대비시켜 보면 다음과 같다(이규태, 1998; 김규수, 1999, 유수현 외, 2017 재인용).

첫째, 정신적으로 건강한 사람은 자기 자신의 현재 느낌, 욕구(희망), 행동의 동기 등에 대한 정확한 지각을 한다. 또한 자신의 가치를 바로 알고 자기를 사랑하며, 자기의 필요성을 인정하므로 자아존중감과 자신감을 가지고 대인관계에서도 적극적이다. 대체로 자아존중감이 높은 사람은 자신의 장점과 단점을 균형 있게 보고 단점보다는 장점을 더 개발하려는 경향을 가지고 있으며, 타인의 비판에 대해 지나치게 방어적이지 않다. 그러나 정신적으로 건강하지 않은 사람은 자신의 능력을 바르게 인정하지 못한 채 불안이나 열등감에 빠져 자신은 이 사회에 불필요한 존재라는 인식에 사로잡혀 자기를 증오하며, 자학적인 행동을 하거나 때로는 불안을 은폐하기 위해 과장된 행동을 하기도 한다.

둘째, 정신적으로 건강한 사람은 타인의 욕구, 감정, 행동의 동기 등에 대한 바른 이해를 한다. 이들은 상대를 존중하고 이해하며, 수용적인 자세와 융통성 있는 태도로 대한다. 이들의 대인관계는 상호적인 정서적 만남의 관계를 유지하며, 의존적이거나 남의 눈치를 많이 보지 않고 자신과 타인에 대해 적절한 배려를 한다. 반면에 정신적으로 건강하지 못한 사람은 타인을 인격체로서 존중하기보다는 자신의 욕구충족을 위한 대상이나 수단으로 여기므로 조작적 관계를 맺고 있다. 이러한 사람은 자신에게 필요한 것을 상대방에게 얻기 위해 지나치게 이기적이며, 대인관계도 유아적이거나 기생적 태도를 가지고 상대방에게 부당한 요구를 하거나 비열한 행동을 하기도 한다.

셋째, 정신적으로 건강한 사람은 환경조건을 현실 그대로 정확하게 수용하고 인정하며, 인지적 왜곡이 심하지 않다. 현실판단능력이 있어 사회환경을 있는 그대로 인정하고 수용하며, 비교적 독립적이어서 환경자원을 생산적이고도 창조적으로 이용하는 방향으로 적응한다. 그러나 정신적으로 건강하지 않은 사람은 외계의 사물을 자기의 소원이나 희망에 따라, 또는 자신의 정서 상태인 공포, 불안, 혹은 신념 등에 따라 왜곡되게 지각한다. 따라서 주위 환경이 자기의 뜻대로 움직여 주기를 갈망하며, 그렇지 못할 때에는 배신감이나 절망감에 빠지기도 한다.

넷째, 정신적으로 건강한 사람은 사회적 책임과 기능을 성실하게 수행한다. 자신이 하는 일을 사랑하고 양심에 일치된 사회적 역할과 과제를 수행함으로써 생의 만족과 행복을 느끼면서 맡은 일에 책임감과 사명감을 가지고 성실하게 임한다. 반면에 정신적으로 건강하지 못한 사람은 일에 대한 흥미를 상실하고 보람감도 낮으며, 비능률적이고 억지나 건성으로 일을 한다. 그래서 사회적 책임이나 기능수행에 항상 피로를 느끼거나 권태감과 욕구불만을 경험한다. 이들 가운데는 강박적 행동이나 사고를 하며, 겉으로는 멀쩡해도 속으로는 위궤양, 변비, 편집증 등의 문제를 호소하는 경우가 많다.

다섯째, 정신적으로 건강한 사람은 정서와 감정처리에 성숙함을 보이며, 정서지수가 높다. 자신의 삶 속에서 갈등과 욕구불만을 경험하게 될 때 이러한 감정이나 정서적 불안을 건전한 방법으로 표출하며, 필요할 때는 상대방에게 혐오감을 주지 않으면서 적대감정이나 공격감정도 분출할 수도 있다. 그러나 정신건강이 좋지 못한 사람은 정서와 감정조절능력이 약하여 자신의 적대감정을 표출하지 못하고 억압하므로 내면적인 불안과 긴장을 경험하지만 어떤 때에는 정반대로 자신의 감정을 과도하게 표출했다가는 곧 두려움에 싸이기도 한다. 이들은 우유부단하고 결단력이 약하여 갈등을 경험하며, 정신적으로 산만하여 집중력이 떨어지고 지나치게 의존적인 행동을 하기도 한다.

여섯째, 정신적으로 건강한 인성을 지닌 사람은 유머감각을 가지고 있다. 이들은 삶의 여유를 즐기면서 유머를 통해 웃고 즐기기도 하며, 남을 웃기기도 하고 남이 웃길 때 웃는다. 정신적으로 건강한 사람은 즐겁고 쾌활한 정서나 감정을 가지고 긍정적이며, 자신이나 타인에게 기쁨을 주고 공동체의 분위기를 바꾸는 데 기여한다. 그러나 정신적으로 건강하지 않은 사람은 유머감각이 없고 유머를 해도 웃지 않으며, 유머를 하는 사람을 실없는 사람으로 취급한다.

이상에서 정신이 건강한 사람들에게서 관찰되는 행동 특성들을 살펴봄으로써 정신건강의 조건들을 제시하였다. 결론적으로 정신건강의 조건은 ① 자신을 바르게 인지하는 능력, ② 타인을 존중하고 인정하며, 올바른 관계를 유지하는 능력, ③ 현실 환경을 정확하게 판단하며, 이에 적응하는 능력, ④ 사회적 역할과 주어진 과제를 잘 처리할 수 있는 사회적 기능수행 능력, ⑤ 자신의 정서와 감정을 사회가 허용하는 범위 내에서 적절히 다룰 수 있는 능력, ⑥ 자신이나 타인에게 기쁨을 주고 공동체의 분위기를 바꾸는 유머감각 등으로 요약할 수 있다(유수현, 2017).

2장 현대사회에서 정신건강의 중요성

【학습 목표】
◇ 정신건강을 설명하는 다양한 관점에 대해 학습한다.
◇ 정신건강에 대한 생태체계론적 관점에 대해 학습한다.

1. 정신건강에 대한 다양한 관점

1) 생물학적 관점

인간의 뇌는 인간행동에 관한 기초를 제공한다. 해마와 편도는 학습과 기억에 중요한 역할을 하고 기억의 기능은 정신장애의 이해에 중요하다. 예를 들면, 환각과 망상은 기억의 비정상적이고 바람직하지 않은 회상이다. 상담이론의 기초가 되는 정신분석치료의 주된 목표는 과거의 기억을 떠올려 부정적인 정서를 변화시키는 것임을 볼 때 정신치료가 기억계에 관여된다고 할 수 있다.

편도는 거의 통합과 안면인식 및 사회적 행위에 내포된다. 난폭행동과 변연계 사이에는 연관성이 있으며 임상적으로 편도와 측두엽은 망상, 환각, 우울, 분노, 공포 등 조현병, 우울증, 조증에 유사한 증상을 포함하는 감정장애와 관련된다. 시상하부는 감정변화에 따른 운동기능 변화(예를 들어, 우울할 때 정신운동 지연)와 내분비반응을 나타내기도 한다(민성길 외, 2016 : 38-47).

이렇듯 생물학적 관점은 사람이나 동물의 모든 행동, 그리고 사람의 정신과정은 신경계와 분비선계와 불가분의 관계에 있으며, 생물의 행동과 정신과정의 기초는 이

두 계통의 활동에 지배를 받는다고 본다. 신경생물학적 관점에서는 뇌 기능의 강화(조작적 조건화 또는 약물 사용)로 행동수정이 가능하다고 가정한다(장미경 외, 2012 : 32).

2) 심리학적 관점

심리학적 관점은 정신건강을 목표로 하는 정신건강 실천에 있어 개인의 문제를 이해하고 해결함에 있어 '불안'의 개념을 매우 중요하게 다루고 있다. 정상적인 불안은 자신이 인식하고 있으며 인생의 각 발달시기에 어느 정도 극복되고 성격 형성에 영향을 미친다. 반면 병적인 불안은 쉽게 극복되지 않고 부정적인 의미가 계속 누적되는 특징을 가진다. 인간의 정신기능에 미치는 병리적인 불안은 주로 정신역동이론, 대상관계이론, 행동주의 이론 등으로 설명되고 있다(고명수 외, 2013 : 35).

(1) 프로이트(Freud)의 정신분석

정신분석이론은 정신은 모든 인간행동의 기초가 되며, 개인의 정신생활과 적응과정에서 억압된 충동, 내적 갈등, 그리고 아동기의 정신적 트라우마와 같은 의식적 영향력이 중요한 역할을 한다. 또한 리비도(libido) 이론, 무의식, 억압, 방어기제 이론 등이 중심이 된다. 치료적 방법으로는 자유연상, 꿈의 해석, 치료에서의 저항과 전이의 해석 등의 다양한 기법이 활용된다(민성길 외, 2016 : 91-95).

① 정신결정론(psychic determination) : 프로이트 정신분석이론의 기본적 원리로, 인간의 모든 정신현상과 행동 그리고 병적인 장애들은 우연히 일어나는 것이 아니라 반드시 그럴 만한 원인이 있어서 일어난다는 것이다.

② 지형모델(topographical model) : 프로이트는 성격을 이해하는 틀로 성격의 지형학적 구조를 의식, 전의식, 무의식의 세 영역으로 구분하였다. 의식(conscious)은 우리가 알고 있는 부분을 말한다. 전의식(pre-conscious)은 의식과 무의식 사이에 존재하는 영역으로, 평소에는 의식하지 못하지만, 주의집중을 하면 의식할

수 있는 기억이나 저장된 지식의 영역이다. 무의식(unconscious)은 인간 정신세계의 심층부에 존재하는 의식될 수 없는 정신영역을 의미한다. 대개 억압된 사고와 감정, 성적 욕구나 공격성, 이기적이고 비도덕적인 욕망, 수치스러운 경험 등 본능적 욕구와 충동들이 무의식을 구성하고 있다. 이러한 무의식의 내용들은 끊임없이 의식으로 나오려는 경향을 가지고 있기 때문에 자아는 다양한 방어기제를 사용하여 이를 막기도 한다.

③ 마음구조(structural theory of mind) : 프로이트에 의하면, 성격은 원초아, 자아, 초자아의 세 가지 구조로 되어 있다. 원초아(id)는 본능으로 구성된 거의 전적으로 무의식적 구조이다. 개인으로 하여금 현실을 고려하지 않고 본능적 욕구의 즉각적인 만족을 얻도록 하므로 쾌락원칙(pleasure principle)에 따라 행동하게 만든다. 이러한 원초아에 의해 나타나는 사고를 일차적 사고과정(primary process thinking)이라고 한다. 이는 무의식적 사고과정으로 불쾌감을 피하고 욕구를 만족시켜 해소하는 방향으로 생각이 진행된다는 것이다. 자아(ego)는 원초아와 초자아와 현실 사이에서 갈등을 조정 및 타협하는 역할을 하는데, 이를 현실원칙(reality principle)이라고 한다. 이때 나타나는 사고과정은 이차적 사고과정(secondary process thinking)이다. 이차적 사고과정의 행동양식에서는 즉각적인 욕구 만족은 더 나은 다른 목적을 위해 연기될 수 있고, 감정보다는 이성에 의해 행동이 결정된다. 초자아(superego)는 개인의 도덕적 양심, 이상 등으로 나타나며, 항상 자아에 압력을 가한다. 초자아가 지나치게 강력할 경우 자아는 위축되고 후회나 죄책감에 시달리게 된다.

④ 방어기제(defense mechanism) : 방어기제는 자아가 원초아와 초자아의 요구, 그리고 과거의 기억과 외부세계의 요구 등으로부터 스스로를 보호하기 위해 무의식적으로 작동시키는 심리기제로 갈등의 원천을 왜곡, 대체, 차단하는 것이다. 자아는 원초아와 초자아의 요구와 현실의 압력을 끊임없이 다루어야 하는데, 현실적으로 통제하거나 제어하기 어려운 욕구나 너무 많으면 자아가 이를 감당하지 못해 불안을 일으킨다. 자아는 이러한 불안을 처리하기 위해 방어기

제를 사용하여 현실을 왜곡시킴으로써 위험으로부터 벗어난다(최옥채 외, 2015 : 38). 방어기제 중 대표적인 것이 억압(repression)인데, 이는 고통스러운 느낌이나 생각(불안과 갈등)을 의식으로부터 무의식으로 보내는 것이다(예 기억상실).

⑤ **발달단계** : 심리성적 발달단계(psychosexual development)라고도 하는데, 그 이유는 성적 에너지인 리비도가 집중된 부위에 따라 아동가의 발달단계를 나누었기 때문이다. 프로이트는 성격이 유아기부터 청소년기까지 다섯 단계에 걸쳐 발달하고, 특히 앞의 세 단계가 성격형성에 결정적 역할을 한다고 하였다(최옥채 외, 2015 : 42-43). 다섯 단계는 다음과 같다(민성길 외, 2015 : 94-95).

- 구강기(oral stage) : 출생부터 생후 18개월까지이며, 본능적 욕구로서 입으로 빠는 행동을 통해 배고픔을 해결하고 쾌감을 느끼는 시기이다. 이 시기는 수용적이며 대상에 대한 개념이 없어 손가락 빨기 등의 자기애 행위가 나타난다. 이 시기에 고착된 성격유형을 구순적 성격(oral personality)이라고 하는데, 의존성, 자기중심적 태도, 미숙함, 수동성, 먹거나 마시거나 말하는 행동에 집착하는 것(예 과식, 흡연, 알코올 중독) 등이 특징이다. 이 시기의 공격성은 깨무는 행동으로 나타난다.
- 항문기(anal stage) : 생후 18개월~3세까지이며, 배변, 배뇨 등이 쾌감의 근원이 되는 시기이다. 이 시시에 배변훈련(toilet training)을 시키려는 부모와 갈등이 생기면서 자신의 신체근육의 조종과 통제능력을 획득하게 되고 그 결과 자율성이 형성된다. 배변훈련 과정에서 부모의 칭찬과 벌은 부모에 대한 사랑과 미움의 양가감정을 불러일으킨다. 이 시기의 인격발달에 장애가 생기면 지나치게 완고하고 인색하며 완벽주의, 강박성, 가학적, 피학적 성격 등의 특징을 갖게 되는데 이를 항문적 성격(anal personality)이라고 한다.
- 남근기(phallic stage) : 3~6세까지의 시기이며 본능적 욕구로서 성기가 주된 관심의 대상이 된다. 남자 아이는 자신의 성기를 힘과 우월성의 상징으로 보고, 여자 아이는 그것이 없다는 점에서 남근선망(penis envy)과 함께 열등감을 갖게 된다. 또한 아들은 어머니에게 성적 관심을 가지고 어머니를 독차지하려

고 하고 아버지에게는 적대감을 가지는데, 이를 오이디푸스 콤플렉스(Oedipus complex)라고 한다. 반면 여자 아이는 아버지와 가까워지고 어머니를 적대하는 행동을 보이는데, 이를 엘렉트라 콤플렉스(Electra complex)라고 한다. 하지만 아이들은 점차 이러한 금지된 욕망과 적대행동에 죄책감을 느끼고, 특히 남자 아이는 아버지로부터의 거세불안(castration fear)을 경험한다. 그 결과 이성의 부모를 사랑하려는 소망을 포기하고 동성의 부모를 동일시하는 것을 통해 갈등과 공포를 해소한다. 또한 이러한 동일시 과정을 통해 부모의 규범과 자신이 속한 사회의 규범을 내재화(introjection)하면서 자아와 초자아가 발달된다.

- 잠복기(latency period) : 6~12세의 시기로, 본능적인 욕구가 잠재화되어 이성에 대한 관심은 줄어들고 동성과의 관계에 집중하게 된다. 동성 간의 동일시, 자신의 성적 정체성 확립, 친구나 학교 선생님에 대한 관심 등이 특징이다. 동성의 또래관계는 이후 사회관계 발전에 중요한 기초가 된다.
- 생식기(genital stage) : 12~18세까지로, 신체적 성장과 함께 제2차 성징이 나타난다. 성인으로서 성기에 관심이 집중되고 성적 욕구가 쾌락의 근거가 되는 시기이다. 이성에 대한 관심 증가, 왕성한 성적 욕구에 의한 긴장감과 이에 대한 적절한 해소, 정체성 확립과 건전한 인생관, 가치관 확립, 독립적인 능력의 확보 등이 이 시기에 중요한 과제이다.

(2) 에릭슨 심리사회이론

에릭슨은 인격발달의 단계이론을 발전시켰는데, 인격은 성인기를 포함한 전 생애를 통해 발달한다고 보고 이를 8단계로 분류하였다. 에릭슨은 각 단계마다 극복해야 할 독특한 사회적 갈등과 과제가 있으며 이를 성공적으로 수행하면 다음 단계로 무난하게 발달, 성숙해 간다고 보았다.

이러한 에릭슨의 이론은 프로이트의 이론과는 구별된다. 첫째, 인간의 행동과 기능의 기초로 원초아보다 자아를 강조하였다. 둘째, 인생 전반에 걸친 발달단계를 제시하였고, 각 단계마다 사회적·심리적·문화적 경험의 상호작용을 강조하였으며 자아는 일생에 걸쳐 발달한다고 하였다. 셋째, 에릭슨은 삶의 심리사회적 위험을 극복할 수 있는 인간능력에 관심을 가졌다. 그는 모든 개인적, 사회적 위기가 인간성장으로 이끄는 요소를 제공한다고 보았다(장미경 외, 2012 : 53-54).

① **신뢰 대 불신(초기 유아기)** : 이 시기의 발달과제는 기본적 신뢰(basic trust)를 성취하는 것이다. 어머니나 그 대리자의 일관되고 애정 어린 돌봄을 통해 아이는 기본적인 신뢰감을 갖게 된다. 이와는 반대로 부모의 행동을 전혀 예측할 수 없고 믿을 수 없으며 필요할 때 부모가 없을 것이라는 느낌이 들 때는 불신감(mistrust)이 생겨날 수 있다.

에릭슨은 신뢰와 함께 불신을 경험하는 것도 중요하다고 하였는데, 이는 분별력 있는 신뢰를 갖추기 위해서이다. 건강한 발달에 있어 중요한 점은 신뢰와 불신의 적당한 비율인데, 불신에 비해 신뢰가 우세한 수준에서 균형을 갖추는 것이 중요하다.

② **자율성 대 수치(아동기)** : 이때의 발달과제는 자율성(autonomy)을 성취하는 것이다. 부모가 아이의 자율적으로 기능하도록 적절히 도와주면 아이는 자신과 자신의 세계를 자율적으로 통제할 수 있다고 느낀다. 이 시기의 정신사회적 특성 및 과제는 유지하기(to hold) 또는 내버려두기(to let go)이다. 반면에 자율적 행동을 부당하게 통제하거나 벌하면 아이는 수치심(shame)을 느끼고 자신과 세계를 의심(doubt)하게 된다.

③ **주도성 대 죄의식(유희기)** : 주도성(initiative)을 성취하는 것이 이 시기의 발달과제이다. 주도성의 발달 정도는 얼마나 많은 신체적 자유가 주어지고 지적 호기심이 얼마나 잘 만족되는가에 달려 있다. 이 단계의 말기에는 신체적으로 활발하게 움직일 수 있게 되어 친구들과 놀이를 통해 교제하는 방법을 배운다. 이때의 정신사회적 특성과 과제는 만들기(to make) 또는 역할하기(to play roles)이다. 이때 공격적 공상들이 적절히 다루어지면 주도성과 야심이 잘 발달하지만,

그런 공격적 공상이나 충동의 표현에 대한 지나친 비난이나 벌은 죄의식(guilt)을 느끼게 한다.

④ 근면성 대 열등감(학령기) : 이 시기의 발달과제는 성인들의 기술을 습득하고 자기의 과업을 완수할 수 있는 능력인 근면성(industry)을 성취하는 것이다. 생산적인 어린이는 성취의 즐거움과 어떤 일을 잘 해냈다는 자긍심을 배운다. 이때의 정신사회적 특성 및 과제는 일을 해내기(to make things) 또는 협동하여 해내기(to make them together)이다. 그러나 학교에서의 차별, 열등하다는 지적, 가정에서의 과보호 등은 열등감(inferiority)을 발전시킨다.

⑤ 자아정체감 대 역할혼란(청소년기) : 사춘기에 해당하는 시기로 발달과제는 정체성(identity)을 확립하는 것이다. 청소년 후기가 되면서 지금까지의 발달단계를 통해 얻은 자신에 대한 이해, 사회적 위치, 장래 직업 등을 생각하면서 "나는 누구이며, 내 인생의 목적과 의미는 무엇인가"에 대한 질문을 하는데, 이로부터 정체성 확립이 일어나게 된다. 이때의 정신사회적 과제 및 특성은 자신이 되거나(to be oneself) 또는 되지 않는 것(no to be)이다. 정체성 확립을 이루지 못하면 자기감(sense of self)의 결여와 세계 내의 자기위치에 대한 혼돈 등을 특징으로 하는 역할혼란(role confusion)을 겪게 된다.

⑥ 친밀감 대 고립(성인 초기) : 이 시기 주요 발달과제는 친밀성(intimacy)을 이루는 것이다. 친밀성을 통해 이성관계, 교우관계, 결혼관계 및 다른 깊은 교제관계가 가능하고, 이를 통해서 경쟁과 협력의 의미 있는 사회활동이 가능해진다. 이때의 정신사회적 특성 및 과제는 자신을 잃거나(to lose) 또는 타인에게서 자신을 발견하는 것(to find oneself in another)이다. 그러나 친밀성을 이루지 못한 경우에는 사회로부터의 고립(isolation)을 경험하게 된다.

⑦ 생산성 대 침체(성인기) : 이 시기에는 사회적으로 생산성(generativity)을 보여줄 수 있어야 하며, 그렇지 못한 경우 침체(stagnation)에 빠지게 된다. 성인은 자신의 일에서 업적을 이루어 내야 하고 다음 세대인 자녀를 양육해야 한다. 이때

의 정신사회적 특성 및 과제는 존재를 성취하거나(to make be) 또는 돌봄(care for)이다.

⑧ **자아통합 대 절망(노년기)** : 노년기에서는 지금까지 살아온 삶의 단계별 성취를 회고하며, 의미 있고 성공적이며 행복한 경험과 실패와 좌절, 고통스러운 경험 모두를 수용하는 통합성(integrity)을 이루는 단계이다. 이때의 정신사회적 특성 및 과제는 과거를 인정하거나(to be through having been) 또는 무에 직면하는 것(to face not being)이다. 자신의 삶이 의미 있었다는 확신이 없으면 절망감(despair)을 느끼게 된다(민성길 외, 2016 : 101-102).

(3) 융의 분석심리

융(Jung)의 분석심리학은 무의식의 존재를 인정하고 인격의 성숙이란 무의식적인 것들이 의식화되어 가는 과정이라고 주장했다는 점에서는 프로이트와 같지만, 무의식의 정체나 의식화 과정에 대해서는 관점을 달리하고 있다.

융은 무의식을 개인적 무의식과 집단적 무의식으로 구분하였다. 개인적 무의식은 출생 이후 개인의 경험 중에서 억압이나 망각된 내용들로 정신분석학에서의 무의식과 유사하지만, 집단적 무의식은 좀 더 깊은 곳에 자리 잡고 있는 인류 전체의 공통적인 무의식으로 신화적이고 상징적인 과거를 내포하고 있다. 집단적 무의식을 구성하고 있는 원형(archetype)은 시간, 공간, 인종, 지리, 문화를 초월하여 인간이라면 누구나 가지고 있는 인간체험의 전제조건으로서 꿈과 환상, 신화와 전설, 동화와 민요, 종교, 예술적 영감 등에서 반복적으로 나타난다.

원형에서는 특히 다섯 가지가 중요한데, 남성 속에 있는 여성의 요소인 아니마(anima)와 여성 속에 있는 남성적 요소인 아니무스(animus), 겉으로 나타난 사회적 또는 가면적 인격양상인 페르소나(persona), 사회적으로 나타나지 않는 인격의 무의식적이고 어두운 측면인 그림자(shadow), 그리고 원형과 콤플렉스(complex)를 통일하고 평형을 유지하는 자기(self) 등이다. 특히 자기는 정신의 전체성을 의미하여 인격성숙이 나아가는 방향이다. 인격의 성숙은 개인화 또는 자기실현이라고 하는데, 이는 자기가 중심이 되어 그림자를 포함한 인격의 무의식적 측면을 의식화해 나감으로써 정신의 전체성을 확보해 가는 과정이다.

정신병리의 현상은 정신의 전체성에서 벗어난 상태이다. 신경증은 의식이 무의식으로부터 또는 자기로부터 멀리 떨어져 나갔을 때 생긴다. 융은 신경증을 개인이 정상적 사회기준에 성공적으로 잘 적응했음에도 불구하고 자신의 삶의 의미에 문제를 느끼고 있는 경우로 보았다. 신경증에 걸렸을 때 겪는 고통은 바로 분열된 자기 자신을 되찾아서 다시 정신의 전체성을 이루려는 목적을 가지고 있다. 정신장애의 증상은 과거에 의해 결정되었다기보다는 미래와 관련성을 가진다고 하였다(민성길 외, 2016 : 98-99).

(4) 애착이론

애착(attachment)이란 유아와 보호자(care giver) 간의 감정적 상태로, 이는 유아와 대상 사이에 형성되는 생리적 생존에 근거한 원초적인 관계에서 상호 만족과 기쁨을 느끼는 따뜻하고 친밀하며 지속적인 정서적 느낌을 의미한다. 인간은 태어난 지 1개월이 되면 대상(주로 어머니)을 추구하고 그에 대해 애착이 일어나기 시작한다. 유아는 점진적으로 자신이 느끼기에 보다 강하고 현명하고 자신의 불안과 고충을 감소시켜 줄 것으로 보이는 사람을 선호하고 그와 같이 있으려 한다. 즉, 애착은 보호자(주로 어머니)를 찾고 매달리고 가까이 있고자 하는 행동을 비롯하여 울음(배고픔, 분노, 통증 등의 고통 표시), 미소, 옹알거림, 바라봄, 젖 빠는 행동 등으로 나타난다. 또한 애착은 유아기에 안전하다는 느낌을 제공한다(민성길 외, 2016 : 100).

애착형성에 있어 유아가 어머니와 같이 있는 시간이 얼마나 긴가보다는 둘 사이의 상호작용이 얼마나 많은가가 중요하다. 유아와 어머니 사이의 애착은 핵심적, 동기적 힘을 가지며 핵심적 인간관계의 매개물로, 이후 성격발달과 사회활동 및 정서적 안정에 지대한 영향을 미친다. 즉, 안전한 애착형성의 경험은 이후 평생에 걸쳐 건강한 인간관계를 맺게 하는 능력을 결정한다.

(5) 대상관계이론

대상관계이론(object relations theory)의 핵심은 현재의 인간관계는 이미 과거에 이루어진 관계의 영향을 받는다는 것으로, 어릴 때의 내재화된 대상관계가 그 후 모든 대인관계에서 반복되고 재현된다는 것이다. 위니코트(Winnicott)는 충분히 좋은 어머니에 의한 충분히 안전하고 반응적인 지지적 환경에서 진실된 자기(true self)를 발달시킨다고 하였다. 유아가 자기감(sense of self)을 적절하게 개발하지 못할 정도의 이상적 파괴(traumatic disruption)를 받으면 진실된 자기가 통합성을 유지하기 위해 보호적으로 거짓 자기(false self)를 발달시킨다. 위니코트는 이행 대상(transitional object)이라는 개념을 사용했다. 즉, 가짜 젖꼭지, 담요, 곰인형 등 어머니의 대체물로 아이가 어머니로부터 분리하여 독립하게 되는 중간단계의 시기에 사용되며, 이 물건들은 어머니가 없을 때에도 안도감을 제공할 수 있다(민성길 외, 2016 : 105).

(6) 반두라의 학습이론

학습이란 특정 상황하에서 반복적인 경험을 통해 행동이 영구적 또는 반영구적으로 변화하는 것을 말한다. 특히 반두라(Bandura)는 인지적 요인과 환경적 요인들의 상호작용에 의해 적절하게 상호 영향력을 주고받으면 건강한 적응능력인 자기효능감이 발달하지만, 그렇지 못한 경우는 부적응적 학습을 하게 되어 병리적인 증상들이 나타난다고 하였다.

또한 반두라는 인지의 중요성을 지적하면서 학습에 있어 단순한 자극과 반응이 아니라 그 사이에 중재변인(intervening variable)이 있다고 가정하였다(민성길 외, 2016 : 110-111).

① 학습된 무력감

학습이론은 불안을 이해하는 데 많은 영향을 미쳤다. 억제되거나 억압된 상태에 있는 동물에게 부정적 자극을 지속적으로 주면 동물은 이를 피할 수 없음을 체득하게 된다. 즉, 어떠한 행동도 환경을 바꿀 수 없다는 학습된 무력감(learned helplessness)에 빠지게 된다. 이는 우울증을 설명하는 하나의 모델이 되고 있다.

② 귀인이론

귀인(attribution) 이론은 어떤 행동의 원인을 개인이 어떻게 인식하는가에 대한 인지적 접근에 대한 이론이다. 흔히 사람들은 자신의 행동의 원인은 환경 탓으로 돌리는 반면, 타인의 행동은 내적 요인(인격 특징) 탓으로 돌리려 한다. 예를 들어, 의사가 어떤 약이 매우 강하고 효과적이라고 말해주면, 나중에 환자의 상태가 좋아졌을 때 환자는 그 이유를 전적으로 약 때문이라고 믿는다는 것이다.

3) 사회환경적 관점

인간은 자신이 속한 사회와 제도 및 문화에 대한 적응과정을 통해 외부에 반응하면서 행위능력을 증대한다. 따라서 인간은 그가 속한 사회의 제도, 경제, 법, 문화 등으로부터 일정한 행동양식을 강제받게 된다. 일정한 사회적 규범을 정해놓고 이에 맞지 않게 행동하는 사람들을 비행을 행하는 것으로 봄으로써 사회는 그들을 정신과적으로 문제가 있는 사람들이라고 낙인찍는다(이윤로, 2000). 낙인이론에 의하면, 개인이 어떤 지역이나 집단의 규범을 어기는 방식으로 행동하게 되면 정신적으로 아프다는 낙인이 찍히게 되고, 그 개인은 기대된 역할(예 아픈 사람의 역할)을 지속하게 된다.

인간은 근본적으로 성숙과 사회화를 통해서 인격(성격)을 형성하는 특성을 가지고 있다. 개인의 정신건강과 인격(성격)은 개인의 태도와 습관의 총합으로 이루어지는 생활양식 또는 행동경향을 의미한다. 행동주체자로서의 개인은 사회 생활상의 기본적인 욕구를 충족시키기 위해서 자기의 능력조건에 따라 사회적 역할을 선택하고 수행해야 한다.

사회환경적 관점에서는 개인의 사회적 관계에 있어서의 부적응적인 정신건강상의 문제에 대응하는 재조정과 예방을 정신건강의 실천적 과정으로 보고 있다(고명수 외, 2013 : 35).

2. 정신건강에 대한 생태체계론적 관점

1) 개념 및 특성

인간의 행동 및 정신건강을 설명하는 이론은 생물학적 관점, 심리학적 관점 등 다양하다. 앞에서 살펴본 심리학적 관점들은 개인의 성격이나 행동을 이해할 수 있다는 장점을 가진다. 그러나 심리학적 이론만으로는 상황 속의 인간, 즉 인간의 행동에 영향을 미치는 환경요인이나 체계적 요인을 충분히 이해하기 어렵다. 따라서 상황적 맥락에서 개인의 행동을 이해하거나 개인의 행동에 영향을 미치는 체계요인들이 어떻게 상호작용하는지를 이해하기 위해서는 생태체계이론이 유용하게 활용될 수 있다.

생태체계이론은 생태학에 기초한 생태적 관점과 일반체계이론이 결합되어 만들어졌다. 생태학적 관점으로부터는 개인과 그를 둘러싼 환경 간의 상호 적응(mutual adaptation)의 개념을 도입하였다. 즉, 모든 개체들이 서로에게 어떻게 적응해 나가는가에 초점을 둔 이론이다(Epetein, 1983; Miley et al., 1995).

생태학에서의 중심개념은 유기체가 환경 안에서 이루는 적합성 혹은 적응상태이다. 이는 일시적인 상태가 아니라 시간에 따라 점진적으로 이루어진다. 이 관점에서는 인간은 복잡하고 다양한 방식으로 환경에 적응해 왔을 뿐 아니라 한편으로는 그들의 욕구를 충족시키기 위해 환경을 변화시켜 왔다는 점을 강조한다. 일반체계이론으로부터 체계를 이해하는 다양한 개념을 도입하였다. 체계의 개방성과 폐쇄성, 항상성과 균형 등의 개념을 통해 환경 안에 존재하는 체계들의 속성과 기능을 이해하는 틀을 제공하였다(최옥채 외, 2015 : 190-203).

생태체계이론은 인간을 비롯한 다양한 유기체가 환경 속에서 어떻게 역학적인 평형상태를 유지하고 성장해 가는지를 중요하게 생각한다. 이러한 평형상태는 유기체가 환경 변화에 맞추어 수동적으로 자신을 바꾸는 순응적 측면뿐 아니라 경우에 따라서는 더욱 능동적인 대처활동으로서 자신의 변화된 욕구에 맞추어 오히려 주변 환경을 바꾸려는 측면도 포함하고 있다. 또한 다양한 수준의 체계에 관심이 있으며 체계를 하나의 전체로서 바라보며, 체계 내에서 혹은 체계들 사이에서 발생하는 스트레스와 이에 대처하는 인간의 적응에 관심을 둔다(Wakefield, 1996).

- 적합성(goodness of fit) : 적합성이란 인간의 적응 욕구와 환경자원이 부합하는 정도를 말하며, 이는 전 생애에 걸쳐 성취된다. 적합성은 적응적이거나 부적응적으로 나타날 수 있다. 인간과 환경 사이의 상호 교류에서 서로에게 유익한 효과를 가져올 때를 적합성이 이루어진 것으로 보는 반면, 어느 한쪽의 희생을 기반으로 생존과 발달이 이루어진 경우에는 부적합성이 초래된 것으로 볼 수 있다.
- 균형(equilibrium) : 체계가 고정된 구조를 가지고 주위 환경과 수직적인 상호작용을 하기보다는 수평적인 상호작용을 하면서 거의 교류하지 않는 상태로, 주로 폐쇄체계에서 나타난다.
- 항상성(homeostasis) : 균형보다 일정한 수준의 개방체계를 전제로 한다. 이는 환경과 지속적으로 상호작용하면서 정적 균형보다 역동적 균형을 이루고 있는 상태이다.
- 스트레스(stress) : 개인과 환경 사이의 상호교류에서 나타나는 불균형에 의해 야기되는 생리, 심리, 사회적 상태로, 개인이 지각한 요구와 이러한 요구를 충족시킬 수 있는 자원을 활용할 수 있는 능력 사이의 불균형에서 발생한다.
- 적응(adaptiveness) : 가능한 한 유익한 적합성을 이루기 위해 인간과 환경이 서로에게 영향을 미치고 반응하는 것을 의미한다. 이는 인간과 환경 사이의 활발한 상호교환을 포함하는 인간-환경이라는 하나의 단위 안에서 이루어지는 과정이다.
- 유능성(competence) : 개인이 환경과 효과적으로 상호작용하는 능력을 의미하는 것으로, 사람들의 생활문제를 완화시키는 또 다른 적응전략이다(최옥채 외, 2015 : 205).

2) 네 가지 체계수준

브론펜브레너(Bronfenbrenner)는 네 가지의 주요한 생태학적 환경체계를 규정함으로써 동시 적용되는 상호의존적, 동태적 환경을 개념화하였다. 생태학적 체계에는 미시체계, 중간체계, 거시체계, 외체계 등 네 가지가 포함될 수 있으며, 이는 가족 내에서의 부모와 자녀 간 상호작용과 같은 영역에서부터 법률, 정부정책, 문화, 제도와 같은 광의의 의미까지를 포함하는 범위이다(장미경 외, 2013 : 75; 최옥채 외, 2015 : 158-160).

(1) 미시체계

미시체계(microsystem)는 가장 인접한 수준의 환경으로 정의된다. 이는 친밀한 사회환경 안에서 겪게 되는 상황과 직접 접촉하는 물리적 환경 안에서 겪게 되는 상황이다. 미시체계는 가족과 같은 직접적 환경 속에서 이루어지는 활동, 역할, 대면적 개인관계의 유형을 의미한다. 대부분의 사람들이 성장과정에서 경험하는 미시체계는 집과 가족, 놀이터, 학교, 동아리, 또래 친구, 교회 친구, 형제자매, 학교 선생님, 이웃 등이다. 건강한 미시체계는 상호 호혜성에 기반을 두고 있다. 예를 들어, 부모는 자녀의 합리적인 요청을 들어주고 자녀는 부모의 합리적인 요청을 존중함으로써 화답한다. 부모-자녀의 의사소통 패턴에서 호혜성이 무너지면 미시체계의 질은 떨어진다. 이처럼 미시체계가 효과적으로 기능하면 그 이외의 체계에서도 성공할 기회가 많아진다.

(2) 중간체계

중간체계(mesosystem)는 상호작용하고 있는 여러 개의 미시체계를 의미한다. 즉, 가정과 학교 간 관계, 학교와 직장 간 관계와 같이 개인을 둘러싸고 있는 두 가지 이상의 환경에서 일어나는 과정과 연결성을 말한다. 중간체계는 각각의 미시체계에 존재하고 있는 발달을 촉진하거나 저해하는 특징과 그러한 미시체계 환경에서 일어나는 과정들이 서로 작용하면서 만들어 내는 상승효과에 초점을 맞춘다.

(3) 거시체계

거시체계(macrosystem)는 일반적인 문화, 정치, 사회, 법, 종교, 경제 등과 같은 광범위한 사회적 맥락을 의미한다. 이러한 거시체계는 개인의 삶에 직접적으로 개입하지는 않지만, 전체적으로 볼 때 사회구조적인 맥락을 포함하고 있기 때문에 비록 간접적이지만 강력한 영향력을 발휘한다(Bronfenbrenner, 1993). 일반적인 발달연구에서 말하는 거시체계는 주로 사회구조와 같은 환경변수를 규정하는 것으로 한정하고 있다. 이러한 거시체계는 역사적·사회적·문화적 세력에 의해 형성되고 수정되는 특징이 있다.

(4) 외체계

외체계(exosystem)는 개인이 직접 참여하고 있지는 않지만 그 개인의 발달에 영향을 미치는 환경체계를 의미한다. 두 가지 이상의 환경 사이에서 일어나는 과정과 연결성으로, 이 중 최소한 한 가지 체계는 자녀에게 있어 부모의 직장처럼 그 개인을 직접 둘러싸고 있지 않은 체계를 말한다.

그러나 예를 들어, 부모의 근무조건, 직장에서의 역할, 책임감의 정도, 의사결정 과정에의 참여와 같은 부모의 직업 환경(외체계 요인)은 자녀양육에도 강력한 영향력을 갖는다. 부모의 수입이 감소한 가정의 자녀들은 다른 조건이 같을 경우 경제적으로 안정된 가정의 자녀들보다 더 많은 문제행동을 보이는 것으로 나타났다(Flanagan & Eccles, 1993).

3장 스트레스와 정신건강

【학습 목표】
◇ 스트레스의 개념과 원인에 대해 이해한다.
◇ 스트레스에 대한 반응을 알아본다.
◇ 스트레스의 관리와 대처방법에 대해 살펴본다.

스트레스는 정신건강과 밀접한 관련성을 가지고 있다. 복잡하고 다변화하는 현대 사회에서 스트레스는 누구도 예외일 수 없고 출생하면서부터 죽을 때까지 인간의 삶에 있어서 항상 존재하는 것이라 하겠다. 개인에 따라 스트레스를 대처하는 방식이나 감당할 수 있는 스트레스의 수준도 달라서 스트레스에 어떻게 적응하느냐에 따라 삶의 모습이 달라질 수 있다. 그러므로 스트레스에 대한 생각의 전환이 필요하며, 스트레스가 오히려 변화의 기회가 되어 삶이 성장할 수 있도록 하는 대처방법을 익히는 것이 필요하다.

3장에서는 스트레스에 대한 이해, 스트레스로 인한 개인의 반응, 그리고 스트레스 관리와 대처방법에 대해 살펴본다.

1. 스트레스에 대한 이해

대부분의 사람들이 스트레스는 나쁜 것으로 생각하고 스트레스는 불편한 상황에서만 느끼는 것으로 안다. 그러나 즐겁고 좋은 상황에서도 스트레스는 나타난다. 그래서 너무 좋은 것도 과하면 병이 된다는 것이다. 이상형과 결혼을 하고, 직장을 구하고, 좋은 이웃이 있는 곳으로 이사를 하는 등의 일들이 한 해 동안 한꺼번에 일어난다면 행복하다고 생각할 수 있다. 그러나 이런 사건들의 충격이 차례로 쌓여서 두통, 고혈압, 천식을 유도할 수도 있다. 어쨌든 우리 삶의 긍정적인 변화일지라도 적응을 요구한다. 그래서 긍정적이건 부정적이건 생활환경에서의 변화는 모두 주요한 삶의 변화 이며 생활사건이다. 따라서 변화는 스트레스의 원천이다(오경자 역, 2016).

1) 스트레스의 개념

어떤 일에 대해 모든 사람이 똑같이 스트레스를 느끼는 것은 아니다. 그 사건을 어떻게 받아들이느냐에 따라 더 많이 스트레스를 느끼기도 하고, 오히려 즐거워하는 사람도 있을 수 있다. 하지만 우리 모두는 한계가 있다. 그렇기 때문에 스트레스를 받아들이는 사람의 주관적 해석에 따라 많은 차이가 있을 수 있다. 스트레스의 강도가 높거나 지속적으로 스트레스에 노출되어 해소하지 못할 경우에 정신건강에 문제를 일으키고 심지어 장애의 원인이 될 수 있다.

스트레스(stress)라는 말의 어원은 라틴어의 'stringer'로서 '팽팽하게 죄다'라는 뜻에서 유래되었다. 스트레스는 '외부로부터 물체에 가해지는 압력이나 압박'이라는 뜻으로 17세기경부터 물리학과 공학분야에서 처음 사용되어 왔고, 이후 의학에 적용되면서 스트레스는 개체에 부담을 주는 육체적·정신적 자극이나, 이러한 자극에 생체가 나타내는 반응을 의미하게 되었다.

심신의 안정된 상태에 도전하는 자극적인 사건을 '스트레스원(stressor)'으로, 그 도전에 대한 심신의 보상적인 반응을 '스트레스 반응(stress response)'으로 표현한다.

이 경우 스트레스(stress)란 개체가 느끼는 보상적 반응의 필요성이다. |그림 3-1|과 같이 고무공을 막대로 힘껏 누르는 경우에 비유를 하면, 공을 누르는 막대를 스트레스원, 누르는 힘에 반발하여 원래의 모습대로 튀어나오려는 공의 반작용을 스트레스 반응, 그리고 막대에 의해 눌린 만큼 높아진 공 내부의 압력을 스트레스라 할 수 있는 것이다(신경희, 2016).

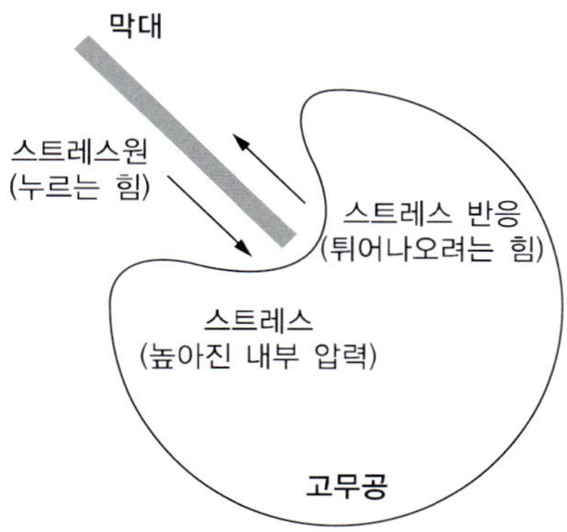

|그림 3-1| 스트레스, 스트레스원, 스트레스 반응

출처 : 신경희(2016). 통합스트레스의학, p. 32.

스트레스는 물리적 대상이나 인간 또는 인간의 신체 기관이나 정신력에 영향을 주는 외부의 힘에 의한 변형에 저항하여 원래의 상태로 되돌아가게 하고 통합을 유지하는 것이다. 즉, 스트레스는 스트레스원(stressor)이 작용하여 어떤 종류의 문제가 발생하면 그와 동시에 복원력이 작용하는 일련의 과정이다(김정미, 2016).

스트레스는 여러 학자들에 의해 다양하게 정의되어 온 개념으로, 스트레스를 이해하는 관점은 크게 세 가지로 구분할 수 있다. 첫 번째는 스트레스를 개체에 부담을 주는 외적 사건이나 자극으로 보는 것, 두 번째는 스트레스를 스트레스 인자에 대한 개체의 반응으로 보는 것, 세 번째는 스트레스를 개체와 환경 간의 상호작용에 의해서 개체가 위협받는 상태로 보는 것이다. 자극에 초점을 둔 개념은 스트레스가 사람들에게 부정적인 결과와 긍정적인 태도를 유발한다는 것으로 이해한다. 스트레스에는 사람들이 스트레스 요인이라고 명명되는 환경적인 사건에 반응을 표시하는 육체적·심리적 반응이 포함된다. 또한 반응이나 결과에 초점을 둔 개념은 스트레스를 유기체의 심리적인 긴장상태로 보고 환경적 자극으로 명명되는 다양한 스트레스 요인이 발생할 때 표출하는 것으로 간주한다. 그리고 자극-반응 및 환경적인 상황에 초점을 둔 개념은 스트레스란 환경의 요구와 요구를 관리하기 위한 자신의 자원(지식, 기술, 능력, 사회적 지지체계, 개인적 특성 등)이 불일치하여 발생하는 긴장이라고 본다. 즉, 스트레스를 개인의 능력과 자원을 초월하여 위협적인 요구로 지각되는 환경적인 상황에서 발생되는 것으로 본다(Singer, 1997, 김혜금 외, 2016 재인용).

스트레스 하면 보통 나쁜 것으로 생각하는데, 그러나 스트레스가 없다면 인간이 성취할 수 있는 것은 아무것도 없을 것이다. 적절한 위험을 경험하고 높은 목표를 달성하고자 하는 흥분과 열정은 삶에 활기를 줄 수 있다. 그래서 적당한 자극과 변화는 우리 삶의 활력소이며 스트레스가 긍정적인 측면도 있다는 것이다. 이러한 의미에서 스트레스를 두 가지로 구분할 수 있다. 스트레스의 효과에 따라 긍정적 결과를 가져오는 순기능적인 스트레스를 유스트레스(eustress)라고 하고 스트레스와 효과에 따라 부정적인 결과를 가져오는 역기능적 스트레스를 디스트레스(distress)라고 한다(Bernard, 1968). 순기능적 스트레스는 흥미롭고 즐겁고 우리에게 활력을 주는 유쾌한 변화 혹은 요구로 인해 긍정적이며 건설적인 스트레스 반응을 보이는 것이며, 역기능적 스트레스는 고통스럽고 불쾌하며 부정적인 사건으로 인해 우리의 에너지가 소모되고 질병에 취약하게 만드는 괴로움, 고통, 근심이다.

'여키스-도슨 법칙'에 따르면 사람들이 일을 할 때 성취동기가 너무 강하면 과도한 스트레스를 받아 자기 능력을 충분히 발휘하지 못해 성과가 낮아지고, 반대로 성취동기가 너무 약하면 집중력이 떨어져 역시 능력을 발휘할 수 없게 된다. 어느 수준까지는 스트레스와 불안이 증가하면 수행능력과 효율성이 높아지지만, 그 수준 이상으로 스트레스가 쌓이면 수행능력과 효율성이 급속하게 떨어지게 된다. 수행의 효율성은 스트레스로 인한 각성수준이 중간단계일 때 최대가 된다. 좋은 스트레스, 즉 긍정적인 스트레스는 우리가 해결할 수 있는 정도의 것이고, 동기를 유발하는 힘을 가지고 있다. 평소에 긍정적인 스트레스에서 부정적인 스트레스로 변하는 그 지점, 여키스-도슨 곡선에서 '적정수준'이라고 표시된 바로 그곳을 최대한 높이는 연습이 필요하다(김정미 · 박희숙, 2016).

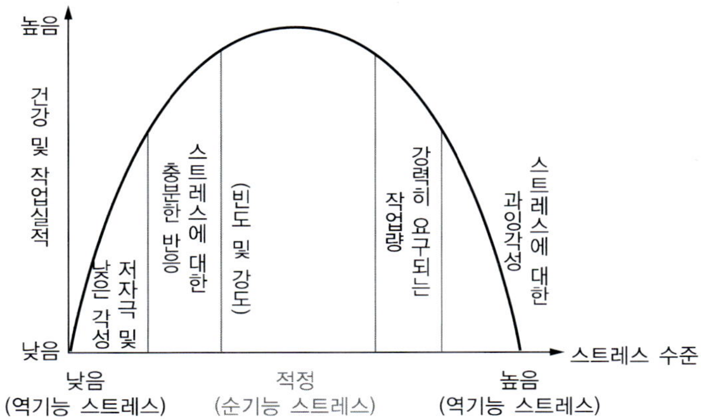

|그림 3-2| 여키스-도슨 곡선

출처 : Yerkes, R. M., & Dodson, J. D.(1908). The relationship of strength of stimulus to rapidity of habit formation. *Journal of Comparative & Neurological Psychology*, Vol. 18.

웰빙(well-being)이라는 용어를 그대로 풀어보면 잘(well) 존재(being)한다는 것이다. 스트레스의 생리학에서는 항상성이 유지되는 상태가 웰빙이라 할 수 있다. 생리학적 관점뿐 아니라 심리학적 관점이나 사회학적 관점에서도 웰빙과 스트레스는 서로 대비되는 개념이다. 요컨대, 스트레스는 유기체의 균형을 교란하여 신체적 · 심리적 웰빙에 영향을 미치고, 균형의 회복을 위한 작용을 요구하는 내적 · 외적 환경으로부터의 요구다(Lazarus & Cohen, 1977).

삶이라는 지속적 변화와 상호작용의 과정에서 스트레스라는 항상성의 지속적 교란은 피할 수 없다. 그리고 그 변화를 감지하고 반응하는 능력이 없다면 생명은 유지되지 않는다. 생명체에 있어서 안정된 상태란 변화하지 않는 상태를 의미하는 것이 아니라, 변화하는 주위 환경에 맞추어 지속적으로 자신을 변화시켜 조화와 안정을 이루는 상태를 뜻한다. 즉, 진정한 웰빙은 아무런 변화 없이 존재함(being)이나 머무름(staying)이 아니라 환경의 변화와 자극에 대응하면서 끊임없이 적응해 가는 역동적인 삶(live being, living)이다. 스트레스라는 경험은 그러한 변화의 동기를 제공하는 자극이라 할 수 있다(신경희, 2016).

2) 스트레스의 원인

스트레스 유발인자(stressor)는 개인의 평형상태(내적 균형상태)를 깨뜨리고 스트레스 반응을 초래하는 외적 요구, 상황, 환경이다. 스트레스의 원인은 매우 다양하다(이영호, 2016). 어떤 것이 스트레스를 일으키는 원인인지를 밝히는 문제는 그리 간단치 않다. 왜냐하면 스트레스를 느끼는 상황적 원인은 매우 개인적이고 주변적인 해석에 기인함으로써 상대적일 수도 있기 때문이다. 그 상황을 어떻게 받아들이냐에 따라 더 많이 스트레스를 느끼기도 하고 오히려 즐거워할 수도 있다.

스트레스의 원인은 대표적으로 좌절, 압박감, 갈등, 인간관계, 생활사건, 그리고 외상적 사건이 있다.

(1) 좌절

자신이 원하는 욕구나 목표가 어떤 방해요인으로 인해 성취되지 못할 때 좌절이 발생한다. 즉, 목표지향행동이 방해받을 때 욕구좌절이 생긴다. 예를 들어, 특정한 목표를 향해 동기화된 사람이 어떤 장애로 인하여 욕구가 좌절되면 그에 따른 스트레스를 경험한다. 개인의 목표달성을 방해하는 장애로는 신체적 결함, 심리적 결함, 물리적 장애, 사회적 장애가 있다. 입시나 입사시험의 실패, 승진 누락이나 실직, 소중한 사람의 상실이나 사망을 경험하면 좌절로 인해 스트레스가 발생하며, 이는 욕구불만, 적개심과 공격성, 분노를 유발시키는 원인으로 작용한다(김청송, 2002).

(2) 압박감

압력으로 인한 압박감도 스트레스를 발생시키는 주요 요인이다. 압박감은 주로 경쟁에서 비롯된다. 학업성적, 좋은 직장, 행복한 결혼, 성공에 대한 집착, 일상적인 대인관계 등이 압박감을 주는데, 이러한 압박감은 스트레스의 원인이 된다. 또한 부모나 형제, 중요한 사람으로부터 지나친 기대나 요구를 받으면 압박감을 느낀다. 그러한 기대나 요구에 맞추어 행동하거나 어떤 목표를 달성해야 하지만 이에 대한 적절한 대처를 하지 못할 때 심한 심적 부담감을 느낀다.

(3) 갈등

갈등이란 두 가지 이상의 동기가 서로 충돌해서 어떤 결정을 내리기 어려운 상태를 말한다. 갈등은 상반되는 내적 욕구가 있거나, 외적 욕구가 양립할 수 없거나, 내적 욕구와 외적 욕구가 상반될 때 발생한다. 특히 부적 유인책을 가진 두 가지 중에서 하나를 선택해야 하는 갈등이 있을 때 가장 큰 스트레스를 경험한다. 예를 들면, 아이가 숙제 하는 것도 싫고, 숙제를 하지 않아서 선생님께 꾸중을 듣는 것도 싫은 경우이다. 미성숙한 사람은 두 개의 양립할 수 없는 불쾌한 상황 중에서 어느 한 가지를 선택하지 못하고 우유부단하게 선택을 지연함으로써 더욱 스트레스를 경험한다.

(4) 인간관계

인간은 사회적 존재라는 말처럼, 태어나서 죽음에 이르기까지 인간관계 안에서 시작하고 인간관계 안에서 삶을 마감한다. 인간관계는 가족과의 관계, 친구관계, 직장 동료와의 관계 등 매우 다양한 형태가 있다. 그러므로 사회생활을 위해서는 다른 사람들과의 상호작용이 불가피하다. 인간의 삶에서 인간관계가 차지하는 비중이 큰 만큼 인간관계에서 발생하는 갈등이나 문제는 개인에게 엄청난 스트레스를 발생시킨다. 특히 인간관계에 어려움이 있거나 적응을 잘 하지 못하는 경우에는 더욱 큰 스트레스를 경험하게 된다.

(5) 생활사건

개인에게 있어서 긍정적 변화이든 부정적 변화이든 변화는 스트레스를 발생시키고 변화가 클수록 스트레스도 커진다. 〈표 3-1〉은 홈즈와 라헤(Holmes & Rahe, 1967)가 개발한 사회 재적응 평가척도로서 총 43개의 생활변화사건을 포함하고 있다(장휘숙, 2008). 스트레스 점수는 지난 6개월에서 12개월 사이에 일어났던 사건을 체크하고 각 점수를 합산한 결과이다. 합산점수가 200~300점 사이에 있으면 보통 정도의 위기에 해당하고, 300점이 넘으면 심각한 위기로 평가된다. 이런 심각한 위기상태에 이른 개인은 신체적 질병이나 정서적 혼란을 경험할 위험이 있다(전석균, 2015).

〈표 3-1〉 사회재적응 평가척도

순위	생활사건	평균값	순위	생활사건	평균값
1	배우자 사망	100	23	자녀가 집을 떠남	29
2	이혼	73	24	배우자 가족과의 불화	29
3	별거	65	25	개인의 성취	28
4	감옥, 시설감금	63	26	아내의 취업 또는 실직	26
5	가까운 가족 사망	63	27	입학 또는 졸업	26
6	부상이나 질병	53	28	생활조건의 변화(새집 짓기, 리모델링, 집의 노후화)	25
7	결혼	50	29	개인적 습관 변화	24
8	직장에서의 파면	47	30	상사와의 불화	23
9	부부의 재결합, 화해	45	31	근로시간, 조건의 변화	20
10	퇴직	45	32	거주지 변화(이사)	20
11	가족원의 건강변화	44	33	학교변화(전학)	20
12	임신	40	34	여가생활 변화	19
13	성적(sexual) 문제	39	35	종교활동 변화	19
14	새로운 가족원과의 동거(출산, 입양, 노부모와의 동거)	39	36	사회활동 변화	18
15	직업상 재적응(재조직, 파산)	39	37	소액구매를 위한 대출이나 담보 설정(자동차, 냉장고, TV)	17

16	경제여건 변화	38	38	수면습관 변화	16
17	가까운 친구 사망	37	39	가족모임에 참여하는 사람의 변화	15
18	직종의 변화	36	40	식습관 변화	15
19	배우자와 말다툼 횟수 변화	35	41	휴가	13
20	대출이나 담보설정	31	42	크리스마스	12
21	담보물 상실(대출금의 미상환)	30	43	사소한 법률 위반	11
22	직장 내 역할변화 (승진, 좌천, 수평 이동)	29			

• 채점 : 각각 체크한 생활사건에 해당하는 점수를 합산한다.
• 해석 : 0~149점 : 스트레스 수준이 낮은 편임
150~199점 : 경미한 생활위기에 처해 있음
200~299점 : 견딜 만한 위기에 있음
300점 이상 : 심각한 위기로 신체적 질병이나 정서적 혼란의 위험이 큼

(6) 외상적 사건

우리는 가끔 일상생활에서 위험하거나 충격적인 사건과 사고를 접한다. 전쟁이나. 테러, 지진이나 태풍 등 자연재해, 화재나 범죄, 교통사고나 인재 등을 외상적 사건(traumatic event)이라고 한다. 이러한 외상적 사건을 경험한 사람들은 대부분 심각한 심리적 반응이나 장애를 나타낸다. 이를 '외상 후 스트레스 장애(post-traumatic disorder)'라고 하는데, 외상경험 후 나타나는 주요 증상에는 수면장애, 잦은 악몽, 고통스러운 과거회상, 해리현상이 있다. 우리 사회에서 발생한 외상적 사건의 예로 삼풍백화점 붕괴사고, 성수대교 붕괴사고, 대구지하철 화재사건, 이리역(현 익산역) 폭발사고, 세월호 사건, 최근의 경주와 포항의 지진이 해당된다.

스트레스에 영향을 미치는 원인은 긍정적인 영향을 미치는 요인과 부정적인 영향을 미치는 요인으로 구분할 수 있으며, 여기에는 신체적・정신적・정서적・사회적・영적 요인이 있다(표 3-2 참고).

〈표 3-2〉 스트레스에 영향을 미치는 요인

구 분	요 인	내 용
긍정적인 영향을 미치는 요인	신체적 요인	충분한 수면과 휴식, 운동, 식습관
	정신적 요인	지적 욕구, 자긍심
	정서적 요인	사랑, 적절한 인내, 밝은 인상
	사회적 요인	인간관계, 사회참여, 직업적 긍지
	영적 요인	좋은 인생철학, 성숙한 도덕심, 믿음
부정적인 영향을 미치는 요인	신체적 요인	병, 사고, 술, 담배, 불규칙한 생활
	정신적 요인	갈등, 낮은 자존감, 감당하기 힘든 일
	정서적 요인	공포, 분노, 애정결핍, 적개심
	사회적 요인	비웃음, 싸움, 사회적 관계 결여
	영적 요인	죄의식, 도덕적 갈등, 불신

2. 스트레스에 대한 반응

사람에 따라 정도와 양상은 다르지만, 스트레스 반응은 신체적 · 정서적 · 인지적 · 행동적 증상들을 다양하게 유발한다. 스트레스로 인한 반응들은 스트레스가 우리에게 변화의 시점을 알려주는 신호라고 할 수 있다. 그래서 이런 우리 몸의 스트레스로 인한 반응들을 민감하게 알아차릴 필요가 있다.

1) 신체 · 생리적 반응

스트레스를 경험할 때 나타나는 일반적인 생리적 증상으로는 혈압 상승, 맥박 증가, 호흡 증가 또는 호흡 곤란, 감각 이상, 근육의 긴장, 통증 지각의 증가, 위장관계 증상, 알레르기 등을 들 수 있다.

스트레스는 신체적·생리적 질병을 초래한다(Seaward, 1994). 스트레스에 대한 생리적 대응이 실패하거나 반응이 지나치게 계속되는 경우 여러 가지 질병으로 진행될 수 있다. HPA축[1]의 활성이 증가하는 것은 심장질환, 골다공증, 우울증, 대사증후군 등 수많은 병리적 과정과 상관관계가 있다(Chrousos, 2000). 스트레스와 관련된 질병으로는 고혈압, 당뇨, 심장질환, 뇌졸중, 소화성궤양, 편두통, 긴장성 두통, 대장염, 궤양, 만성피로, 불면증, 우울증, 불안증, 암, 감기, 갑상선 기능항진증, 피부염, 부종, 알코올중독, 기관지염, 전염병, 알레르기, 야뇨증 등이 스트레스와 일부 관련이 있다. 이러한 스트레스 관련 장애는 현재 제1의 건강문제로 인식되고 있다(Romas & Shama, 1995).

많은 연구에서 스트레스가 면역을 억제하여 감염성 질환의 발병 가능성을 증가시키고, 알레르기, 천식 같은 과잉면역과 각종 자가면역질환을 악화시키며, 악성종양의 발생과 진행에도 영향을 미친다는 것이 밝혀지고 있다. 쉘던 코헨(Sheldon Cohen) 등은 스트레스가 감염성 질환의 발병 위험을 증가시킨다는 것을 체계적 연구(systematic reviews)를 통해 입증하였다(Cohen et al., 1991). 반면 스트레스를 감소시키는 것으로 면역 기능을 높일 수도 있다는 연구결과도 나오고 있다. 마이클 안토니(Michael Antoni) 등은 AIDS의 원인인 인간 면역 결핍 바이러스(HIV : Human Immunodeficiency Virus)에 감염된 남성들에게 스트레스 관리 프로그램을 제공한 결과, 암세포를 공격하는 자연살해세포와 HIV를 공격하는 T림프구가 증가하였음을 보고하였다(Antoni et al., 1991).

결국 우리 신체는 살아 있는 매 순간 적응을 요하는 스트레스 인자에 반응하고 있고 신체의 반응은 계속해서 항상성과 균형을 추구한다. 스트레스를 어떻게 다루냐에 따라 심각한 질병으로 진행될 수도 있고 삶을 성장시킬 수 있는 기회가 될 수도 있다는 것이다. 〈표 3-3〉은 질병으로 연결되는 과도한 부적 스트레스의 내용이다.

---

1) 시상하부-뇌하수체-부신 축(HPA Axis : Hypothalamic-Pituitary-Adrenal Axis). HPA축은 스트레스에 반응하는 뇌의 신경내분비계의 주요 구성요소이다. HPA축은 기분장애와 불안장애, 양극성장애, 불면, 외상 후 스트레스 장애, 경계성 인격장애, ADHD, 주요우울장애, 극심한 피로, 만성 피로 증후군, 섬유근육통, 과민성 장 증후군, 알코올중독 등을 포함한 기능적인 장애에 관여한다. 이와 같은 질병들에 일상적으로 처방되는 항우울제는 HPA축 기능을 조절하여 증상을 조절한다(출처 : 위키백과).

〈표 3-3〉 질병으로 연결되는 과도한 부적 스트레스

과도한 부적 스트레스(distress)	⇨		→	
		알코올 남용	→	사고, 간경변 병증, 자살, 살인
		약물남용	→	사고, 자살, 살인
		우울증	→	자살
		폭 력	→	자살, 살인
		고혈압	→	뇌졸중, 심장발작
		고 콜레스테롤	→	뇌졸중, 심장발작
		불균형 또는 과식	→	뇌졸중. 심장발작, 당뇨병
		흡 연	→	심장발작, 암, 폐렴과 감기, 천식, 폐기종, 기관지염
		면역체계의 약화	→	암, 폐렴과 감기, 천식, 폐기종, 기관지염

출처 : 유수현 외(2011). 정신건강론, p. 42.

2) 심리적 반응

마음은 우리가 의식하지 못하는 동안에도 쉴 새 없이 신체 내외로부터 들어오는 자극들에 대해 정서를 만들고 새로운 동기를 창조하며 그에 따른 심신의 반응과 행동을 일으키고 있다. 스트레스성 자극이 유입되면, 먼저 그 자극이 위협적인 것인지 아닌지가 평가되고, 그 평가에 따라 적절한 심신의 대응 반응이 구성되어야 한다. 자극을 평가하고 그에 따른 정서를 발달시키는 과정들은 스트레스 반응의 심리적 요소라 할 수 있다.

궁극적으로 어떤 자극이 스트레스원이 될 것인지 아닐지의 여부는 그 사람의 내적 세계에서 해석된 자극의 인지적 의미와 그 의미에 부여된 정서에 의해 좌우된다. 따라서 어떤 면에서는 자극 자체보다 그것을 처리하는 내적인 처리 과정이 더욱 중요하다고 할 수 있다(신경희, 2016).

스트레스로 인한 부정적 정서는 우리를 두렵게 하고 스트레스가 반복적이고 지속적이게 되면 정서적인 균형을 상실하여 결국은 정서장애가 발생한다. 스트레스로 인한 심리·정서적 반응에는 불안, 공포, 분노, 우울, 무력감, 냉담함, 병적 경쟁심, 실망감, 냉소적 태도, 불신이 있다. 스트레스에 대한 심리·정서적 반응 중 대표적 몇 가지를 살펴보고자 한다.

(1) 불안

불안은 스트레스에 대한 가장 흔한 반응이다. 이는 위험을 경고해 주는 신호로 자아가 위협을 받는다고 느낄 때 발생하는데, 위협의 정체를 제대로 파악하고 대처할 수 있을 때에는 불안이 없어지지만, 그렇지 않을 때에는 불안이 지속되거나 커진다(나동석·서혜석·곽의향·김미혜, 2008). 불안에 대한 개인적인 반응이 적절한지에 따라 정상 또는 신경증으로 특징지을 수 있다. 스트레스로 인한 신경증으로는 '노이로제(neurosis)'가 있는데, 노이로제란 불안, 과로, 갈등, 억압, 억울 등의 감정적인 체험과 스트레스가 원인이 되어 발생하는 신체적인 병적 증상을 말하는 것으로 신경기능의 질환이다(오강섭, 1995, 김광웅, 2007 재인용).

불안에는 긴장과 근심, 걱정이 포함되어 있으며, 공포와 밀접한 관계가 있다. 특히 만성적인 불안은 정상적인 정서반응을 해치고 신체와 정신 기능을 손상시키고, 우울증뿐 아니라 대부분의 질병과 밀접한 관련이 있다.

(2) 무력감

무력감은 자신의 주변 상황을 통제할 수 없다고 생각하는 데서 발생한다. 희망을 상실하거나 어떤 상황에 대처할 수 없다고 여기는 데서 오는 무력감은 삶의 의지와 결정에 영향을 준다. 이러한 현상은 지속적이고 반복적으로 폭력상황에 노출된 경우나 전쟁 중에 포로가 된 사람들에서 나타난다. 이들은 자신의 힘으로 무엇을 할 수도 없고 희망도 없다고 느끼기 때문에 무력한 상태에 빠지게 된다. 셀리그만은 스트레스에 성공적으로 대처하는 것은 학습과 연습의 결과라고 했다. 성공적인 대처방법을 학습하지 못해서 어떤 일을 하든지 아무런 변화가 없다는 것을 여러 번 경험한 사람은 무력감이 생기고 무감동해진다(Seligman, 1975, 장현갑・강성균, 1996 재인용). 이러한 심리적 반응을 '학습된 무기력(learned helplessness)'이라고 한다. 스트레스 상황에 노출되어 그것에 적절하게 대처하지 못한다는 생각으로 인해 무력감이 발생하는 것이다. 이러한 증상이 지속되거나 심각해지면 알코올중독, 우울증, 자살 등으로 심화될 수 있다.

(3) 우울감

정서적 긴장과 불안이 지속적으로 누적되면 결국은 병적인 우울증으로 발전한다. 사람은 누구나 스트레스를 받게 되면 일시적으로 기분이 우울해지고 열등감이나 후회에 빠지게 된다. 그러나 정상인은 이런 상태가 오래 지속되지는 않는다. 이에 비해 우울증 환자는 더 심한 반응을 보이며 깨어진 정서적 균형을 되찾기 어렵게 된다(이영호, 2016). 우울감을 유발하는 대부분의 스트레스 상황은 사랑하는 사람이나 가족의 상실, 사회적 고립, 갈등적인 대인관계 등 다양하다. 제이콥슨(E. Jacobson, 1987)은 우울감의 성질에 따라 병적 우울증과 정상적 슬픔으로 구분했다.

병적 우울증의 경우는 사랑하는 사람을 잃고 난 후에 죽은 사람에 대해 억압되었던 적개심과 더불어 정서적 불안정이 나타난다. 또한 적개심에 대한 인식과 함께 죄책감과 자기경멸의 감정이 생겨서 사람을 만나지 않으려 하고 사회적 책임도 거부한다. 이런 상태가 지속되면 자살을 기도하는 경우가 있다. 정상적인 슬픔의 경우는 대체로 죄책감이나 자기경멸감을 느끼지 않는다. 그리고 슬퍼하고 우울해하는 기간도 비교적 짧다. 점차적으로 현실을 수용하게 되는 것이다(이영호, 2016).

스트레스에 대한 반응 양식은 부적응적 반응과 적응적 반응으로 나누어 볼 수 있는데 적응적 반응은 문제상황을 직면하여 적극적으로 해결하려고 노력하거나 자신의 심리적 태도와 부정적 정서를 조절하는 것 같은 긍정적 반응 양식이며, 부적응적 반응은 문제 회피, 음주, 약물남용, 폭력적 행동 같은 것이다. 부적응적 반응 양식의 결과는 그 사람의 심신 건강을 위협하거나 문제상황을 악화시키는 데에서 끝나지 않고, 사회적인 문제로까지 확대될 수 있다. 이에 비해 문제를 해결하려는 적응적 행동 반응을 '대처(coping)'라 한다. 따라서 스트레스 자체가 나쁜 것이 아니라 스트레스에 대한 대응 반응 양식이 문제가 된다고 볼 수 있다.

〈표 3-4〉 스트레스에 대한 대응 반응의 유형

부적응적 반응	투쟁-도피 행동	직접 싸우거나 도망쳐서 스트레스 상황을 벗어나려는 것 현대사회에서는 거의 도움이 되지 않음
	목표도착 행동	스트레스에 직접 대면하지는 못해도 무언가 반응할 필요를 느껴서 하게 되는 행동(예 물건의 파괴, 제삼자에게 하는 화풀이)
	대체행동	스트레스로 인한 긴장을 완화하기 위해 무의식중에 하게 되는 반복적 행동(예 손톱 물어뜯기, 머리 긁기, 다리 떨기 같은 반복적 행동)
	현실도피 행동	포기에 해당하는 반응. 실제로 스트레스 자극을 피하여 멀어지는 것이 아니라, 고통스러운 현실로부터 정신적으로 도피하려는 행동(예 각종 의존이나 중독 현상)
적응적 반응	대처행동	문제중심 대처 : 문제를 직접적으로 해결하여 상황을 개선하려는 노력 정서중심 대처 : 스트레스로 야기된 부정적 정서를 완화하려는 노력

출처 : 신경희(2016). 통합스트레스의학, p. 141.

3. 스트레스 관리와 대처방법

어쨌든 스트레스는 삶의 일부분이고, 또한 일정량의 스트레스는 우리를 활기 있고, 기민하고, 동기부여가 되도록 만들기 때문에 스트레스를 완전히 제거할 수는 없다. 따라서 스트레스 관리는 삶에서 스트레스를 제거하려는 노력보다는 스트레스를 어떻게 대처하고 관리할 것인가에 관심을 가진다. 스트레스 관리(management)는 우리가 경험하는 스트레스에 더욱 효과적으로 대응할 수 있도록 설계된 일련의 기법들이다(Jeffrey S. Nevid & Spencer A. Rathus, 2013).

적정수준의 스트레스는 삶의 변화를 추진하는 동기가 된다. 때문에 스트레스 관리는 스트레스가 고통의 원천이 되는 것을 예방하는 것이다. 스트레스로 인한 고통과 질병으로부터 회복하는 과정에서 때로는 증상 완화를 위해 의학적 개입이 요구되기도 하지만, 진정한 회복은 치료자가 '고치는 치료(治療)의 과정'이 아니라, 환자 스스로가 능동적으로 변화되어 '낫게 되는' 치유(治癒)의 과정으로 완성된다. 따라서 스트레스는 치료되기보다는 치유되어야 하는 것이며, 나아가 모든 치유는 교육과 학습이라는 경험들을 필요로 하게 된다(신경희, 2016).

1) 스트레스 대처의 개념

대처라는 용어는 1960년대부터 심리학 연구에서 사용되기 시작하였는데, 1970년대에 들어서면서 스트레스 연구에서 중요한 주제로 부각되었다(Brannon & Feist, 2008).

대처는 인간의 적응에서 핵심적인 개념이며, 스트레스에 대한 대처는 항상성의 유지라고 할 수 있다. 즉, 유기체가 손상되거나 상해를 입을 경우에 이를 다시 회복하는 적응의 과정이다. 또한 스트레스에 대한 대처는 처리와 관리를 의미한다. 인간의 문제 중에는 천재지변이나 가족의 죽음처럼 완전히 해결할 수 없는 경우가 있어서 최적의 순응을 위해 문제를 재정의하거나 인내하면서 받아들여야 하는 경우가 많다.

그리고 스트레스에 대처하기 위해서는 스트레스에 대한 평가과정이 중요하다. 즉, 스트레스 상황을 먼저 평가하여 그것을 무시할 것인지 대처할 것인지를 결정하고, 주어진 상황과 자신의 능력을 비교하여 대처방안을 선정하는 평가과정이 필요하다.

대처자원은 개인적 자원, 가족자원, 사회적 자원 등으로 구분할 수 있는데, 특히 가족자원인 가족응집력은 가족원 상호 간의 정서적 유대감으로서 가족의 위기극복뿐 아니라 스트레스 감소와 예방에 도움이 된다. 스트레스 상황에서의 가족응집력은 가족원들의 정신건강에 긍정적인 영향을 미친다(전석균, 2015).

2) 스트레스의 대처방법

스트레스를 발생시키는 상황은 매우 다양하며, 그 상황에 대한 대처방법도 다양하다. 학자에 따라 대처방법을 과거지향적 대처, 정서지향적 대처, 회피지향적 대처 등 세 가지로 나누기도 하고, 접근과 회피 두 가지로 나누기도 한다.

라자루스는 문제중심 대처와 정서중심 대처로 분류하였다(Lazarus, 1966). 두 가지 대처방법 중 스트레스 상황에 대한 평가 결과에 따라 적절한 방법을 선택하면 된다.

(1) 문제중심 대처

문제중심 대처는 스스로 문제상황을 변화시킬 가능성이 있다고 평가했을 때 주로 사용하게 되는 대처방법으로서, 스트레스를 유발하는 문제를 해결하기 위한 행동적인 노력을 말한다.

이를 위한 방법으로 스트레스원과 상황에 대한 정보를 추구하는 것, 상황에 직면하는 것, 상황에 대한 책임을 지각하고 문제해결 행동을 실행하는 것 등이 여기에 포함된다. 구체적인 예를 들면, 상대방에게 자신의 생각과 감정을 표현하는 것, 상황으로부터 떨어져 벗어나는 것, 체계적인 문제해결 전략을 계획하여 실행하는 것 등이다.

(2) 정서중심 대처

정서중심 대처는 자신이 상황을 변화시킬 수 있는 가능성이 적다고 평가될 때 사용하게 되는 대처다. 이것은 문제 자체가 아니라 문제상황에서 발생하는 부정적인 정서상태를 완화하려는 노력으로서, 자신의 생각이나 감정을 바꾸려는 인지적 대처방법을 말한다.

구체적인 방법으로는 소망적 사고(발생한 스트레스에 대하여 행동이나 생각을 바꾸려고 하는 것), 사회적 지지 추구하기(다른 사람의 동정과 이해, 지지를 얻으려고 노력하는 것), 문제상황과 정서적 거리 두기(스트레스를 유발하는 곤란한 상황을 잊어버리려고 노력하는 것), 긴장해소(스트레스로 인해 발생하는 불안, 갈등, 긴장을 없애기 위하여 운동, 요가, 명상, 이완훈련, 웃음, 오락 등에 몰두하는 것) 등이 있다. 부정, 합리화, 억압, 승화 같은 무의식적 방어기제들도 넓은 의미에서 여기에 포함된다.

이상의 두 가지 대처 방식은 독립적으로 사용되기보다는 복합적으로 사용되며, 각각의 효과를 분리해서 평가하기 어렵다. 적응을 위해서는 다양한 대처방법이 모두 도움이 될 수 있으므로 두 가지 대처방법을 적절히 함께 사용하는 것이 바람직하다.

스트레스 대처방식의 유형으로 방어적 대처와 능동적 대처를 비교해 볼 수 있다.

방어적 대처는 대처가 아닌, 꽁무니 빼기라고 말할 수 있다. 스트레스에 대처하는 많은 방법이 방어적이다. 방어적 대처는 스트레스원의 즉각적인 충격을 감소시키기는 하지만, 그에 따른 대가도 있다. 대가는 사회적으로 부적절한 행동(알코올중독, 공격성, 퇴행적인 행동), 회피행동, 또는 자기기만(합리화, 부정 등) 등이 있다. 방어적 대처는 자원을 모을 수 있는 시간을 벌 수는 있지만, 스트레스의 원인을 다루거나 스트레스에 대한 반응의 효과성을 향상시키지는 못한다. 결국에는 스트레스에 대한 더 좋은 대처를 찾을 기회를 사용하지 않는다면 방어적 수단은 해로울 것이다.

반면 능동적 대처는 직접적으로 스트레스를 다루는 것이다. 스트레스를 관리하기 위한 직접적 혹은 능동적 대처는 스트레스원을 제거하거나 해로움을 완화하기 위해 반응 패턴을 변화시키기 위하여 사회적으로 용인되는 방법으로 환경을 바꾸는 것을 목표로 한다. 능동적 대처를 통해 기꺼이 스트레스원 그 자체에 직면한다. 때때로 스트레스원이 제거되거나 수정되지 않더라도 능동적 대처는 최선을 다해 스트레스원을 다루는 능력을 합리적으로 평가하고, 그 충격을 완화하는 효과적인 방법을 계획한다.

〈능동적 대처 전략〉

- 관리 가능한 수준으로 스트레스를 유지하라.
- 스트레스에 대한 신체 반응을 더 잘 인식하라.
- 예상되는 것을 알라.
- 누군가에게 손을 뻗어 관계를 유지하라.
- 운동을 통해서 해답을 찾아라.
- 스트레스 사고를 스트레스를 부수는 사고로 변경하라.
- 당신의 감정을 표현하라.
- 유머를 시도해 보라 : 좋은 약이다.
- 당신이 즐길 수 있는 무언가를 매일 하라.
- "나는 할 수 없어"를 "나는 할 수 있어"로 변경하라.

어떠한 대처방법을 사용하든 간에 스트레스를 관리하는 효과적인 방법을 몇 가지 제시해 보면 다음과 같다.

첫째, 스트레스를 관리하기로 결정한다

우리가 진정으로 자신을 개선하려면 변화하기를 바라는 것에서 변화하기로 결정하는 것으로 태도를 바꾸어야 한다. 상황이나 일이 달라지기를 바라기는 쉽다. 또한 우리가 스트레스를 잘 다룰 수 있다고 공상하기는 쉽다. 그러나 소망과 공상만으로는 부족하다. 우리는 의식적으로 그리고 사려 깊게 자신의 스트레스를 관리하기로 결정하여야만 한다. 생활상의 스트레스를 다루어 가려면 지금 당장 필요한 시간과 노력을 들이기로 결정해야 한다.

둘째, 연습을 한다

스트레스 관리방법을 배운다는 것과 이를 적용한다는 것은 다른 문제다. 연습을 통하여 생각만 하는 것에서 구체적인 활동을 하는 것으로 바꿀 수 있고, 나중에 스트레스 상황을 만났을 때 그것을 적용할 수 있게 된다.

셋째, 활동 계획을 세운다

스트레스 관리방법을 배운 다음의 핵심적 단계는 실생활에서 그것을 활용하는 것이다. 일상생활에서 각 방법들을 어떻게 활용할 수 있을지 주의 깊게 생각해 보고 필요한 경우에 활용할 수 있도록 자기 것으로 만드는 것이 중요하다.

넷째, 각 상황에서 어떤 방법이 유용할지 판단한다

스트레스를 관리하는 방법을 배우고 활용할 준비가 되었다 하더라도 스트레스를 다루는 모든 방법이 모든 사람과 상황에 적용되는 것은 아니므로 어떤 방법을 언제 사용할지를 선택하는 것은 스스로 판단해야만 한다(김정희, 2010).

스트레스는 회피할 수 없는 인생의 한 부분이다. 그것은 자연스럽고, 불가피하며, 우리 모두가 예상하고 있는 것이다. 우리가 인생에서 현실을 수용하는 태도를 가지게 되면 스트레스를 감소시킬 수 있다. 이는 삶을 있는 그대로 받아들이고 그것이 달라질 것을 요구하지 않으면서 거기에 반응하는 것이다. 스트레스 상황을 성장을 위한 기회로 이용하자. 어떤 스트레스 상황이든 정해서 그 안에 어떤 성장의 기회가 있는지를 알아보도록 하자. 그리고는 그 기회를 기꺼이 받아들여라. 이것은 스트레스 상황을 좋아하라는 의미가 아니다. 그보다는 나쁜 상황을 택해서 좋은 목적에 이용하라는 것이다.

〈표 3-5〉 스트레스 척도

다음의 검사는 스트레스를 얼마나 받고 있는지를 측정하는 것이다. 아래의 지시대로 한 후 끝부분에 있는 해석을 읽으면 된다. 최근 2개월 동안 아래 항목에 대해 어느 정도 느끼고 있었는지 해당되는 번호에 ○표를 한다.

마음에 나타나는 스트레스		항상 느꼈다	자주 느꼈다	가끔 느꼈다	전혀 없었다
1	매우 긴장하거나 불안한 상태가 되었다.	3	2	1	0
2	기분이 매우 동요되었다.	3	2	1	0
3	사소한 일에 매우 신경질적이 되었다.	3	2	1	0
4	소모감, 무기력감을 느꼈다.	3	2	1	0
5	침착하지 못하다.	3	2	1	0
6	아침까지 피로가 남고, 일에 기력이 솟지 않았다.	3	2	1	0
7	화가 나서 자신의 감정을 억제할 수 없었다.	3	2	1	0
8	생각지도 못한 일 때문에 곤욕을 치렀다.	3	2	1	0
9	심각한 고민이 머리에서 떠나지 않았다.	3	2	1	0
10	모든 일이 생각대로 되지 않아 욕구불만에 빠졌다.	3	2	1	0
11	모든 일에 집중할 수가 없었다.	3	2	1	0
12	남 앞에 얼굴을 내미는 것이 두려웠다.	3	2	1	0
13	남의 시선을 똑바로 볼 수 없다.	3	2	1	0
14	똑같은 실수를 반복했다.	3	2	1	0
15	가족이나 친한 사람과 함께 있는 시간도 편안하지 않았다.	3	2	1	0

	신체에 나타나는 스트레스	항상 느꼈다	자주 느꼈다	가끔 느꼈다	전혀 없었다
1	불면	3	2	1	0
2	심장이 두근거림	3	2	1	0
3	얼굴이나 신체 일부의 경련	3	2	1	0
4	현기증	3	2	1	0
5	땀이 많이 남	3	2	1	0
6	감각이 예민(몸이 근질거리거나 따끔따끔한 통증)	3	2	1	0
7	요통	3	2	1	0
8	눈의 피로	3	2	1	0
9	목이나 어깨 결림	3	2	1	0
10	두통	3	2	1	0
11	감염증(감기, 후두염 등)	3	2	1	0
12	변비	3	2	1	0
13	발열	3	2	1	0
14	소화불량	3	2	1	0
15	설사	3	2	1	0

합계점수	
0~5점	평균치 이하로 특별히 문제가 없음
6~12점	평균 수준으로 대개 직장을 가진 성인 남녀의 평균 수준
13~19점	주의 수준으로 평균보다 조금 높으므로 약간의 주의가 필요
20점 이상	경고 수준으로 위험수위, 상당한 주의 또는 의사와의 상의가 필요

출처 : 이태연・최명구(2006), pp. 176-178.

제2부

생애주기와 정신건강

4장 영 · 유아기 발달과 정신건강

【학습 목표】
◇ 영 · 유아기의 발달과 그 특성에 대해 이해한다.
◇ 영 · 유아기의 발달과제와 정신건강에 대해 살펴본다.
◇ 영 · 유아기에 발생할 수 있는 정신건강의 문제를 알아본다.

영 · 유아기의 성장발달은 인간의 전 생애를 통하여 영향을 미치게 되며, 정서적 · 심리적 구조가 생성되는 시기이므로 각 발달단계에 맞는 정서적 · 행동적 양상을 보이는 정신건강상의 성장발달이 무엇보다도 중요하다. 이 시기에는 인격을 형성하고 향후 대인관계 경험의 원형이 자리 잡게 된다는 점에서 중요한 시기라고 할 수 있다.

1. 영 · 유아기 발달의 이해

영유아기는 출생 이후부터 만 2세까지를 말하며, 유아기는 만 3세부터 6세까지를 말한다. 갓 태어난 신생아는 태어나서 수 주간 외부로부터의 자극과 변화 그리고 자신에게 필요한 영양의 공급과 위험으로부터의 보호 등에 스스로 대처하지 못하므로 양육자(대상, object), 즉 어머니에게 의존하게 된다. 영아의 행동은 주로 생물학적 욕구나 내적인 생리적 변화에 따라 이루어지며, 이때 영아는 자신과 타인, 자기 내부와 외부의 구별이 분명하지 않은 미분화된 상태라고 할 수 있다.

그러나 자신에게 일어나는 배고픔 같은 생물학적 욕구가 어머니로부터 반복해서 충족되고 또 외부로부터의 여러 가지 자극 때문에 서서히 자기와 남을 구별할 줄 알게 되어 자아의식이 싹트기 시작한다. 그리하여 점차 자기를 보살피는 어떤 존재가 있다는 것을 인지하게 된다. 어머니의 보살핌이 계속될수록 자기를 보살피는 어머니나 사람들을 보고 소리를 낸다거나 웃음을 짓는 긍정적인 반응을 보이게 되는데, 이것이 2~3개월 된 영아가 타인에게 보내는 최초의 사회성 반응이라고 할 수 있다. 이런 사회성을 띤 반응은 누구에게든 동일한 반응을 보이는 경향이 있지만, 5~6개월부터는 자기를 보살피는 특정한 한두 사람에게만 선택적 반응을 보이기 시작한다. 즉, 어머니나 자기를 돌봐주는 사람의 얼굴을 알아보게 되는 것이다. 6~7개월이 되면 분명히 어머니에게 긍정적인 반응을 보이고 어머니에게 매달리며, 어머니와 다른 사람을 구별할 줄 알아서 모르는 사람을 무서워하게 되는데 이를 낯가림(외인불안)이라고 한다. 낯가림은 6~8개월경에 나타나기 시작해서 첫돌 전후에 최고조에 달했다가 서서히 감소한다. 영아는 어머니로부터 떨어지기 싫어하고 떨어지면 울고 소리를 내며 어머니가 자신으로부터 떠나지 못하게 하는 행동을 보이는데 이를 분리불안(separation anxiety)이라고 한다. 7~8개월이 되어 영아가 길 수 있게 되면 어머니 옆으로 다가가고, 어머니 곁에 머물러 있고, 어머니와의 거리를 좁히고 가능한 한 오랫동안 어머니와 같이 있으려 한다. 이러한 행동은 어머니(양육자)와 아이 간에 강한 애착(attachment)이 생겼음을 의미한다.

생후 1년 동안 인간으로서 심리적 탄생과 발달적 변화는 대단한 의미가 있다. 첫 발달단계인 영아기의 중요한 발달과업은 애착형성이며, 애착이란 특정한 사람과의 애정에 찬 관계 수립을 의미하며, 영아의 생존에 절대적인 기초가 되고, 모든 대인관계와 사회성의 기초가 된다. 애착은 신체적 발달이나 심리적·성격 발달 모두에 영향을 미친다.

어머니와의 애착은 대인관계의 시작이다. 애착이 이루어진 영아는 어머니를 안전기지로 삼고 이를 거점으로 하여 세상을 탐색하며, 곤란을 겪을 때나 당황할 때 돌아와 위로를 구하고 칭찬받고 용기를 북돋워 주기를 바란다. 애착(attachment)은 어떤 사람과 가까이 있고 싶어 하고 접촉하고 싶어 하는 정서적 유대관계를 말하며, 애착행동(attachment behavior)은 애착을 이룬 사람과 가까워지고 접촉할 수 있게 만들어 주는 여러 가지 행동을 통틀어서 이르는 말이다. 애착행동을 통해서 유아는 어른을 자기 주위에 머무르게 하고 그 결과 필요한 보살핌과 애정을 받게 된다. 애착은 유아가 어머니에게 의존해야만 생존할 수 있고 어머니가 젖을 주고 자기를 보살피기 때문에 생기는 이차적 현상이기보다는 생존을 위하여 유전적으로 계획된 하나의 본능적 행동양상이다(Bowlby, 1969)

에인스워스(Ainsworth, 1973)와 에인스워스 등(Ainsworth et al., 1978)은 낯선 상황 실험을 통해 유아의 애착행동을 세 가지로 분류했다가 나중에 한 가지를 추가하여 네 가지 형태로 분류했다. 낯선 곳에서 부모로부터 잠시 동안 격리되고 다시 부모와 재결합할 때 보이는 행동을 가지고 판단하였는데, 영아 애착유형은 〈표 4-1〉과 같이 설명될 수 있다.

〈표 4-1〉 에인스워스(Ainsworth)의 애착유형

애착유형

낯선 상황에서 영아의 탐색 활동, 낯선 사람과 낯선 상황에 대한 반응, 양육자와 분리되었을 때나 다시 만났을 때의 영아의 행동의 특성에 따라 양육자에 대한 영아의 애착을 에인스워스(1983)는 다음 네 가지 유형으로 구분하였다.

① **안정애착(Secure Attachment)**

- 영아의 특성
  - 어머니가 있을 때는 주변을 적극적으로 탐색하고 방 안에 놓인 장난감을 가지고 놀며, 낯선 사람을 두려워하지 않는다.
  - 어머니를 환경 탐색을 위한 안전기반으로 이용한다.
  - 어머니와 분리될 때는 떨어지지 않으려고 하며 매우 고통스러워한다.
  - 어머니와 재결합하면 다정하게 반기면서 안기고 무릎에 올라가는 등 긍정적인 상호작용을 하고 그 후 다시 장난감을 가지고 논다.
  - 낯선 사람에게도 비교적 사교적이다.

• 양육자의 특성

– 영아의 신호에 민감하며 반응적이다. 영아와의 신체 접촉을 즐기며 많은 자극을 제공하고 정서표현을 자주 한다.

– 영아가 주변을 탐색하도록 격려한다.

안정애착은 연구대상의 65% 정도이며(Main & Solomon, 1986), 주위를 탐색하기 위해 어머니로부터 쉽게 떨어지고, 어머니와 분리되었을 때, 능동적으로 위안을 찾고 다시 탐색과정으로 나아가며, 어머니가 돌아오면 반갑게 맞이하며 쉽게 편안해지는 것이 특징이다.

② **회피애착**(Avoidant Attachment)

• 영아의 특성

– 낯선 상황에서 어머니와 함께 있을 때도 탐색활동을 잘 하지 않는다.

– 어머니와 상호작용이 적으며 어머니의 존재 여부에 무관심하다.

– 어머니와 분리될 때 불안해하지 않으며, 재결합할 때는 어머니와의 접촉을 시도하지 않고 외면하면서 등을 돌리기도 한다.

– 어머니가 안으려고 하면 몸을 뒤로 젖히거나 다른 곳을 쳐다본다.

– 낯선 사람에 대해서는 엄마에게 하듯이 무시한다.

• 양육자의 특성

– 영아에게 거부적이고 신체 접촉을 거의 하지 않으며 영아와 상호작용할 때 화가 나거나 성가신 듯이 부정적인 감정을 표현하며 자기중심적인 편이다.

– 영아가 원하지 않을 때도 끊임없이 자극을 주고 이야기하는 등 지나치게 열성적인 편이다.

회피애착은 연구대상의 20% 정도이며, 어머니와의 관계에서 친밀감을 추구하지 않으며, 낯선 사람과 어머니에게 비슷한 반응을 보이는 것이 특징이다.

③ **저항애착**(Resistant Attachment)

• 영아의 특성

– 어머니가 있을 때도 불안해하여 어머니에게 매달려 있거나 가까이 있으려 하고 탐색활동을 거의 하지 않는다.

– 어머니와 분리되면 매우 불안해하고 큰 소리로 울지만 어머니와 재결합할 때는 양가감정을 보인다.

– 어머니가 안아주려 하면 밀어내면서도 어머니 곁에 남아 있는다.

– 어머니가 있을 때도 낯선 사람을 매우 경계한다.

• 양육자의 특성

– 영아의 요구에 둔감하여 신호를 알아차리지 못하거나 양육방식이 비일관적이다.

– 어머니 자신의 기분에 따라 애정 어린 반응을 보였다가도 관심을 나타내지 않는 등 예측 불가능하게 행동한다.

저항애착은 연구대상의 10~15% 정도이며, 심한 분리불안을 보인다. 어머니가 돌아오면 접촉하려고 시도는 하지만, 안아주어도 안정감을 얻지 못하고 내려달라고 소리를 지르거나 어머니를 밀어내는 양면성을 보이는 것이 특징이다.

④ **혼란애착(Disorganized Attachment)**

- 영아의 특성
  - 가장 불안정한 유형으로서, 낯선 상황에 대해 큰 스트레스를 받아 혼란스러워하고 불안해서 어쩔 줄 몰라 한다.
  - 회피애착과 저항애착의 특성을 공유한다.
  - 어머니에게 접근해야 할지 피해야 할지 몰라 갈등하는데 어머니가 있을 때도 극심한 두려움을 보인다.
  - 어머니와 재결합할 때도 멍한 상태로 얼어붙은 듯이 행동하거나 어머니 가까이로 다가가도 어머니가 다가오면 갑자기 피한다.
  - 무시되거나 신체적으로 학대받았던 과거의 경험 때문에 어머니에게 이끌리면서도 공포를 느끼기도 한다.
- 양육자의 특성
  - 어머니가 일상생활에서 겪는 스트레스가 많아 자녀를 돌보는 일을 소홀히 하거나 영아를 신체적으로 학대하거나 어머니 자신이 우울증과 같은 정서적 문제를 가지는 경향이 있다.

혼란애착은 연구대상의 5~10% 정도이며, 불안정애착의 가장 심한 형태로 회피애착과 저항애착이 결합된 형태로 볼 수 있고, 어머니가 돌아왔을 때, 얼어붙은 표정으로 어머니에게 접근하거나 어머니가 안아줘도 먼 곳을 쳐다보는 특징을 보인다.

결국 애착은 양육자가 다정하고 민감하게 영아의 신호에 반응적일 때 보다 더 잘 형성되며, 두 사람이 함께 보낸 시간의 양보다는 양육의 질이 애착의 강도를 결정한다.

출처 : 이영호(2016). 정신건강론, pp. 40-42.

애착관계는 상당히 서서히 이루어지는데, 생후 수개월이 걸리며 6~7개월이 되면 비교적 분명한 애착을 알 수가 있다. 아이가 기어 다니기 시작하며 낯선 세상을 탐험하러 돌아다니기 시작하면서부터 아이는 양육자의 도움을 받지 않고 스스로 무엇인가를 해보고 세상의 여러 가지 일들에 대해 익숙해지려 한다. 이때 아주 위험하거나 불가능한 일이 아니면 허용해 주고, 잘한다고 칭찬해 주고, 아이가 위험에 처했거나 지쳤을 때 아이를 편안히 쉬게 해주고 보호해 준다면 아이는 양육자를 정말 좋은 사람이라고 생각하게 될 것이며, 아이와 양육자가 싸울 일은 별로 없을 것이다. 또한 그렇게 좋은 양육자에게서 사랑을 받는 자신도 좋은 사람일 것이라고 생각하게 된다. 이러한 경우 아이는 마음이 든든하고 편안해질 것이고 자신감은 저절로 생기게 된다. 아이와 양육자와의 관계는 나중에 아이가 크면서 만나게 되는 다른 사람들과의 관계의 기본 틀이 된다. 따라서 이러한 아이는 다른 사람들도 양육자처럼 기본적으로 좋은 사람이고 자신을 좋아해 주고 칭찬해 주리라는 기대를 가지게 될 것이라는 것이다. 그리고 자신도 타인들에게 도움이 되고 타인을 인정해 주고 격려해 줄 수 있는 사람으로 성장할 것이다(이영호, 2016).

애착형성은 어머니가 어떤 행동을 보여주느냐와 밀접한 관계가 있다. 안정애착을 형성한 영아의 어머니는 사랑과 애정으로 영아를 대하고 영아의 요구에 민감하게 반응한다. 어머니와 자주, 장시간 동안, 재미있게 상호 교환을 나눈 유아가 기계적이고 필요한 접촉만을 받는 유아보다 훨씬 안전하게 애착을 이룬다. 불안정애착을 이룬 유아의 어머니는 유아를 안아주지만 단시간 동안 안아주며 기저귀를 간다든가 우유를 주는 것 등 꼭 필요한 접촉만을 하는 경우가 많다는 것이다. 결과적으로 안정애착을 이루느냐 불안정애착을 이루느냐의 중요한 결정인자는 어머니와 유아 간의 상호 교환의 질이라고 할 수 있다. 안정애착을 이룬 유아의 어머니는 불안정애착을 이룬 유아의 어머니에 비해 좀 더 긍정적이며, 조화롭고, 민감하게 아이에게 반응을 보인다(Isabella, 1993). 까다롭고 화를 잘 내는 영아가 덜 융통적인 성격을 가진 어머니에게 양육을 받았을 때는 불안정애착을 형성하지만, 더욱 융통적인 성격을 가진 어머니가 양육했을 때는 안정된 애착을 형성하는 경향이 있다. 그러므로 부모가 영아의 행동 경향을 인지하여 그에 민감하게 대처하는 것이 영아와의 안정애착 형성에 도움이 된다. 애착은 부모와 영아의 상호관계이므로 영아의 특성도 애착형성에 영향을 미친다. 출생할 때 많은 위험을 안고 조숙아, 미숙아로 태어난 영아는 부모와 불안정애착을 형성할 가능성이 높다(Mangelsdorf et al., 1996).

불안정애착을 이루는 중요한 원인 중의 하나는 양육자, 즉 어머니 자신의 문제라고 볼 수 있다. 어머니 자신이 자식을 기르는 데 있어서 자신이 없거나 자신의 정신적 문제 때문에 불안한 경우인데, 유아를 돌보고 양육하는 데 있어서 일관성이 없거나 긴장과 불안이 개입되어 불안한 애착을 이루게 된다고 볼 수 있다. 정신건강과 관련하여 이러한 애착에 관한 구분은 중요한 의미를 가질 수 있는데, 불안정애착을 이룬 유아가 안정애착을 이룬 유아보다 훨씬 정서·행동 문제를 가질 확률이 높다는 것이고, 또 정신적으로 불안증이나 우울, 자폐성향, 공포증 등의 신경증이나 발달장애, 기타 대인관계에서의 장애가 많다는 것이다(Bowlby, 1969).

메인 등(Main et al., 1985)은 성인애착면담을 개발하고, 이 방법에 따라 어른을 네 가지 유형(① 안전/ 자율형, ② 무관심형, ③ 집착형, ④ 미해소/ 조직화형)으로 아동애착 유형과의 관계를 연구했는데, 성인의 경우 아동기의 애착 경험에 의하여 성인의 애착유형이 달라진다고 한다. 즉, 아동기에 안정애착을 경험하였다면 안정/ 자율형이 될 가능성이 높고, 아동기에 회피적 애착을 가졌다면 무관심형, 저항적 애착을 가졌다면 집착형, 그리고 혼란형 애착을 가졌다면 미해소/ 비조직화형이 될 수 있다는 것이다(Main, 1996; Main & Goldwyn, 1984). 또한 부모의 과거 애착에 대한 마음의 상태에 따라서 그들이 기르는 유아의 애착형태가 결정되는 것으로 조사되었다(Fongay et al., 1991; Steele et al., 1996). 따라서 어머니의 양육태도를 점검할 때 어머니나 아버지가 과거 자신들의 부모와 어떠한 애착경험과 기억을 가졌고 그에 대한 인식이 어떤가를 점검함으로써 자녀에게 미칠 영향을 판단할 수 있을 것이다. 애착유형은 성인기 동안 결정적인 대인관계 경험(배우자, 정신과 치료, 충격적 사건 등)을 했을 때 수정될 수도 있다(Bowlby, 1980)

2. 영·유아기 발달과제와 정신건강

인간이 태어나서 영·유아기 아동기, 청소년기까지의 발달은 단계적으로 이루어지며 각 발달단계는 빼놓을 수 없으며 한 방향으로 진행된다(Crain, 1980). 각 단계마다 인간이 이루어야 할 발달과제가 있고 이 발달과제를 달성하기 위해서 그 단계에 적절한 부모와 환경의 자극과 경험이 필요하다. 이를 이해하는 것은 어떤 개인이 어느 발달단계에 도달하였고 다음의 단계로 발전하기 위해서 어떠한 요소들이 필요한가를 이해하는 데 도움이 된다.

한 개인의 정신건강적 차원에서 볼 때 한 단계의 발달과제가 성공적으로 이루어져야 다음 단계로의 발달로 발전할 수 있다. 즉, 한 단계의 발달과업이 이루어지지 않으면 다음 단계로의 원활한 이전이 어려워질 뿐 아니라 다음 단계 발달과업의 성취에 지장을 초래한다.

따라서 발달심리학적인 입장으로 영 · 유아기의 정신건강적 문제를 살펴보면 다음 세단계로 나누어 볼 수 있다.

1) 영 · 유아기(0~1.5세) : 애착과 기본 신뢰감 형성 시기, 구강기

(1) 발달과제

이 시기 동안의 중요한 발달과제는 어머니와의 사회적 유대, 즉 애착을 이루는 것이다. 애착을 통하여 영아는 충분한 영양공급과 충분한 자극을 받으며, 어머니로부터 애정에 찬 보살핌을 통하여 자기가 태어난 세상이 근본적으로 좋고 세상이 자기를 환영한다는 것을 느낌으로써 자기 자신과 모성에 대한 기본적인 신뢰감과 안정감을 형성하여야 한다.

기본적 신뢰감은 성격의 가장 중요한 기초를 이루고 모든 사회성 발달의 첫걸음이 된다. 기본적인 신뢰와 기본적인 안정감, 사회적 유대를 경험하지 못한다면 다른 사람과 인간관계를 맺으려 하지도 않을 것이고 불신으로 가득 찬 아이는 다른 사람들의 친절과 연민에 기댈 수 없고 따라서 대인관계에서 여러 가지 문제를 가질 가능성이 있다.

(2) 필요한 환경요인

이 시기 동안에 필요한 환경요인은 양육자와 충분한 자극과 애정에 찬 상호관계를 가져야 하며 양육자는 영·유아의 신체적 욕구를 충족시키고 풍부한 사랑과 정을 전달하여야 한다. 양보다는 질적인 양육이 중요하며 기계적 보살핌보다는 상호교환의 감성적 사랑이 중요하다. 어머니의 민감하고 애정에 찬 반응과 재미있는 자극이 필요하고, 이것이 영아의 신체-인지-사회성 발달에 절대적으로 필요하다.

2) 걸음마기(1.5~3세) : 자율성과 독립심, 개별화의 시기, 항문기

(1) 발달과제

이 시기의 영·유아는 걸음마를 시작하고 대소변을 가리며 언어를 배우기 시작한다. 중요한 발달과업은 자율성과 독립성, 공격적인 충동을 억제하거나 조절할 수 있는 자아통제능력의 획득이다. 이러한 과제는 부모의 선택적 반응과 적절한 통제, 감독, 지도를 내재화함으로써 이루어진다. 유아는 어떤 행동은 부모가 용납하고 어떤 행동은 용납하지 않는다는 경험을 통하여 어떤 행동은 할 수 있고 어떤 행동은 할 수 없으며, 어떤 것은 참고 기다려야 한다는 것을 배움으로써 일생 내내 중요한 자기통제능력을 획득한다. 이 시기에 옳고 그름, 청결과 불결, 사랑과 미움, 협조와 고집, 자기주장과 자기억제, 법과 질서의 조화적 균형을 배워야 한다. 형제와 경쟁도 시작되며 부모와 형제들과 어떻게 감성적으로 관계를 갖는가를 배우기 시작한다. 유아는 나와 어머니는 다른 개체임을 점차 깨닫게 된다. 즉, 자기와 구별이 안 되던 어머니로부터 분리-개별화가 일어난다. 분리-개별화를 통하여 유아는 이제까지의 어머니와의 미분화-의존적 관계에서 벗어나 어머니가 실제로 자기 옆에 없어도 어딘가에 있고 자신의 마음상태와 관계없이 필요한 때는 돌아와서 돌보아 줄 것이라는 확신과 믿음, 즉 대상항상성을 갖게 된다. 부모로부터의 분리-개별화는 3세 후반에 완성된다고 하는데, 진정한 의미의 심리적 자아의 탄생은 이때라고 한다(Mahler, 1983). 이런 개별화 과정을 통해 유아는 자율성을 가진 심리적 개체로서 성장하게 된다(홍강의, 2016).

(2) 필요한 환경요인

이 시기의 부모는 유아와의 밀착된 애착을 유지하면서 동시에 독립성과 자율성을 철저히 존중하여야 한다. 일관성 있고 적절한 행동의 통제와 감독을 통해 유아의 자기충동, 특히 공격적 충동을 억제할 수 있는 능력을 길러주고 자기주장과 고집을 적당히 들어주거나 통제함으로써 유아가 행동의 한계를 배우도록 도와준다. 충동, 특히 공격성의 지연, 억제, 포기를 가르치고 자기 자신의 행동을 어떻게 조절할 것인지 자아통제능력을 습득하도록 도와주는 것이 중요하다. 부모의 무조건 허용이나 과잉통제는 둘 다 해가 되므로 칭찬과 애정의 표시를 통한 행동 장려, 자신 있는 명령과 제재를 통한 적절한 훈육태도가 필요하다. 대소변 훈련을 통해 그리고 공격적 충동의 조절을 통해 유아는 옳고 그름, 더러운 것과 깨끗한 것, 할 일과 하지 않아야 할 일, 독립과 의존 등의 구별과 균형을 배우게 된다.

3) 학령전기(4~6세) : 주도성 시기, 남근기

(1) 발달과제

학령전기의 중요한 발달과업은 사회라는 개념(가족, 놀이방, 학원, 유치원 등)이 생기고 사회적 관습과 법칙, 전통, 가치관을 부모를 통해 흡수하며 동시에 양심, 죄의식 등에 대한 개념도 갖기 시작한다. 같은 성의 부모와 자기를 동일시함으로써 남아는 남자다움을, 여아는 여자다움을 배우게 된다. 또한 자기가 원하는 바를 스스로 추구하기 시작한다.

(2) 필요한 환경요인

이 시기 동안에 필요한 환경요인은 부모의 원만한 부부관계가 가장 중요하다. 남녀 관계에 대한 관심이나 부모와의 삼각관계 심리를 잘 이해하고 도와줌으로써 건강하고 긍정적인 성역할을 배우게 해야 한다. 다양하고 풍부한 일상생활과 문화 활동 경험을 통하여 지적인 호기심과 상상력을 높여주고 생에 대한 목적의식과 주도권 및 생에 대한 계획이 수립되도록 도와주어야 한다. 그러기 위해서는 놀이를 장려하고 어떻게 하는가를 가르치며 자기의 생각과 감정을 언어로 표현할 수 있는 능력을 길러주는 것이 중요하다. 다양한 활동과 배움에 있어서 스스로 탐험하고 실험하여 깨닫도록 허용하고, 능력보다 조금 앞서는 과제를 제시하여 자신의 노력으로 성취하도록 하여 학습과 배움에 대한 긍정적인 동기를 길러준다(홍강의, 2016).

3. 영 · 유아기 정신건강의 문제

아동의 행동 및 정신발달을 이해하기 위해서는 정상적인 성격 형성, 생각, 감정 및 행동의 발달을 우선 이해해야 한다. 정상적인 발달이 이루어지지 않을 때 생각, 감정, 행동에서 문제가 나타나기 때문이다. 따라서 정신적으로 건강하지 않은 아동이란 그 나이와 성, 발달단계에 맞지 않는 생각, 행동, 감정을 보이고, 그 단계에 적합한 발달과업을 이루지 못하고, 발달이 정지 또는 지연되거나 왜곡되는 경우라고 할 수 있다. 그러므로 유아나 아동의 정신건강은 나이와 성, 그가 처한 발달단계에 따라서 달리 이해하여야 한다.

영 · 유아기에 가장 많이 제기되는 정신건강 문제로는 자폐스펙트럼장애, 반응성 애착장애, 분리불안장애, 소아 학대 등이 있다. 이 절에서는 반응성 애착장애를 설명하고자 한다.

1) 반응성 애착장애(Reactive Attachment Disorder)

반응성 애착장애는 양육자와의 애착 외상으로 인하여 부적절한 위축된 대인관계 패턴을 나타내는 경우를 말한다. 핵심은 아동과 양육자 사이에 애착이 없거나 거의 발달하지 않는 것이다.

애착장애에는 크게 억제형과 탈억제형 두 가지의 유형이 있다. 억제형은 다른 사람과의 관계를 두려워하거나 회피하는 유형으로 반응성 애착장애이고, 탈억제형은 누구에게나 부적절하게 친밀함을 나타내는 유형으로 이를 탈억제 사회관여장애(disinhibited social engagement disorder)라 한다. 반응성 애착장애와 탈억제성 사회관여장애는 사회적 방임(아동기에 적절한 양육의 결핍)이 원인으로 진단을 위한 공통된 필수요건이며, 차이점은 반응성 애착장애는 우울증 증상과 위축된 행동을 가진 내재화 장애이며 탈억제성 사회관계장애는 탈억제성 행동을 가진 외재화 장애이다.

(1) 개념과 증상

반응성 애착장애는 외상 및 스트레스 관련 장애에 해당하는 장애이다. 즉, 외상성 또는 스트레스성 사건에 대한 노출이 명백하게 기재되어 있는 장애 중 하나인 것이다. 9개월 이상부터 5세 이전의 아동에게 주로 나타난다. 양육자에게 선택적으로 위안을 구하는 낯가림과 분리불안은 선택적 애착이 형성되었음을 의미하며 전형적으로 7~9개월 사이에 나타난다. 그래서 선택적 애착을 형성하기 이전의 유아에게는 반응성 애착장애 진단을 해서는 안 되기 때문에 적어도 연령이 9개월은 넘어야 진단이 가능하다. 또 반응성 애착장애가 5세 이후에 존재하는지는 알려져 있지 않고, 만약 있다 하더라도 어린 아동의 양상과 어떻게 다른지 알지 못한다. 그래서 5세 이상 아동에게 이 진단을 내릴 때는 매우 신중해야 한다.

반응성 애착장애는 아동이 특정 애착대상에게 위안, 지지, 보호, 애정을 바라는 행동을 거의 표현하지 않거나 최소한으로 표현하며, 두드러지게 혼란스럽고, 연령과 맞지 않는 부적절한 애착행동 패턴을 보이는 것이 특징적이다.

반응성 애착장애 아동은 선택적 애착을 형성할 수 있는 능력은 있으나 초기 발달 동안 애착을 형성할 기회가 차단되었기 때문에 선택적 애착이 형성된 아동에서 보이는 행동양상이 나타나지 않는다. 즉, 이런 아동은 고통스러울 때 양육자가 달래주려고 해도 최소한으로 반응한다. 그래서 반응성 애착장애는 예상 가능한 위안해 주려는 행동과 달래주려는 시도에 대해 반응이 없다. 반응성 애착장애 아동은 양육자와의 일상적인 상호작용 동안 긍정적인 감정표현이 매우 적거나 없다. 그 외에도 정서조절능력이 손상되어, 이들은 설명할 수 없는 공포, 슬픔, 흥분 등과 같은 부정적인 감정 삽화가 나타나기도 한다.

사회적 방임과 밀접하게 관련되어 있기 때문에, 반응성 애착장애는 흔히 발달지연, 특히 인지와 언어지연이 동반된다. 몸이나 손을 흔드는 상동증적 행동과 심한 방임(예 영양실조, 불량한 양육과 관련된 증상)에 대한 기타 징후가 나타나기도 한다.

심각한 사회적 방임이 반응성 애착장애를 진단하는 필수적인 조건일 뿐만 아니라 이 장애의 유일하게 알려진 위험요인이다. 그러나 심각한 방임을 경험한 아동의 대다수에서는 이 장애가 발생하지 않는다. 예후는 심각한 방임 이후에 양육환경의 질에 달려 있다.

반응성 애착장애의 유병률은 잘 알려져 있지 않지만 심각한 방임상태에서 양육될 경우 10% 이하의 아동에게서 이 장애가 나타난다. 이 장애는 사회적 관계 형성에 어려움을 나타낸다는 점에서 자폐스펙트럼장애와 유사하지만 차이가 있다. 자폐스펙트럼장애는 정상적인 양육을 받았음에도 불구하고 기이한 언어를 사용하거나 특정한 영역에 고착된 관심을 보이고 의례화된 반복적인 행동을 나타내지만, 반응성 애착장애는 양육결핍이라는 후천적 요인에서 비롯된 장애로서 특성이나 발병 연령, 원인 등에서 차이가 있다.

(2) 진단

DSM-5[1] 반응성 애착장애의 진단기준은 〈표 4-2〉와 같다.

〈표 4-2〉 반응성 애착장애의 진단기준

A. 성인 양육자에게 억제되고 정서적으로 철수된 행동을 지속적으로 보이며, 다음 두 가지 방식으로 나타난다.
  (1) 아동이 고통스러울 때 위안을 구하는 행동이 거의 없거나 최소로 드러낸다.
  (2) 아동이 고통스러울 때 위안을 구하는 반응이 거의 없거나 최소로 드러낸다.

B. 사회적 그리고 정서적 장해가 다음 중 두 가지 이상에서 지속적으로 나타난다.
  (1) 다른 사람에게 최소한의 사회적·정서적 반응
  (2) 제한된 긍정적 정동
  (3) 이유 없는 흥분, 슬픔, 공포 삽화, 성인 양육자와 위협적이지 않은 상호작용을 할 때에도 분명하게 나타난다.

C. 아동은 다음과 같은 극단적인 형태의 불량한 양육을 적어도 하나 이상에서 분명히 경험해야 한다.
  (1) 성인 양육자가 아동의 기본적인 정서적 요구인 위안, 자극, 애정을 지속적으로 무시하는 사회적 방임 또는 결핍
  (2) 안정된 애착을 형성하기 어려울 정도로 일차 양육자의 잦은 교체(예 위탁가정의 잦은 변경)
  (3) 선택적 애착을 형성하기 어려울 정도로 특이한 환경에서 양육(예 아동에 비해 양육자의 수가 극히 부족한 시설)

D. A 기준의 문제행동은 C 기준의 양육이 그 원인일 것으로 추정된다(예 C 기준에 있는 부적절한 양육 이후에 A 기준의 문제행동이 나타났다).

E. 자폐스펙트럼장애의 진단기준을 충족해서는 안 된다.

F. 장해는 5세 이전에 분명해야 한다.

G. 아동은 최소한 9개월 연령은 되어야 한다.

출처 : American Psychiatric Association(2013). DSM-5, pp. 283-284.

1) 미국정신의학회(APA : American Psychiatric Association)의 정신장애 진단 및 통계 편람 제5판(DSM-5 : Diagnostic and Statistical Manual of Mental Disorders Fifth Edition)은 정신질환의 신뢰할 만한 진단이 가능하도록 고안된 관련 기준들을 통칭하는 정신질환 분류법이다.

(3) 치료적 개입

이 장애는 대개 5세 이전에 시작되며 아동과 양육자의 개인적 요소, 심리사회적 박탈의 정도와 시간, 개입의 특성에 따라 경과가 다양하다. 얼마나 심각한 정도로, 어느 정도의 기간 동안 건강하지 않은 양육환경에 노출되었는가에 따라 그 결과가 달라진다. 그러므로 아동과 양육자의 애착관계를 개선하는 데에 초점을 두어 지지적인 적절한 환경과 치료적 개입이 이루어지면 상당한 호전이 있지만 정서적인 후유증은 상당 기간 지속될 수 있다.

전체적인 성장 지연, 잦은 신체질환, 감염 등이 동반되는 경우에 심하면 사망에 이를 수도 있기 때문에 상태가 심각하거나 시기가 늦었다고 생각되면 입원치료를 한다. 대부분의 경우 영양상태가 좋아지면 바로 상태가 호전된다. 일단 아동이 안정되면 양육자가 아이의 건강과 안정에 더 주의를 기울일 수 있는 기술을 익히도록 한다. 적절한 영양공급, 신체적 후유증에 대한 치료, 적절한 자극과 상호작용을 제공하는 것과 환경개선이 치료의 주된 목적이다. 그러므로 가능한 한 치료과정에 양육자가 개입할 수 있도록 하는 것이 좋다. 때로는 놀이치료를 통하여 양육자가 아동과 놀이를 하면서 상호 간에 긍정적인 교류가 일어나도록 하는 방법을 활용한다. 대개 개입시기가 적절하고 효과적인 치료를 통해, 아이가 정상적인 발달과정을 밟게 되고, 나중에 청소년이나 성인이 된 후에 만족스러운 사회적 관계를 맺을 수 있게 된다.

5장 아동기 발달과 정신건강

【학습 목표】
◇ 아동기의 발달적 특성에 대해 살펴보고 이를 이해한다.
◇ 아동기 발달과제와 정신건강에 대해 살펴보고 이를 이해한다.
◇ 아동기에 나타나는 대표적 정신건강의 문제를 살펴보고 이를 이해한다.

아동기(학령기)는 유아기와 청소년기의 중간에 해당되는 만 6세부터 11세 정도의 시기이다. 이 시기 관심은 가정으로부터 친구에게로 옮겨가고, 공식적인 학교교육을 통하여 가족 이외의 외부로부터의 평가, 성공과 실패의 기회, 또래집단과의 경험 등 사회적 의무나 구속 없이 자유로운 상태에서 사회가 요구하는 기본적 기술을 습득하게 된다. 또한 신체적·인지적·사회적·정서적으로 상당한 발달을 경험하게 된다. 즉, 신체와 신경계의 급속한 성장과 더불어 유아기의 자기중심성이 사라지면서 논리적이고 보존개념을 획득하는 등 인지·정서적으로 현저한 발달이 이루어진다. 스스로 감정을 통제하며, 정서표현이 사회화되는 시기로 놀이에서 일(work)로 분화가 시작된다.

이 시기에 대해 프로이트는 잠복기(잠재기, latency stage)로서 성격 형성에 영향을 미치는 특별한 발달적 사건은 발생하지 않고, 구체적이고 사회적으로 용납할 수 있는 일에 에너지를 전환시키고 적응력을 향상시키는 시기라 하였고, 이에 반해 에릭슨과 피아제는 자율성과 유능성이라는 성격적 특질의 발달과 이전과는 다른 새로운 형태의 사고발달이 이루어지는 중요한 시기, 비교·분류 개념이 형성되는 구체적 조작기로 보았다(김영호 외, 2007). 즉, 자아성장에서 가장 결정적인 시기로 가족 내에서 이루어졌던 과거의 희망과 바람을 망각하고 보다 넓은 사회로 나가 사회가 요구하는 기초적인 인지적 기술과 사회적 기술을 배우고 근면성을 유지하는 능력을 배우는 데 전념하는 시기라고 하였다.

아동기 정신건강에는 가정은 물론 학교생활 및 교우관계가 매우 중요하다. 학교에서의 성공이나 실패경험, 교사와 친구, 부모에 의한 평가는 자기개념 형성에 중요한 영향을 미친다. 부모나 교사의 기대를 충족시키지 못할 때 뒤따르는 질책, 처벌, 성적하락이나 미숙한 운동능력으로 인해 열등감과 불안감이 많고, 또래집단으로부터의 소외, 거부, 고립 등 바람직하지 못한 결과를 낳으며, 심한 경우 가정과 학교생활의 부조화로 등교거부나 학교공포증 등의 양상을 보이기도 한다. 따라서 학교생활에 원만히 적응하고 원활한 교우관계를 유지하기 위해서는 지나친 통제나 규제를 지양하고, 아동의 개성을 존중하여 자의식을 가지고 행동할 수 있는 자율성을 부여할 필요가 있다(허정철 외, 2017).

1. 아동기 발달의 이해

1) 발달적 특성

(1) 신체발달

아동기에는 영유아기에 비해 신체발달은 비교적 완만하지만 점진적이고 지속적으로 이루어지는데 아동기 말이 되면 제2차 성장급등기라 할 수 있는 사춘기로 인해 신장이 급격히 증가하게 된다. 아동기 말쯤 되면 여자 아이의 신장과 체중이 남자 아이보다 다소 앞서기도 한다. 이 시기에는 새로운 운동기능의 발달은 없지만 이미 획득한 운동기술이나 근육의 협응이나 정교화가 이루어진다. 아동 성숙을 잘 보여주는 지표로 신장에 비해 머리둘레, 허리둘레가 작아지고 다리길이가 길어지며 날씬해진다. 일반적인 외적 성장 외에 신체기관들의 골격구조와 신체 각 부위의 성장은 적절한 비율로 성장하여 전형적인 아동의 모습을 보인다.

아동기의 신체 및 운동 발달은 자아개념의 한 부분인 신체상(body image)을 갖게 된다. 이 시기의 아동은 자기 자신의 신체적 특징을 또래와 비교하여 신체상을 가지게 된다. 즉, 스스로 다른 아동의 운동기술과 비교하여 평가하므로 운동발달이 자아개념과 또래와의 관계에 중요한 영향을 미친다. 남자 아이는 운동기능의 발달에 필요한 신체활동을 더 많이 하여 성장기 동안 계속해서 운동기능이 발달하는 반면, 여자 아이는 만 12세경에 최고조에 이르고 이후에는 조금씩 쇠퇴하거나 기존 능력을 유지하는 것으로 그치게 된다. 남자 아이는 여자 아이에 비해 힘과 공 등을 조작하는 전체운동기능이 더 발달하고, 여자 아이는 남자 아이보다 유연성과 미세운동기능이 발달하게 된다.

(2) 인지발달

피아제는 아동기의 인지적인 특성을 구체적 조작기로 설명하고 있는데, 이는 아동의 사고가 구체적이고 자신이 직접 경험하는 것에 제한되기 때문이다. 아동은 전조작기를 벗어나면서 조작적 사고가 가능해지고 보존개념이 발달하게 된다. 이는 동질성, 가역성, 보상성의 개념이 발달하기 때문이다.

아동기에는 지적 기능이 분화됨에 따라 객관적인 지각이 가능해지며, 유아기에 발달한 운동지각은 아동기에는 점차 공간지각으로 전환되어 간다. 또한 시간지각에 있어서 8세경이 되면 과거・현재・미래를 정확히 구분하고 한 시간, 하루, 한 달 그리고 일 년 등의 시간에 대해서도 정확히 이해할 수 있게 된다. 그리고 아동기는 자기중심적 사고에서 벗어나 가역적 사고가 가능해지고 조합기술을 획득하며, 대화를 통해서 정보를 교환하고 다른 사람의 입장에서 말하는 것을 배우게 된다.

연령이 증가하면서 기억의 발달 또한 점차 증가하면서 주의집중능력이 향상된다. 이는 기억용량과 기억폭이 증가하면서 기억 방략(方略)이 발달하기 때문이며, 주의집중력은 중추신경계의 성숙으로 인해 증가하게 된다. 따라서 시연, 조직화, 정교화,

인출전략 등 다양하고 효율적인 기억전략을 사용하게 되는데 이러한 발달은 아동의 학습에 중요한 요인이 되며, 확장된 지식기반을 통해 기억을 더 잘 할 수 있도록 한다. 또한 인지양식(cognitive style)이 나타나기 시작하여 어떤 아동은 주어진 문제에 곧바로 답을 하는가 하면, 또 다른 아동은 한참 생각한 후에 답을 하기도 한다. 이러한 인지양식은 아동의 성격을 반영할 뿐만 아니라 아동의 인지적 수행에 영향을 미친다(허정철 외, 2017).

(3) 사회 · 정서 발달

아동기에는 자기인식을 토대로 자신에 대한 개념을 형성하고, 이러한 자신의 속성에 대해 긍정적이거나 부정적인 가치를 부여하게 된다. 그리고 이를 바탕으로 다른 사람의 느낌에 반응할 줄 알고 비판에 민감한 특성을 가진다. 관계적 측면에서는 또래 및 성인들과 친해지고 싶어 하며, 소속감의 중요성도 알게 된다. 또한 아동기는 정서적 안정기로 정서적 통제와 분화된 정서표현이 가능해진다. 이 시기의 대표적인 정서는 공포감과 분노이며 공포감은 상상적, 가상적인 것, 비현실적이고 초자연적인 것에 대한 공포가 많아진다. 분노는 아동기에 접어들어 사회적 관계범위가 넓어지면서 빈번하게 발생하게 되나 분노의 감정을 통제하거나 간접적인 방법으로 표현할 수 있는 정서적 통제가 가능하다.

아동기의 사회적 관계는 학교, 또래관계로 점점 확대되기 시작하며, 아동은 부모에게 감정적으로 덜 의존하게 된다. 학교에서 환경과 문화에 대한 지식을 배우며, 여러 가지 경험을 통해서 자신의 능력에 대한 자아개념을 획득하게 되고, 자신에 대한 평가내용에 따라서 긍정적 혹은 부정적인 성격을 형성하게 된다. 학교는 아동의 사회성 발달에 지대한 영향을 미치게 되는데 교사를 통해 사회적 역할을 습득하고 수업과 지도, 상과 벌에 의한 사회적 강화 등 주로 아동의 능력과 성취에 입각한 사회적 비교 등이다. 또한 학교는 또래들과 접촉하고 관계를 유지할 수 있는 기회를 제공한다. 또래집단은 부모나 교사보다 더 강력한 사회화 대리인의 역할을 하고 학교생활의 적응과 발달뿐 아니라 대인관계 발달에 중요한 영향을 미친다. 그리고 우정의 개념이 발달하는데, 우정은 서로에 대해 친근감, 애정, 충성심을 갖는 또래 간의 지속적인 상호작용 관계를 뜻한다. 우정에 대해 여자 아이는 정서적 친밀감과 신뢰감이 중요한 역할을 한다고 여기고 강렬한 감정과 친밀감이 강조되기 때문에 관계에서 친구로부터의 거부와 배신에 대한 두려움으로 긴장, 질투, 갈등을 경험하며, 남자 아이의 경우 운동을 함께 하거나 운동경기를 관람하는 등과 같은 활동을 함으로써 친밀감을 형성한다(허정철 외, 2017).

이러한 아동기 발달의 특성을 요약해 보면 다음과 같다(최성윤, 1993; 김재은, 1996, 최덕경 외, 2014 재인용).

첫째, 학교라는 조직에 적응해야 하는 새로운 과제를 시작한다.

둘째, 지식과 기술을 연마하는 과정에서 스스로의 일을 성공적으로 해냈다는 자신감, 효능감과 만족감을 얻는 것이 중요하다.

셋째, 친구와의 사귐을 통해 사회성을 높일 뿐만 아니라 단체의식을 기르고 규율과 법을 준수함으로써 장차 사회생활을 해나가는 중요한 기초를 닦는다.

넷째, 직접 관찰할 수 있는 사물의 속성, 인과관계 등 구체적 현상에 관심을 가짐으로써 인지발달을 이룬다.

2. 아동기 발달과제와 정신건강

1) 발달과제

아동기는 생존에 필요한 기능을 습득하고 환경에 맞춰나가는 적응과정이다. 발달은 단계적으로 일어나고 각 단계에는 이루어야 할 발달과제가 주어진다. 아동기 발달의 주요 특징으로는 첫째, 학교라는 조직에 적응하는 새로운 과제를 갖는다. 둘째, 지식과 기술을 연마하는 과정에서 스스로 일을 성공적으로 해냈다는 자신감과 만족감을 갖는다. 셋째, 친구와의 사귐을 통하여 사회성 고양, 단체의식, 규율과 법을 준수한다. 넷째, 직접적으로 관찰할 수 있는 사물의 속성, 인과관계 등 구체적 현상에 관심을 갖는다(최성윤, 1993; 김재은, 1996).

이러한 아동기의 발달과제는 성공적으로 수행하느냐 그렇지 않느냐에 따라 그 결과가 달라질 수 있다. 아동기 발달과제를 신체적, 심리·정서적, 사회적으로 살펴보면 다음과 같다.

(1) 신체적 발달과제

아동기에는 영유아기에 비해 속도는 느리지만 꾸준한 신체적 성장을 보인다. 발달양상은 성차, 개인차에 따라 차이가 있기 때문에 지나치게 성장속도가 빠르거나 느린 경우 심리적·사회적으로 부적응을 경험하기도 한다. 이 시기 아동은 또래들과 자신의 모습을 비교해 가면서 자신을 평가하게 되는데, 이는 개인적인 만족 및 사회적응의 중요한 영향을 미친다. 신체가 튼튼하고 운동을 잘하는 아동은 쾌활하고 창조적이며, 적극적인 자기표현을 할 수 있는 반면, 신체가 허약하고 운동을 잘 하지 못하는 아동은 소심하고 겁이 많으며, 소극적이게 된다(이근홍, 2006). 따라서 운동발달을 포함한 신체적 발달이 이 시기 아동의 성격발달과 자아개념 형성에 중요한 영향을 미치므로 적절한 발달을 위한 지원이 중요하다고 할 수 있다.

(2) 심리·정서적 발달과제

유아기의 정서상태가 일시적이고 돌발적이었다면 아동기에는 지속적이고 정적으로 변하게 된다. 또한 얼굴 표정이 모두 그 사람을 나타내는 것이 아님을 알게 된다. 즉, 아동들은 얼굴표정이 항상 자신의 진짜 감정을 드러내는 것이 아니라는 사실을 이해하기 시작한다. 그리고 한 번에 한 가지 이상의 정서를 동시에 경험할 수 있다는 사실을 이해하게 되면서 동시에 일어난 경험으로 긍정적 혹은 부정적인 감정을 느낄 수 있음을 이해하게 된다(임혁 외, 2015).

아동기에는 불쾌감정을 스스로 억제하고 분화된 간접표현을 통해 내면화된 정서를 발달시켜 나간다. 즉, 자신에 대한 정서적 통제, 사회적 역할 인식, 또래와의 관계 향상 등을 학습함으로써 자아성장과 자아존중감 형성에 영향을 주게 된다. 아동의 자아존중감 형성에 영향을 미치는 요인으로는 부모의 양육태도와 출생순위, 그리고 부모의 사회경제적 지위와 아동이 지각한 사회적 지지의 수준, 학업성취 등이 있다. 자아존중감이 높은 아동은 자신을 유능하고 중요하며, 가치 있다고 여긴다. 이러한 아동은 전 생애에 걸쳐 자신에 대해 유능성과 자신감을 지속적으로 가지게 된다. 또한 적절하고 효과적인 방법으로 당면한 문제를 해결하고자 하며, 쉽게 좌절하지 않고 대인관계에서도 원만하고 적극적이다(장미경 외, 2010). 따라서 이 시기에는 아동 개인의 개성, 자질 등을 발견하면서 건강한 자아성장을 위하여 심리적 불안감이나 두려움을 해소할 수 있도록 원조하는 것이 필요하다.

(3) 사회적 발달과제

아동은 초등학교에 입학하면서 이전에 비해 가정 밖에서 보내는 시간이 많아지고 점차 또래 집단의 비중이 커진다. 이 시기에 아동은 부모뿐만 아니라 교사와 또래와의 중요한 사회적 관계를 맺게 되는데, 특히 교사와 또래와의 관계형성은 학교생활의 적응과 발달에도 중요한 영향을 미치게 된다.

학교라는 물리적 환경과 다양한 활동으로 짜여진 새로운 시·공간적 구조가 아동들로 하여금 또 하나의 적응과 도약을 요구한다. 교사는 지식은 물론 아동의 역할모델(role model)로서 동일시 대상이 되는데, 아동은 지적 호기심을 충족시키고 근면성을 습득해야 하며, 친구관계를 통하여 사회화가 이루어져야 한다. 또한 독립적으로 시간을 보낼 수 있는 자아의 능력이 개발되어야 하고, 스스로 문제를 해결할 수 있는 자신감도 가져야 한다(홍강의, 2006). 그리고 아동은 또래집단과 상호작용하면서 강화와 모방을 통해서 자기 자신에 대한 지각과 집단에 대한 소속감을 발달시켜야 하며, 기본적인 사회적 기술을 습득하여야 한다. 이는 이 시기의 또래와의 관계가 학교생활의 적응과 발달은 물론 대인관계에 있어서도 중요한 영향을 미칠 수 있기 때문이다.

또래관계는 아동이 놀이를 하고 친밀감을 형성할 수 있는 기회를 제공할 뿐만 아니라 언어, 인지, 도덕성을 발달시키게 한다. 또래와는 동등한 위치에 있기 때문에 성인과의 관계에서 시도할 수 없었던 여러 가지 다양한 역할을 시도해 보게 된다. 따라서 부모와 교사는 아동의 교우관계를 파악하고 적절히 지도함으로써 아동이 그들에게 인정받고 잘 적응하여 사회성 발달을 촉진할 수 있도록 해야 한다(이근홍, 2006; 장미경 외, 2010).

2) 아동기의 정신건강

아동의 정신건강 요인은 복합적이다. 즉, 유전, 뇌손상, 질병이나 아동의 기질과 같은 요인뿐만 아니라 불안정한 가족구조, 가정폭력, 만성적인 가정불화, 아동학대 및 잘못된 양육은 아동의 정신건강에 심각한 영향을 미친다. 또한 부모의 정신건강은 아동의 정신건강과 높은 관련성이 있으며, 빈곤이나 부적절한 주거환경, 영양결핍, 만성적인 스트레스 상황은 아동에게 더 많은 정서적 문제를 유발하는 요인이 된다(한국정신보건사회복지사협회 편, 2012).

아동기는 초등학교에 입학하여 새로운 사회집단에 속하게 되고 수많은 학습과 성취가 필요한 과업들을 경험하게 된다. 이 시기는 공식적인 학습이 시작되고 사회적 행동이 현저하게 증가하며, 또래와 적극적으로 어울리는 등 사회적 관계가 확대된다. 정신적으로 건강한 아동은 학습과 학교생활 등을 자신의 능력 안에서 해낼 수 있고, 적절하게 즐기며, 가족과 친구와의 관계를 원만하게 맺을 수 있다. 반면 정신적으로 건강하지 않은 아동은 이 시기 아동의 성과 나이에 맞지 않는 생각과 행동, 감정을 보이고 정신적 발달이 정지, 지연, 퇴행 왜곡되는 현상이 일어난다(최덕경 외, 2014).

아동기에 나타나는 다양한 문제들은 대부분 원인을 분석하면 쉽게 해결될 수 있는 문제들이 많다. 특히 부모 또는 양육자와의 문제에서 기인된 경우에는 그에 따른 적절한 개입을 통해 건강하게 성장하도록 도울 수 있다. 즉, 아동기에 정신건강의 위험요인을 적절하게 파악하여 시기에 맞는 개입이 이루어져야 청소년기, 성인기로 성장하면서 발생하는 다양한 문제들을 예방 및 감소시킬 수 있기 때문에 아동기에 대한 정신건강 문제의 이해는 매우 중요하다고 할 수 있다(유수현 외, 2017).

아동기에 나타나는 정신건강 문제들을 예방하고 이를 극복하기 위해서는 첫째, 신체건강은 정신건강과 상당한 관계가 있기 때문에 신체건강을 증진시킬 수 있는 충분한 영양, 수면, 청결, 위생적인 환경, 규칙적인 생활습관 등이 필요하다. 둘째, 자기자신을 유능하고 중요하며, 가치 있다고 생각하는 긍정적 자아개념을 형성할 수 있도록 도와주는 것이 필요하다. 셋째, 아동기에는 내면적 정서가 확대되기 때문에 자신의 정서를 통제함으로써 정신건강에 좋은 영향을 미칠 수 있다. 넷째, 아동기에는 신체적·인지적·행동적·정서적 능력이 영유아기에 비해 월등히 발달하기 때문에 현재의 발달단계에 따른 합리적 행동을 할 수 있도록 부모의 격려와 적절한 훈육이 매우 중요하다(임정원, 2016).

아동기에 주로 발생하는 정신건강 문제로는 학교공포증, 학습장애 및 적응장애, 그리고 이러한 장애로 인한 정신·생리적 장애, 불안장애, 우울증, 행동장애, 주의력결핍장애 등이 대표적이다.

3. 아동기 정신건강의 문제

1) 학교공포증

이 시기의 아동에게 학교는 가장 중요한 환경 중의 하나다. 학교는 아동이 건강하게 성장하는 데 있어서 중요한 역할을 하며, 모든 환경들 또한 서로 연결되어 한 가지 영역에서 문제가 발생하게 되면 다른 환경 속에서도 연쇄적인 문제에 봉착하게 된다(유수현 외, 2017). 때로는 교사에 대한 불만, 학업에 대한 염증, 다른 학생에 대한 불만을 나타내는데 이러한 증세는 학교에 가야 할 때 나타나고 학교에 가지 않아도 된다고 결정하는 순간 사라진다. 학교공포증으로 인하여 학교에 장기간 결석하게 되면 아동에게는 다양한 문제가 나타날 수 있기에 가능한 한 빨리 개입이 이루어져야 한다. 아동을 무조건 받아주거나 책망하지 말고 원인을 파악하고 분석하여 이에 대한 공포와 같은 부정적 정서를 처리하고 즐겁게 학교생활을 할 수 있도록 도모하여야 한다(임 혁 외, 2015).

학교공포증(school phobia)은 학교거부증, 등교거부증, 학교기피증이라는 다양한 용어로 사용되고 있다. 학교공포증은 격리불안의 한 유형으로 가정이나 애착을 가진 사람으로부터 분리되어 적어도 4주 동안 학교에 가는 것에 대해 과도한 불안을 가진 상태를 말한다. 즉, 집을 떠나 학교로 간다는 사실이 아동에게 하나의 공포와 같은 두려움으로 발전된 상태로 이의 범위는 아이가 학교를 빠진다는 것을 공통점으로 하여, 학교거부증, 학교회피증, 장기결석, 학교중퇴, 그리고 분리불안장애까지 포함하는 포괄적 개념이다. 분리불안의 경우 애착대상으로부터 격리되는 두려움으로 아동기 초기에 주로 나타나는데 전반적인 가정 분위기가 지나치게 밀착되어 있고, 아동에게 과보호 경향을 보일 경우에 주로 발생한다.

학교공포증은 크게 불안과 연관된 학교거부와 이차적 이득과 연관된 학교거부가 있다. 이 둘의 가능성 중 어떤 것에서 기인된 것인지를 평가한 후에야 전문적인 치료적 중재방향이 결정되므로 반드시 전문가의 평가가 필요하다. 학교공포증은 학습부진이나 학습실패, 또래와의 관계 실패 등의 문제 위험을 가지고 있으므로 가능한 한 빨리 학교로 돌아가게 해야 한다는 것이 일반적인 견해이다.

2) 아동 우울장애

우울장애(depressive disorder)를 가진 아동은 자주 슬퍼하고 울거나 어떤 일이나 미래에 대한 희망이 없다고 자주 말하고 놀이 및 활동에 대한 흥미가 감소하는 증상을 보인다(김기태 외, 2009). 하지만 우울증은 일반적인 우울한 느낌이나 불행한 감정을 느낀 것만으로 진단될 수 없으며, 경험한 스트레스에 비해 우울한 감정이 지나칠 정도로 심하게 나타나거나 우울장애를 일으키는 불분명한 진단이 될 수 있다(이근홍, 2006).

우울장애의 원인으로는 생화학적·유전적·환경적 원인 등이 있으며, DSM-5의 진단기준에 보면, 거의 매일 지속되는 우울한 기분, 모든 활동에서 흥미와 기쁨이 상실되었거나 현저하게 감소, 체중상실(또는 체중증가) 및 식욕감퇴(또는 식욕증진), 불면증(또는 과수면), 정신운동성 초조(또는 지연), 피로(또는 에너지 상실), 무가치감 또는 지나친 죄책감, 사고 또는 집중능력 감퇴(또는 결정의 어려움) 등의 특징적 증상이 나타난다. 하지만 조기발견과 치료가 이루어지면 중요 정신과적 발병 중에서 상당히 치료가 잘 되는 것으로 알려져 있다.

치료적 접근으로는 아동의 생물학적 기질, 유전적 취약성, 인지 및 정서 발달의 수준, 가정환경 등 다양한 요소를 포함한 다각적 접근이 필요하며, 이에는 정신치료적 접근(개인정신치료, 행동치료, 집단치료, 입원치료 등), 약물치료, 가족치료, 주변 환경 평가와 개입, 대인관계적인 기술평가와 훈련 등이 있다.

3) 주의력결핍 및 과잉행동장애

같은 또래의 아동에 비하여 매우 산만하고 부주의한 행동을 나타낼 뿐만 아니라 자신의 행동을 적절히 통제하지 못하고 과잉행동을 나타내는 경우를 주의력결핍 및 과잉행동장애(ADHD : Attention Deficit Hyperactivity Disorder)라고 한다. 아직까지 분명한 원인은 밝혀지지 않았지만 일반적으로 유전적 요인이나 미세한 뇌손상 등의 생물학적 요인과 부모의 성격이나 양육방식과 같은 심리사회적 요인이 복합적으로 작용하여 유발되는 것으로 여겨진다. 주의력결핍 및 과잉행동장애 아동은 현저하게 부산한 행동을 보이며, 안절부절못하고 충동적인 행동을 나타내기 때문에 가정이나 학교에서의 생활에 커다란 어려움을 겪게 된다. DSM-5에서의 진단기준에는 주의력

결핍 및 과잉행동의 증상들은 '발달 수준에 적합하지 않으며, 사회적, 학업적, 직업적 활동에 직접적으로 부정적인 영향을 미치는 상태'라 하였다. 또한 ADHD를 주의력 결핍형, 과잉행동-충동형, 혼합형의 세 하위유형으로 구분하고 있으며, 증상의 심각도에 따라 세 수준으로 평가하고 있다. 흔히 학습장애, 의사소통장애, 운동조정장애를 동반하는 경우가 많고 잦은 말썽과 사고로 꾸중과 처벌이 반복되다 보니 부정적 자아개념을 형성하고 정서적으로 불안정하며, 공격적이고 반항적인 행동을 나타내는 경향이 있으며, 40~50%가 아동기 후에 품행장애 진단을 받는다(나동석 외, 2015).

ADHD를 지닌 아동은 집단활동 시 규칙을 어기는 경우가 많고 쉽게 흥분, 좌절, 분노하며, 지배적인 태도와 완고함, 나태, 과도하고 빈번한 욕구충족의 주장과 불쾌감 등을 자주 나타낸다. 이러한 특징으로 또래와 교사와 자주 충돌하여 따돌림을 당하기도 쉽다. 적절한 치료를 받지 않을 경우 이러한 특성은 성인이 되어서까지 영향을 미치게 되어 급하고 공격적인 성격, 인내심 부족, 원만하지 못한 대인관계 등으로 가정과 사회생활에의 부적응을 초래하게 된다.

ADHD는 증세가 심하지 않을 경우 주위 환경의 조절, 부모의 양육방법 수정 등을 이용할 수 있지만, 전문가로부터 그 정도가 심하다고 판단이 되면 약물치료가 필요하다. 일반적으로 ADHD는 약물치료가 가장 효과적인 것으로 알려져 왔으며, 이러한 약물치료를 통해 과잉행동이 감소하고 주의집중력이 높아져 아동의 학업을 개선시킬 수 있다고 한다(김혜금 외, 2015). 그리고 약물치료로 효과가 없거나, 약물 부작용이 있거나 또는 약물을 싫어하는 아동에게는 보조치료법으로 아동의 반항과 불복종 행동을 다루는 데 초점을 둔 부모교육 및 훈련 프로그램, 집중력과 사고력 향상 및 자기통제와 조절능력 증진을 위한 인지행동치료, 기초학습 프로그램 등이 많이 사용된다. 행동치료의 경우 다른 치료법과 병행할 수 있다는 장점이 있어 최근에는 가정과 학교에서 아동을 직접 대하는 부모와 교사를 위한 훈련을 통해서 이루어지는 경우가 많다.

6장 청소년기 발달과 정신건강

【학습 목표】
◇ 청소년기의 발달적 특성과 정체감에 대해 살펴보고 이를 이해한다.
◇ 청소년기 발달과제와 정신건강에 대해 살펴보고 이를 이해한다.
◇ 청소년기에 나타나는 대표적인 정신건강 문제를 살펴보고 이를 이해한다.

청소년기(사춘기)는 아동기에서 성인기로 전환하는 과도기로 만 13세부터 만 19세 정도의 시기이다. 이 시기는 인간의 발달단계에서 가장 격정적이고 불안정한 단계로 신체적 발달과 더불어 '질풍노도'의 시기라고 할 만큼 스트레스와 정서적 변화가 많은 시기이다. 또한 심리적·사회적으로 의존에서 벗어나 독립과 책임을 수용하는 단계로 가족과의 갈등과 교우관계 등 사회적인 면에서 급격한 변화를 나타낸다. 그리고 아직은 성인의 역할과 책임에서 벗어나 있는 심리사회적 유예기간이기도 하며, 성인기의 독립적인 삶에 필요한 지식과 능력을 쌓아가는 시기이자 재생산 능력을 갖추고 사회인으로서의 기능을 갖기 위한 마지막 준비단계라 할 수 있다.

이 시기에 대해 피아제는 인지발달의 마지막 단계인 형식적 조작기로 규정하여 구체적 대상이 없이도 형식논리에 의해 사고를 전개할 수 있는 형식화와 가설검증, 추상적 사고, 연역적 추론이 가능한 시기라 하였고, 프로이트는 심리성적 발달단계 중 마지막 단계인 생식기로 구분하였는데 아동기에 잠복되어 있던 성적 에너지가 증가되어 성적 쾌락을 추구하는 원초아와 초자아의 균형을 조절하는 자아의 기능이 불가피하게 변화됨을 강조하였다. 또한 에릭슨은 청소년기를 정체성 대 정체성 혼돈의 발달단계라 하였다.

청소년기는 급격한 사회적 변화와 발달과업으로 인해 여러 가지 독특한 행동 양식이 나타나며, 긴장과 스트레스가 잇따를 수도 있고, 자아정체감과 문화에 대한 혼란 등을 경험하지만, 반면 많은 가능성을 가지고 미래를 위한 수많은 결정을 해야 하는 중요한 시기로 이에 대한 적절한 개입 또한 매우 중요하다.

1. 청소년기 발달의 이해

1) 발달적 특성

(1) 신체발달

청소년기의 신체적 발달은 신장과 체중 등 급격한 외적 성장과 더불어 운동능력이 발달하고 성호르몬의 분비가 증가하면서 생식능력이 갖추어지는 성적 발달에 주요 특징이 있다. 성장급등(grow spurt) 현상은 여자가 10~12세경에, 남자가 12~14세경에 나타나 여자가 남자보다 2년 정도 앞서서 나타난다. 이후 성장급등 현상은 2년 정도 지속이 되며, 신장이 급속히 커지고 나서 체중의 증가가 이루어진다. 청소년기의 신체적 성장은 여자가 16세경, 남자는 19세경에 정점에 이르고 남녀의 체형이 다르게 변모하고 신체적으로 성숙해진다. 이때 남자는 안드로겐이라는 남성호르몬으로 인해 어깨가 넓어지고 근육이 발달하여 남성다운 외모를 갖게 되고, 반면 여자는 에스트로겐이라는 여성호르몬으로 인해 어깨는 좁아지고 골반 부위가 넓어지며, 피하지방이 발달하여 여성다운 외모를 갖게 된다(이근홍, 2013).

청소년기 운동능력의 발달은 근육의 발달과 밀접하게 관련되어 있는데, 남자 청소년은 여자 청소년보다 근육조직이 더 많이 증가하고 근육의 힘도 강해지기 때문에 체력이 더욱 우세하다. 남자 청소년은 여자 청소년에 비해 속도, 기민성, 균형 잡기, 던지기, 뛰기 등의 전신운동기술이 더 많이 발달하지만 여자 청소년은 사춘기가 되면 아동기보다 운동력이 오히려 줄어드는 경향이 있다. 이러한 남녀 청소년의 차이는 근육, 심장, 폐 등 내부기관 발달의 차이나 여자 청소년의 월경에 수반되는 전신적 변화뿐만 아니라 사회적 관습의 제약, 신체적 미에 대한 관심의 차이, 성격적 특성 등 다양한 요인 때문이다(권중돈 외, 2008). 청소년기의 운동능력 발달은 개인적 만족은 물론 사회적응에 중요한 원동력이 되며, 집단 내에서 우위를 확보하는 데 절대적인 역할을 한다. 이로 인해 성격이 활달하고 모든 일에 자신감을 가지며, 긍정적 자아개념을 가지게 한다. 그러나 운동능력의 지연은 긴장감과 열등감, 낮은 자존감, 부정적인 자아개념을 갖게 할 수도 있다. 즉, 청소년기 운동능력의 발달은 가정생활, 학교생활 및 사회생활의 적응과도 밀접하게 관련되어 있다(이근홍, 2013).

그리고 청소년기의 가장 특징적인 발달 중의 하나는 성적 성숙이다. 이 시기에는 성적으로 충분히 성숙되기 때문에 성적 충동에서 성인과 비슷한 경향을 나타내나 성적 성숙에 비해 실제적으로 성과 관련된 정확한 지식이 부족하고 개방적인 사회 분위기에 많은 문제가 발생하기도 한다(최옥채 외, 2013). 또한 청소년기는 그 어느 발달단계보다 신체 이미지가 자아존중감에 중요한 영향을 미치는 시기이다. 특히 남자 청소년보다 여자 청소년의 경우 자신의 신체에 대해 비판적이고 불만족스러워 하는 경향이 많다(장수한 외, 2014).

(2) 인지발달

청소년기에는 급격한 신체적 변화와 성적 성숙으로 인해서 심리적으로도 격렬한 변화를 경험하고 성숙 속도에 따라서 심리적 적응상의 문제가 생기기도 한다. 사고와 판단능력의 확대로 폭넓은 지식을 빠른 시간 내에 축적할 수 있다. 피아제의 발달이론에 의하면 형식적 조작기(formal operations)로 이 시기의 사고는 경험해 본 적이 없는 사실에 대하여 가설을 세우고 체계적이고 종합적인 사고를 통해서 인과관계를 추론할 수 있는 연역적 사고를 할 수 있고 지각과 경험에 의존하기보다는 논리적이고 분석적인 사고를 통해서 어떤 문제를 객관적으로 파악하여 적절한 해결방법을 찾아낼 수 있게 된다.

청소년기에는 인지적 성숙과 자아의 발달로 자기 자신의 도덕적 개념을 스스로 형성해 나간다. 청소년들은 높은 이상을 가지고 있고 자신의 이상을 타인들로부터 인정받고 싶어 하며, 스스로 설정해 놓은 자신의 표준에 따라서 행동하려는 경향이 있다. 따라서 자신이 설정한 도덕적 표준에 도달하고자 강박적으로 행동하며, 다른 사람과 사회 또한 자신의 표준에 도달해야만 만족하게 된다. 도덕과 인지의 발달은 부모세대의 모순과 사회적 제도에 대한 의문을 증폭시키고 권위에 반항하는 청소년기의 특성을 표현한다. 이때 부모로부터 독립하고자 하는 욕구와 결합하면서 부모의 이상을 지나치게 반박하고 여러 갈등을 유발하기도 한다(장수한 외, 2014).

또한 청소년기에는 사회인지도 발달한다. 사회인지란 다른 사람이 어떤 생각을 하고 있는지, 어떤 감정을 가지고 있는지, 그 의도는 무엇인지 등과 같은 타인과의 사회적 관계를 이해하는 능력을 말한다. 청소년기에는 자신과 사회적 관계를 고려할 수 있는 능력이 발달한다. 그들은 보다 정확하게 타인의 느낌이나 사고 또는 의도를 추론하기 시작하며, 인지적 성장에 따라 자신의 생각은 물론 타인의 생각을 보다 잘 인식할 수 있게 된다(김태련 외, 1996). 사회인지는 청소년의 자아중심성에 의해 방해를 받기도 한다. 청소년은 자신의 독특한 세계와 타인의 보편적인 세계를 구분하지 못하고 자신이 특별한 존재라는 착각에 빠져 자신에 대한 강한 자의식을 보인다.

(3) 사회 · 정서 발달

청소년기의 사회 · 정서적 발달 측면에서 가장 큰 변화를 보이는 영역은 대인관계의 발달이다. 친구관계와 가족관계에 대해 구체적으로 살펴보면 다음과 같다.

① 친구관계

청소년기가 되면서 우정이 가족 간의 애정보다 더 중요하다고 여기고 부모와 성인보다는 또래들의 지지와 이해를 더 필요로 하며, 이러한 또래로부터의 지지와 이해를 통하여 사회성이 발달한다. 또래집단은 소속감, 연대감, 지지, 수용 등에 긍정적인 요인으로 작용하고 규범과 행동기준을 제공하여 이를 준수했을 때 집단으로부터 인정과 지지를 받는다. 청소년기에는 또래집단에 대한 친밀감과 동조성이 형성되는데, 이는 자아존중감 고양이나 정체성 형성에 절대적으로 필요한 요소이다. 또래집단과의 친밀한 관계를 통해 지지망을 형성하고, 자기 가치감을 증진시키며, 일상적인 스트레스에 대한 완충재를 얻는다. 또한 또래를 수용하고 함께 어울리면서 정서적 표현과 함께 중요한 사회기술을 습득한다. 반면에 이 시기에 두드러지는 집단 동조압력이나 동조현상은 긍정적인 행동뿐만 아니라 다양한 반사회적 행동에도 작용한다. 그러므로 또래의 동조압력은 거부할 수 없는 위압적인 요인이 되며, 비행친구와의 접촉 정도와 친밀도는 청소년의 비행화에 가장 큰 영향을 미치는 요인이 된다(이익섭 외, 1998).

청소년기 초기에는 아직도 동성의 관계가 중요하지만 이 시기에 이성관계가 새로운 관심의 대상이 되기 시작한다. 청소년기는 성적 발달이 급격하게 이루어지는 시기인 만큼 이성에 대한 관심이 높아 근접성이 높은 이성 또래에 대해 지대한 관심을 보인다. 우리나라 청소년의 경우 아직도 청소년기의 이성교제에 대해 부정적 시각이 남아 있고, 학업부담으로 인한 시간 부족 등으로 이성교제의 기회가 상대적으로 제한되어 있다. 그러나 최근 들어서는 청소년의 이성교제가 유연성 있게 받아들여지고 있는 실정이고, 청소년기에 이루어지는 이성교제는 인생의 동반자를 찾는 것이 아니며, 대체적으로 정신적 사랑에 머물러 있는 경우가 많다(김동배 외, 1998).

② 가족관계

청소년기에는 신체적·성적 성숙과 자아정체감을 확립하려는 시도와 함께 가족관계 속에서도 주목할 만한 변화를 가져온다. 특히 청소년의 경우 가족으로부터의 지지, 보호, 지도가 필요한 동시에 자기충족과 독립을 준비하는 단계로 불가피하게 가족과의 갈등을 불러오며, 청년기가 되면 본격적으로 부모로부터 독립하려 한다.

청소년은 부모의 보호로부터 벗어나 독립적으로 행동하기를 원하는데, 이는 자기 자신과 친구에게 의존하기 시작하면서부터 시작된다. 청소년은 독립된 인격체로서 부모에게 대우받기를 원하며, 자율성을 추구하고자 하는 욕구가 강해진다. 또한 신체적으로 성장하면서 부모의 물리적인 처벌이나 통제에 맞서기도 하며, 인지발달로 인하여 부모가 제시하는 규칙이나 가치관에 대해 의문을 제기하기도 한다.

반면 부모의 경우에는 청소년의 성장하는 모습을 보면서 자신의 역할을 다하고 있다는 기쁨과 함께 부모로서의 책무를 다하고자 청소년에게 부모의 관점에서 정한 규칙이나 가치관을 주입하고 꾸준히 통제를 가하고자 한다. 그리고 한편으로는 자녀들로부터 거절당하는 느낌을 동시에 가지게 된다.

청소년은 자율성과 부모와의 애착이나 통제 사이의 균형을 유지해야 하는 새로운 과제에 직면하게 된다. 이러한 과정에서 부모와 청소년 자녀 사이에 갈등이 존재하며, 이것은 청소년의 독립성과 자아의 확립을 위해 필요한 부분이기도 하다. 갈등은 청소년에게 도덕적 규칙, 태도, 관념, 가치관 등에 대한 의문을 제기하게 하며, 그 결과 자신과 세계에 대한 보다 나은 이해를 획득하도록 한다는 것이다(이근홍, 2013).

청소년이 자아정체감 달성과 독립성, 자율성을 성공적으로 획득하기 위해서는 부모와 가족의 태도가 중요하다. 부모는 아동기와는 달리 보호자로서의 역할을 재정립하고 안정된 가정생활을 영위하면서 자녀가 겪고 있는 생애 주기적 변화에 따른 사고체계와 정서적 특성 등을 잘 이해하고 의사소통의 기회를 확대하여 서로 간의 차이를 발견하고 슬기롭게 대처해 나가야 한다. 또한 부모는 일관성을 가지며, 민주적이고 합리적으로 자녀를 통제하여야 한다.

2) 청소년기와 정체감

자아정체감(ego identity)은 자신의 독특성에 대한 비교적 안정된 느낌을 갖는 것으로 행동이나 사고 혹은 정서의 변화에도 불구하고 변화하지 않는 부분이 무엇이며, 자신이 누구인가를 아는 것이다. 자아정체감을 지닌 사람은 개별성, 통합성, 지속성을 경험한다. 개별성은 가치나 동기, 관심을 타인과 공유하더라도 자신은 타인과 구별되는 고유한 존재라는 것을 인식하는 것을 말하며, 통합성은 자신의 욕구, 태도, 동기, 행동양식 등이 전체적으로 통합되어 있다는 느낌이며, 지속성은 과거, 현재, 미래로 시간이 경과해도 자신은 동일한 사람이라는 것을 인식하는 것이다(이종복 외, 2012).

에릭슨의 정체감에 대한 개념은 마르시아(Marcia, 1966)에 의해 발전하였는데, 청소년기의 정체감 상태는 네 가지로 분류된다(허정철 외, 2017 재인용).

① 정체감 달성(identity achievement)

자신의 이상이나 직업을 위한 강력한 노력을 기울임으로써 자신의 욕구를 해결하고 있는 상태이다. 삶의 주체성과 생활의 안정감, 개인 내적 신념체계에 대한 믿음과 일관성 등을 갖는 것을 말하며, 대표적인 특징은 성실성이다. 즉, 목적의식이 뚜렷하고, 성취 욕구가 뛰어나고, 반(反) 권위적이며 보다 현실적이고 원만한 대인관계를 유지한다.

② 정체감 유실(identity foreclosure)

가치와 직업, 개인 이념 등에 관여는 하고 있지만 위기의식은 없는 상태이다. 어떠한 어려움과 불안 없이 성인기로 들어서고 직업과 가치에 대한 결정을 스스로 하는 대신에 권위적인 부모가 이미 오래전에 결정해 놓은 상태이다. 외형상으로는 안정된 상태처럼 보이나 내적으로는 미성숙 상태에 있다고 할 수 있다.

③ 정체감 혼란(identity diffusion)

인생의 방향을 결정하는 데 심각한 어려움을 보이며, 이러한 위기를 해결하지 못한 경우이다. 미래를 위한 가치나 계획, 태도를 형성하기 위해 어떤 노력도 기울이지 않는 상태로 자기 존재와 삶에 대해 궁극적인 질문을 던지고 그 해답을 찾기 위해 방황하는 것이 대표적 특징이다.

④ 정체감 유예(identity moratorium)

일종의 정체시기이고, 지불유예 시기로서 관여는 거의 이루어지지 않지만 위기 상황을 경험하고 있는 상태이다. 자신의 가치와 이상, 신념을 탐색하기 시작하는 상태로 정체감 형성에 대한 욕구를 경험하고 있다. 그러나 아직 적극적인 노력이 부재한 상태이다. 자신이 어떠한 능력이 있고 자신에게 무엇이 적합한지 아직 결정하지 못한 상태이다. 즉, 자기 삶의 주체성과 독립성을 주장하기에는 무언가 불안하고, 또 자신감도 없는 까닭에 아동도 아니고 성인도 아닌 어중간한 청소년으로서의 특권을 계속 유지시켜 나가고자 한다.

에릭슨은 일관성 있고 동질적인 사회(가족)에서 자란 사람들은 정상적인 정체감, 즉 문화의 기대와 가치에 적합한 정체감을 형성하기 쉬우므로 안정적이고 일관성 있는 환경이야말로 정체감 형성에 있어 매우 중요한 요소라고 하였다.

2. 청소년기 발달과제와 정신건강

1) 청소년기 발달과제

청소년기는 부모와 가정으로부터의 정신적 독립과 이 시기 후에 따라오는 사회적 독립을 기대하고 자기의 정체성을 찾아야 하는 발달과제가 주어진다. 청소년들이 부모와 가정으로부터의 의존에서 벗어나기 위해서는 무엇보다 안정된 자아감(정체감)을 발달시켜야 한다. 따라서 자신과 자신을 둘러싼 환경에 대한 인식, 사회와 대인관계에서의 입장과 역할, 삶과 사회에 대한 의무 등에 대한 철학적 사고와 가치관, 그리고 개체성을 확립하여야 한다. 청소년기 발달과제를 신체적·성적, 심리·정서적, 사회적으로 살펴보면 다음과 같다.

(1) 신체적 · 성적 발달과제

청소년기에는 신체적 · 성적 성숙과 발달이 급격히 이루어지기 때문에 제2 성장급등기(성장폭발)로 불린다. 이러한 급격한 신체변화로 인하여 혼란을 경험하게 되는데 청소년들은 자신의 외모와 신체에 민감하게 반응하게 되며, 자신의 신체상(body image)이 곧 자아상으로 연결되기도 한다. 이러한 발달양상은 성차, 개인차가 있기 때문에 지나치게 성장 속도가 빠르거나 느린 경우 심리적 · 사회적으로 부적응을 경험하기도 한다(임 혁 외, 2015). 청소년기 신체는 성인의 모습으로 변화되고 남녀의 신체적 · 성적 차이가 확립된다.

청소년기에는 2차 성적 특징을 보여주어 남녀의 성적 차이를 명확하게 할 뿐 아니라 강렬한 성적 욕구를 일으킨다. 그리고 운동능력이나 작업능력의 발달에도 현저한 변화와 성차가 나타나고 여러 사실에 대한 흥미라든가 선택 등을 달리하게 하는 요인이 발달한다(김혜금 외, 2015). 이처럼 청소년기의 급격한 신체적 · 성적 발달은 심리사회적 발달에 많은 영향을 미친다. 따라서 급격한 신체변화에 따른 심리적 불안감이나 두려움을 해소할 수 있도록 도와주는 것이 필요하다.

(2) 심리 · 정서적 발달과제

청소년기를 발달이론적 측면에서 볼 때, 에릭슨은 신뢰감을 형성하는 영아기와 함께 가장 중요한 시기라고 지적하였다. 이 시기는 급격한 신체적 변화와 새로운 사회적 요구 및 압력으로 인하여 혼란을 겪게 되며, 자기존재에 대해서 새로운 의문과 탐색을 하면서 많은 고민을 하기 때문이다. 프로이트의 발달단계에서는 마지막 단계이며, 이 시기의 이성에 대한 성적 욕구는 독서, 스포츠, 취미활동 등 심리적인 활동을 통해 승화시킬 수 있다(김혜금 외, 2015).

청소년기는 심리 · 정서적으로 급격한 변화를 경험하게 된다. 때로는 혼란과 갈등을 경험하는 급격한 격동기로 청소년기를 질풍노도기(a time of storm and stress)라고 부르기도 한다. 청소년은 아동에서 성인으로 성장하는 과도기적 단계에서 아동과 성인 어느 집단에도 속해 있지 않기 때문에 역할과 지위에 대한 모호성, 독립과 의존의 양면적 욕구 등을 이유로 불안과 혼란을 경험하게 된다(임 혁 외, 2015).

청소년의 심리와 행동에 영향을 미치는 정서적 특성들은 다음과 같다(홍봉선 외, 2004; 한국청소년개발원, 2005).

첫째, 감정의 기복이 심하고 예민하다. 사소한 일에 예민하고 쉽게 우울해지며, 낙담에 빠진다. 또한 화를 잘 내기도 하고 불안정하게 보인다.

둘째, 수줍음이 많다. 지나치게 남을 의식하기 때문에 마음과 행동이 자유롭지 못하고 특히 이성 앞에서 부끄러움을 많이 느낀다. 그러나 종종 수줍음을 감추기 위해 겉으로는 과장된 행동을 보이기도 한다.

셋째, 열성적이며 호기심과 모방성이 강하다. 어떤 일에 쉽게 흥분하여 현실감을 잃고 곧장 열중해서 그 일에 빠진다. 또한 자신의 관심사를 가정에서 지역사회로 확대시키기 시작함으로써 귀가시간이 늦고 외출이 잦으며, 특히 우상을 만들어 맹목적으로 추종하는 경향이 있다.

이 시기의 가장 중요한 심리·정서적 발달과제는 자아정체감을 형성하는 것이다. 자아정체감의 형성은 아동기의 경험과 동일시에 그 뿌리를 두고 있으며, 청소년기에서부터 성인기까지 지속적으로 발달하게 된다. 청소년기에 접어들면서 지금까지 의식하지 않았던 자기 자신과 인생문제에 대해 깊은 관심을 가지고 이전과는 다른 새로운 시각으로 진지하게 생각하게 된다(임선영, 2006). 이때 자신에 대한 탐색을 하면서 나는 누구이며, 왜 존재하는지 등에 대한 문제에 직면하게 된다. 이러한 고민은 부모의 양육방식, 사회, 학교 등 주변 환경에 의해 영향을 많이 받으며, 올바른 자아정체감의 형성은 대인관계, 자아존중감, 자기수용, 자기주장, 목표지향성 등에 영향을 미치게 된다. 따라서 이 시기 자신의 개성, 자질 등을 발견하면서 건강한 자아정체감을 형성할 수 있도록 지원하여야 한다(임 혁 외, 2015).

(3) 사회적 발달과제

청소년기의 사회적 발달은 부모나 가족에게서 분리되어 친구나 자기 자신에게 의존하려는 경향이 아동기보다 심화된다. 청소년기는 정신적으로 완전히 성숙한 단계가 아니기 때문에 건강하고 안정된 가족관계를 통해 이들이 성공적으로 사회에 진출할 수 있도록 도와주어야 한다. 따라서 청소년기에는 가족들이 청소년의 심리적 이유를 지지하고 안정된 가족관계를 유지할 수 있도록 지원하는 것이 필요하다. 안정된 가족관계를 유지하기 위해서는 부모와 자녀가 서로의 의견을 경청하고 의견 차이를 토론하며, 이를 극복할 수 있는 방안을 가족 성원들 간에 서로 상의하여 결정할 수 있도록 하는 것이 중요하다.

또한 청소년기는 친구들 간의 우정이 가족 간의 애정보다 더 중요하게 된다. 따라서 이 시기에는 동년배 집단과의 건강하고 바람직한 유대관계를 형성하는 것이 중요하다. 이를 위해 필요한 사회적 기술, 인간관계 기술을 학습하는 것은 동년배 집단과의 긍정적 관계를 형성하는 데 필요하다. 더불어 이 시기에는 이성 친구에 대한 관심도 많아진다. 이성교제는 대체로 정신적 사랑에 머물고 이를 통해 상호 존중감, 자신의 행동에 대한 통제력을 키우게 되고 자신감과 안정감을 주어 발달과정에서 오는 심리적 소외감과 성적 성숙에서 오는 욕구를 해결하게 된다. 하지만 최근 청소년들의 무분별한 이성교제로 인해 성문제가 발생됨에 따라 이에 대한 우려가 높아 이와 관련된 대책이 필요한 것으로 보인다(이태연 외, 2006).

뿐만 아니라 우리 사회가 정보지식화로 전환되면서 청소년들에게 인터넷과 같은 가상공간에서의 사회적 관계가 역시 중요하게 부각되고 있고, 컴퓨터 게임 같은 것이 청소년들의 주된 여가활동으로 자리 잡아가고 있는 실정이다. 따라서 컴퓨터를 이용한 가상공간에서의 청소년들의 다양한 활동에 대한 관심을 가져야 할 필요가 있다(임 혁 외, 2015).

2) 청소년기 정신건강

청소년기는 아동기에서 성인기로 전환하는 과도기로 신체적 성장, 급격한 심리·사회적 변화와 함께 자아정체감을 형성해 가면서 복잡하고 다양한 지적·감정적 작용이 일어나는 시기로 또래 간의 의존성이 높아지고 자신 및 타인에게 보이는 신체상에 집착하게 된다. 성숙 속도가 지나치게 빠르거나 늦은 경우에는 심리적 부적응을 경험할 수 있다. 또한 청소년기는 부모와의 안정된 애착관계를 유지하며, 의사결정 능력이 부족한 분야에서는 부모로부터 계속적인 조언을 받는 것이 도움이 되는 시기이다. 하지만 다수의 청소년들은 부모에게서 독립하려는 욕구를 가지고 있으며, 부모의 입장에서는 자율성을 인정하지 않으려 하기 때문에 서로 상반된 욕구 사이에서 필연적인 갈등을 수반하기도 한다. 따라서 부모가 일관되고 명확한 행동 기준을 제시하면서 동시에 적절한 정도의 자율성을 부여하는 것은 청소년으로 하여금 적극적이고 책임감 있으며, 독립적으로 행동하도록 이끌어 주는 등 자아존중감과 학업성취에도 긍정적인 영향을 준다.

청소년기는 친구관계의 범위와 크기도 확장이 된다. 이 시기의 집단은 상호 응집성이 높은 단짝집단과 몇 개의 단짝집단이 모여 형성되는 교류집단으로 구분될 수 있다. 이 시기 친구관계가 갖는 특징은 다른 연령집단과 비교할 때 강한 소속감을 느낀다는 것이다. 따라서 이 시기에 집단 동조 압력에 의해 집단의 바람직한 가치규범에 동조하는 것은 성인기 집단에서의 사회생활을 준비하는 데 도움이 되지만 그렇지 못할 때에는 비행과 같은 문제를 일으킬 수 있다. 또한 집단에서의 역할과 지위는 자아존중감 형성에 중요한 요인이 된다. 각종 운동이나 사회적 활동에 있어 친구집단 내에서 지도자가 되는 청소년은 높은 자아존중감을 획득하지만 사회적 기술과 낮은 청소년은 낮은 자아존중감을 형성하게 된다(최덕경 외, 2014).

청소년기는 학교에서 낮은 학업성취 또는 또래관계의 위기 등 다양한 환경적 요인들에 의해 영향을 받아서 다양한 형태의 비행과 함께 일부 청소년의 경우는 또래집단으로부터 집단따돌림을 받는 경우도 발생한다. 또한 청소년기는 삶의 의미를 찾지 못하고 외롭거나 소외되고 집단에 소속되지 못해 따돌림을 받고 있다고 느끼거나 가족과 주위로부터 사랑을 받지 못한다는 생각을 하기도 한다. 그로 인해 죄책감과 무가치감, 우울감과 낮은 자존감, 학업성취에 대한 압박감과 실패로 인한 좌절, 진학실패, 부정적 신념과 현실도피의 수단으로 자살을 기도하는 등 극단적인 특성을 나타내기도 한다. 그리고 최근 들어서는 청소년들에게 인터넷과 같은 가상공간에서의 관계가 중요하게 부각되고, 컴퓨터 게임 같은 것이 청소년들의 주된 여가활동으로 자리 잡아가고 있어 청소년기 정신건강의 문제로 대두되고 있다.

3. 청소년기 정신건강의 문제

1) 불안과 우울

청소년기의 가장 흔한 정신건강의 문제는 불안과 우울로, 이는 진로선택의 갈등이나 시험불안, 폭력적 행동, 가출, 여러 가지 약물중독이라는 어려움을 일으킬 수 있다. 특히 청소년기 우울은 발달과정에서 나타날 수 있는 자존감의 상실과 관련되며, 무기력감으로 나타난다. 때때로 행동화되기도 하며, 극단적일 때 자살로도 나타난다. 이러한 청소년기의 정신건강을 위해서는 국가적 차원에서의 예방사업이 필요하며, 불안과 우울을 조성하는 환경에서 벗어나게 하고 원만한 가정의 유지와 함께 청소년에 대한 관심과 애정 어린 사회 분위기 등을 조성하는 것이 중요하다(최덕경 외, 2014).

2) 행동장애

청소년기 품행장애는 아동기보다 더 사람이나 동물에 대한 공격성이 강해지고 재산파괴, 사기 또는 도둑질과 같은 행동이 반복적이고 지속적으로 나타날 수 있다.

청소년들은 폭발적인 분노를 보이고 갈등에 대하여 인내심이 없으며, 불안정하고 거친 행동을 보인다. 일부에서는 물질남용과 같이 나타나기도 하며, 이는 청소년기 일탈행위의 주요 요인이다. 청소년기에 많이 나타나는 비행은 도덕적·사회적·법률적 측면에서 옳지 못한 행위를 광범위하게 일컫는 말로, 법령에 위배되는 행위를 하거나 보호자의 정당한 감독에 맞서거나 가출, 음주, 흡연, 폭력, 흉기소지, 원조교제, 성폭력, 청소년 유해업소 출입, 약물남용 등이 이에 해당된다. 따라서 예방적 차원에서 교육을 실시하여 문제행동과의 접촉을 사전에 차단하며, 청소년이 바람직한 자아와 가치관을 정립할 수 있도록 도와주어야 한다. 또한 긴장과 불안을 해소하고 신체·정신적으로 건강을 유지할 수 있도록 건전한 여가 및 청소년 문화와 접할 수 있는 기회를 촉진하며, 청소년 유해환경을 정비하고 비행에 노출된 청소년을 적극적으로 발견하여 지도하여야 한다(한국청소년학회, 1999).

3) 집단따돌림

집단따돌림은 집단이나 개인이 특정인을 지속적, 반복적으로 따돌리는 것으로 정신·정서적 공격뿐 아니라 위협, 갈취 따위의 신체적인 공격을 포함한다. 집단따돌림은 학교와 같은 지속적으로 상호작용할 수밖에 없는 집단 내에서 주로 발생하므로 가해자와 피해자의 접촉을 차단하기 어렵고 보복에 대한 두려움 때문에 대부분의 피해자가 피해 사실을 숨기려는 경향이 있다. 아울러 집단을 통한 자아정체감 형성 욕구 때문에 이러한 따돌림이 부당하다는 것을 알면서도 상당수의 학생들이 자신이 표적이 될까 봐 방관하거나 오히려 소극적으로 참여하기도 한다. 심지어 따돌림을 받았던 학생조차 표적으로부터 벗어나기 위해 가해행위에 참가한다(최옥채 외, 2013). 집단따돌림의 피해는 학교생활에서의 부적응 현상, 심리적 장애, 소외감, 무기력, 자신감의 결여, 우울증, 자살 등으로 나타난다. 집단따돌림을 예방하기 위해서는 가정과 학교 그리고 사회·문화적 차원에서의 적절한 예방과 지도가 있어야 한다.

4) 자 살

우리나라는 경제협력개발기구(OECD) 회원국 중 자살률이 가장 높아 자살공화국이라는 불명예를 가지고 있다. 안타깝게도 최근에 청소년 자살의 경우도 점차 증가하는 추세이며, 우리나라 청소년의 3대 사망원인 중 하나가 되었다. 자살은 스스로 죽으려 취하는 행동으로 자살사고 및 충동에서 자살시도, 자살로 이어지는 일련의 사고와 행동과정이 포함된다. 자살은 우울과 관련이 깊다고 한다. 자살을 기도하는 청소년의 특성으로는 대체로 삶의 의미를 찾지 못하고, 외롭거나 소외되어 있으며, 집단에 소속되지 못하고 따돌림을 받고 있다고 느끼거나 가족과 주위로부터 사랑을 받지 못한다는 생각을 한다는 것이다. 또한 청소년 자살의 원인으로는 죄책감과 무가치감, 우울증과 낮은 자존감, 학업성취에 대한 압박감과 실패로 인한 좌절, 진학실패, 부정적 신념과 현실도피의 수단, 부모의 사망이나 이혼, 기타의 문제 등이 있다. 그리고 낮은 경제수준이나 약물남용 등을 동반할 때 그 비율은 높게 나타난다고 한다. 청소년은 자살하기 이전에 우울한 경향이 증가하고 대인관계가 멀어지고 고립되며, 자살기도에 대한 암시를 하고, 학업성적이 떨어지며, 지나치게 외모에 무관심하다는 것이다. 청소년들을 자살의 위험으로부터 보호하기 위해서는 부모를 포함한 중요한 타자들이 자살의 경고나 의사 및 특유한 행동유형을 빨리 파악하여 적절한 개입을 취하는 것이 중요하다(이근홍, 2013). 특히 청소년들을 위한 죽음교육(death education)은 청소년들로 하여금 생명의 소중함과 존엄성을 깨닫게 해 올바른 인생관이나 가치관을 정립하게 하고 자신에게 한정된 시간의 소중함을 깨닫게 하여 매일매일의 삶을 성실하게 살도록 하게 해줄 수 있어 많은 관심을 받고 있다(김혜금 외, 2015).

5) 인터넷 중독

현대사회에서 인터넷은 생활의 일부이며, 특히 청소년들은 인터넷을 통해 학습, 영화 및 음악 감상, 친구와의 교제, 쇼핑, 게임 등 대부분의 일상을 온라인상에서 해결하고 있다. 학교 내의 대인관계 부적응, 성적 부진으로 인한 스트레스, 입시 위주의 교육과정, 경직된 학교생활 등은 청소년들에게 스트레스 해소공간으로 인터넷을 선택하게 하고, 결국 중독으로 연결되고 있는 실정이다(김혜금 외, 2015).

인터넷 중독은 신체적 · 정신적 · 경제적 · 직업적 · 사회적 기능을 심각하게 손상시키는 상태를 의미한다. 청소년의 경우에는 장시간 동안 인터넷을 사용함으로써 정신건강을 해치고 대인관계의 장애를 가져오는 일련의 문제행동을 말한다. 인터넷을 통한 가상공간에서의 삶은 특히 청소년의 정체감을 크게 위협하는 요인으로 지적되고 있다. 많은 청소년들이 현실적 자아와 가상공간에서의 자아(이상적 자아) 간의 혼돈을 경험하게 되며, 장기적인 혼돈상태를 겪게 되면서 부정적 정체감을 형성하거나 정신적 장애, 즉 자기파괴나 존재감 상실, 무력감과 우울감, 자살충동 등을 더 많이 경험할 가능성이 있다(정 은, 2010). 인터넷 중독에는 게임사용과 관련하여 금단과 내성을 보이는 게임중독, 인터넷 사용 자체에 탐닉되어 의존성과 내성을 보이는 인터넷 중독, 인터넷에서 음란물을 보거나 음란채팅 따위를 하는 인터넷 음란물 중독을 포함한다. 보다 심각한 것은 상태가 심각해지면 현실과 가상세계를 구분하는 판단력을 잃고 현실감이 현저히 저하하면서 가상세계에서의 폭력과 범죄행위를 현실에서 재현하여 현실 속에서의 범죄행동 역시 증가한다는 것이다(최옥채 외, 2014). 따라서 이에 대한 각별한 예방과 지도가 필요한데, 가정에서의 관심과 사회적으로 건전한 인터넷 활용에 대한 홍보와 교육을 강화하고 효과적인 윤리적 · 법적 · 제도적 장치를 마련하여야 한다.

7장 성인기와 중년기의 정신건강

【학습 목표】

◇ 성인기의 발달적 특성에 대해 살펴보고 이를 이해한다.
◇ 성인기 발달과제와 정신건강에 대해 살펴보고 이를 이해한다.
◇ 성인기에 나타나는 대표적인 정신건강 문제를 살펴보고 이를 이해한다.
◇ 중년기의 발달적 특성 및 과제, 그리고 정신건강에 대해 살펴보고 이를 이해한다.
◇ 중년기에 나타나는 대표적인 정신건강 문제를 살펴보고 이를 이해한다.

성인기를 학자에 따라 다양하게 구분하는데, 넓게 보면 청소년기가 끝나는 만 19세부터 노년기가 시작되는 만 65세 이전까지이다. 그리고 성인기는 청년기라 불리기도 하는 성인 초기(만 19~40세 이전)와 중년기(만 40~65세)로 나눌 수 있다. 또 어떤 경우는 성인 초기인 청년기를 성인기 또는 성년기로 부르기도 한다. 여기에서는 성인 초기를 성인기로, 성인 후기를 중년기로 정의하고자 한다.

성인기에는 무엇보다 심리적·신체적으로 부모로부터 독립하여 자신의 가정을 이루거나 직업을 갖게 되고, 사회적 관계에서 가장 활발한 활동을 펼치는 시기이다. 성인기는 이제까지 준비해 온 것을 실현하고 구체화시키는 시기로서 사회적 측면에서 다른 사람을 사랑하고 보살피는 능력이 심화되는 시기이며, 신체적·지적 능력이 가장 정점을 이루는 시기라고 할 수 있다. 이 시기의 발달은 신체적 지능이나 인지적 능력의 획득에 의해 일어나기보다는 주로 사회적·문화적 요소에 의해 주도된다. 또한 자신의 신체적 변화에 적응하며, 자녀 및 노부모와의 새로운 관계를 형성하고 자신에게 맞는 여가활동을 통해 새로운 변화에 적응해 나가야 하는 시기이다(장수한 외, 2014).

매슬로우는 이 시기를 주체성이나 주체의식이 확고해지고 직업을 선택하며, 대인관계가 부드러워지고 취미에 대한 깊은 관심과 인류애적 가치 추구 및 봉사활동에 흥미가 증가되고, 결혼을 함과 동시에 가풍을 만들고 부모가 되는 자기실현의 기반을 확립하는 것으로 보았다. 에릭슨은 이 시기를 친밀감과 단결감 대 고립감의 시기로 보았다. 이는 직장, 결혼, 취미, 주거문제 등 사회적 활동범위를 확대하여 대인관계 범위를 넓혀가고자 하며, 이를 통하여 친밀감과 단결감을 지속적으로 성취하고 이를 확대 재생산해 나가고자 한다. 그러나 이러한 과정에서 실패할 경우 소외되고 고립감 속에 정신적 스트레스를 겪게 된다(이영호, 2016).

1. 성인기 발달의 이해

성인기는 신체적·심리적·사회적으로 성숙해지며 일생에서 가장 활력이 넘치고 활동적인 시기이다. 이 시기의 주요 과업은 사회가 기대하는 바를 어떻게 수행하느냐 하는 것으로 직업의 안정과 결혼 등이다. 물론 최근 들어 우리나라의 초혼 연령이 높아지는 추세이기는 하나, 이 시기에는 대체로 가정을 꾸리고 자녀 양육으로 부모로서의 역할을 수행하며, 직장생활과 가정생활을 조화롭게 수행해야 하는 시기이다.

1) 발달적 특성

(1) 신체적 발달

인간의 신체는 25~30세 때 가장 건강한 시기이고 30세가 지나면 신체적 기능이 감퇴하기 시작하여 손이나 손가락의 동작도 점차 둔감해진다. 시각, 촉각, 후각, 미각 등은 20세경에 최고에 달했다가 40세 정도부터 점점 나빠지기 시작한다. 육체적인 힘은 25~30세 때 최고조에 이르고 이후 점진적으로 쇠퇴하나 대부분의 신체적 능력과 기술은 규칙적으로 사용하기만 하면 그 기능이 청소년기 이후에도 지속된다. 근육의 발달은 성인기에 완전히 이루어지며, 근력의 절정은 25~30세 사이에 나타나고 이후 감소하기 시작하는데, 주로 등과 다리의 근육이 약해지기 시작하나 팔 근육의 약화 정도는 덜하다. 성인기에는 체력, 정력, 지구력 등이 최고조에 달하며, 심폐기능과 생식능력이 왕성한 시기이지만 면역기능은 아동기나 청소년기에 비하여 다소 떨어진다. 피부는 청소년기 이후 수분을 잃기 시작하여 점점 건조해지기 시작한다. 개인차는 있지만 이 시기부터 피부는 탄력을 잃어가기 시작하는데, 피부노화에 영향을 미치는 요인으로는 자외선, 흡연, 기후, 건강상태 등이 있다. 얼굴의 전체적인 모습에 점진적으로 변화가 생기기 시작하며, 치아도 차츰 마모되어 간다. 이 시기의 외모는 자아개념에 매우 중요한 역할을 하는데, 특히 외모에 많은 가치를 부여하는 여성의 경우 더욱 중요하며, 연령과 관계된 외모의 변화는 개인에 따라 차이가 크며, 얼굴의 주름은 남성보다 여성이 많다. 성인기의 건강에 영향을 미치는 요소로는 음주, 흡연, 약물남용, 스트레스, 음식물, 운동 등이 있다(장수한 외, 2014). 이 시기에 있는 대다수 사람은 자신의 건강이 좋다고 인식하지만 이 시기에도 만성적인 질병이나 건강상의 문제를 가질 수 있다.

(2) 심리적 발달

성인기는 자신이 속한 직장이나 사회, 더 나아가 생태적 맥락에서 발생하는 여러 복잡한 문제를 해결하고 적응해야 하는 시기이다. 에릭슨은 이 시기의 발달과제를 '친밀감 대 고립감'이라고 표현하며, 주요 대상으로는 배우자와 협동상대라고 하였다. 가정은 서로의 약점과 의존성을 표현할 수 있는 장소인 동시에 확신감과 사랑을 공유하는 적절한 공간이다. 초기성인기에 한 가정을 이루어서 사랑하는 관계로 지속적인 발전을 위해서는 상호 간의 노력이 있어야 하고, 때로는 엄청난 도전을 감내해야 한다.

친밀감이란 상대방과 가깝게 되는 과정에서 자신의 정체감을 잃지 않고 상대와 개방적이고 지지적이며, 다정한 관계를 맺는 능력이고, 서로의 욕구에 대한 인식뿐 아니라 공감할 수 있는 능력을 말하며, 성적인 것 이상의 우정과 인류애적인 사랑 모두를 포함하는 개념으로 받아들여야 한다. 친밀감의 형성은 자아정체감을 확립한 후에 이루어지는 것으로, 자신을 가치 있고 유능하며, 신뢰할 수 있는 사람으로 지각할 수 있을 때 가능하다. 자신에 대한 합리적인 자아정체감을 가진다면 다른 사람들과 진정한 친밀감을 형성할 수 있다. 반대로 친밀감이 형성이 되지 못하면 고립(소외)이 일어난다고 하였다(허정철 외, 2017).

소외감을 경험하는 사람은 자신의 안정감을 위하여 자신과 타인 간에 장애물을 설치한다. 이들은 아동기의 누락된 경험으로 인해 연약한 자아개념이 발달하며, 경직되고 완고한 자아정체감을 형성한다. 소외감뿐 아니라 타인과 지나치게 밀착된 관계는 자아정체감에 위협을 준다. 특히 의존성이 심한 사람은 성인기에 필요한 독립성을 스스로 획득하지 못하기 때문에 정체감의 혼돈뿐 아니라 배우자를 선택함에 있어서 의존할 수 있는 대상을 찾는 경향이 있다(전석균, 2013). 성인기의 이러한 위기를 어떻게 이해하고 해결하는가에 따라 새로운 발전의 계기가 되기도 하고, 혹은 정신건강과 이후 삶의 질을 위협하는 부정적인 경험이 되기도 한다.

(3) 사회적 발달

성인기는 사회적 관계가 확장되는 시기이다. 가족과 친구관계에서 벗어나서 직장동료나 이성관계, 그리고 다양한 사회체계와 상호작용한다. 이 시기부터 본격적으로 사회라는 집단에서 정해진 규칙과 법에 의해 타인과 함께 공존하는 방법을 습득하게 된다. 따라서 사회·경제적 역할뿐 아니라 사회가 기대하는 바를 어떻게 수행하느냐는 이 시기의 중요한 인생과업이다. 이 시기의 주된 과업은 자아정체감 형성, 직업선택과 유지, 배우자 선택과 함께 사는 법 배우기, 자녀 양육, 가정 꾸려나가기, 사회 구성원으로서의 책임 있는 생활하기, 사회집단을 선택하고 참여하기 등이 있다. 이러한 과업을 성공적으로 성취하면 중년기나 그 이후의 삶이 만족스러워진다(전석균, 2013).

결혼 만족도 또는 부부관계의 질을 결정하는 요인은 의사소통, 원가족과의 관계, 심리사회적 성숙도, 사회경제적 수준, 결혼기간, 자녀의 수와 특성 등이 포함이 된다(정옥분, 2000). 또한 자녀의 출산과 양육은 이 시기에 중요한 부분을 차지하는 동시에 중요한 스트레스 요인으로 작용하여 부부간의 위기를 초래하기도 한다(오창순 외, 2010).

성인기에 달성해야 할 중대한 과업 가운데 하나가 직업 선택이다. 비록 현재 직업을 가지고 있지 않은 상태라고 해도 자신이 원하는 직업과 관련한 전공을 선택해야 하는 과업이 있다. 따라서 자신에게 맞는 직업을 선택하기 위해서는 자신에 대한 올바른 이해가 중요한데, 자신의 흥미나 적성, 지능과 신체적 조건, 소유하고 있는 지식과 능력, 성격과 가치관 중 다양한 요소를 고려하여 결정해야 하며, 직업을 통한 자기개발과 자아실현이 무엇보다 중요하다. 그러나 사람에 따라서는 다양한 직업 선택의 변화과정 속에서 수년간 시행착오를 경험하기도 한다(최옥채 외, 2014).

2. 성인기 발달과제와 정신건강

1) 성인기 발달과제

(1) 신체적 발달과제

신체적 건강은 정신건강에 영향을 주며, 정신적 스트레스는 신체적 질병을 유발하기도 한다. 즉, 신체와 정신은 상호작용하면서 영향을 주고받는다. 그 예로 분노, 공포 등과 같은 정서적 스트레스를 경험하면 신체적인 변화로 혈당 수준, 맥박, 혈압 등의 증가와 근육으로 보내는 혈액량이 증가하는 현상을 나타낸다(김혜금 외, 2015). 청소년기 말기와 성인기 초에 걸쳐 거의 모든 신체적 성장과 성숙이 완결된다. 인간의 신체는 25세부터 30세 때 가장 강건하며, 30세가 지나면 신체적 기능이 감퇴하기 시작하여 대근육 운동은 물론 손이나 손가락의 동작도 점차 둔감해진다. 일반적으로 성인기는 신체적으로 가장 건강한 시기로 중년기에 비해 만성적 질병이 적게 보고되고 있으나, 최근 들어 다양한 원인으로 만성적 질병을 가진 사람들이 점차 증가하는 추세이다. 성인기에 신체적 건강상태를 유지하기 위해서는 기본적으로 규칙적인 운동과 적절한 영양공급이 필요하다. 규칙적인 운동을 하고 영양이 공급되었을 경우에는 신체적 기능과 건강을 유지할 수 있지만, 그렇지 않을 경우에는 건강이 점점 쇠퇴하게 된다. 성인기 동안의 생활방식이 중년기와 노년기의 건강상태를 결정한다는 사실을 인식해야 할 필요가 있다(임은희, 2008).

(2) 심리 · 정서적 발달과제

성인기 심리적 · 정서적 안녕을 확립하기 위해서는 그 상태에 대한 인식뿐만 아니라 삶에 대한 건강한 태도와 행동 그리고 감정을 적절하게 표현할 수 있는 능력이 필요하다. 이는 자신과 환경에 대하여 현실적 평가를 할 수 있고 과거에 매달리는 것이 아니라 현재와 미래에 있을 성장과 발전에 초점을 두고 노력하는 태도에서 비롯된다. 심리적 안녕은 자아존중감의 구축, 만족스러운 인간관계 형성, 능력개발과 성취, 위기와 실패에 대응하는 능력 개발, 삶의 의미와 가치에 대한 분별력으로 구성되어 있다. 중요한 것은 각각의 영역에서 균형을 이루어 나갈 때 심리적 안녕을 증진시키고 유지시킬 수 있다는 사실이며, 무엇보다 개인의 태도, 행동 및 정서 간에 일치감을 유지하는 것이 중요하다(김유숙 외, 2007).

성인기는 인생에서 홀로서기가 시작되는 시기로 새로운 삶의 도전과 함께 미래에 대한 희망을 가지는 동시에 과연 자신이 잘할 수 있을까라는 양가감정을 나타내기도 한다. 심리적으로 안정된 사람은 계획된 목표에 따라 직장을 가지고 배우자 선택 및 결혼, 자녀 출산 및 양육 등을 순조롭게 수행하지만, 그렇지 못한 사람은 가정이 제공해 주는 심리적 위안을 다른 방법으로 대체하려고 노력하는 경우가 일반적이다. 성인기가 진행되면서 점차 경제적 안정감을 느끼고, 동시에 부부와 자녀 관계에 따른 친밀감이 어느 정도인가에 따라서 심리적인 균형이 이루어진다. 만약에 이 시기에 일어날 수 있는 예기치 않은 사고, 실직, 물질남용이나 가정의 갈등을 경험하게 되면 심각한 심리적 갈등을 경험하게 되고 이후 삶에 있어 위기가 찾아올 수도 있다(임 혁 외, 2015).

(3) 사회적 발달과제

성인기는 한 사람의 성인으로서 사회적 역할을 시작하고 인생에서 가장 왕성한 활동력을 보이는 시기이다. 사회적 활동 및 대인관계의 범위가 확대됨으로써 친밀감과 연대의식을 지속적으로 경험하게 되며, 자아정체감 및 주체성이 확고해진다. 아동기 및 청소년기를 거쳐 이 시기에는 신체적·심리적·사회적 발달이 어느 정도 완성되었다고 본다. 이 시기에 가장 핵심적인 과제로는 '사랑'과 '일'이다. 이것을 성공적으로 수행하면 보다 성숙한 인격과 정신건강을 유지할 수 있다. 그러나 성인으로서 성숙한 사랑을 할 수 있는 능력이나 안정된 자존감을 갖추지 못한 때에는 배우자와의 안정된 관계는 물론 자녀양육에도 어려움을 겪게 된다. 에릭슨은 이 시기를 자아정체감을 확립한 후 친밀감을 발달시키는 시기이며, 다른 사람과 적절한 관계를 형성하고 연애와 결혼을 통해 가정을 형성하며, 자녀를 낳고 양육하는 시기라고 하였다. 성인기는 결혼과 부부관계, 자녀 양육, 직업 등 인생주기에서 중요한 책임과 과업이 따르며, 인생의 크고 작은 변화를 겪게 되는 시기이다(임정원, 2016).

2) 성인기 정신건강

이 시기에 가장 중요한 과제로는 '사랑'과 '일'을 해야 한다는 것이다. 가정이나 직장에서의 인간관계라든가, 사회적 책임 또는 직장에서의 생산성 향상의 요청 등이 있어 현실생활에 대한 적응성이 요구되므로 청소년기의 공상적인 태도에서 보다 더 실제적, 현실적인 태도형성이 있어야 할 시기이다. 그러나 성인으로서 성숙된 사랑을 할 수 있는 능력이나 안정된 자존감을 갖추지 못한 때에는 배우자와의 안정된 관계는 물론 자녀양육에도 어려움을 겪게 된다(최덕경 외, 2014). 또한 성숙된 성격과 역량이 준비되지 못했을 경우 수행해야 할 과제에 어려움을 겪거나 실패하기도 한다. 이럴 경우 개인은 상황적 위기에 놓이게 되고 이를 극복하지 못할 경우 정신건강 문제를 가지게 되어 적응에 또 다른 어려움을 초래한다. 그리고 이 시기의 생활방식이 중년기나 노년기 건강상태를 결정한다는 것도 반드시 인식해야 한다.

성인기를 생애 발달적 접근으로 살펴보면 일상에서 경험하는 여러 가지 생활사건이 가치관, 태도, 성격 등 개인의 심리적 특성에 영향을 준다는 것을 알 수 있다. 그러나 생활사건 경험 자체가 직접적으로 영향을 주기보다는 개인이 속해 있는 생태적 맥락 내의 여러 요인이 매개 또는 중재 역할을 하면서 개인의 궁극적인 적응에 영향을 미친다(이영호, 2016).

이 시기에 속한 대부분의 사람들은 사회가 그들에게 기대하는 것을 행하고, 자신에게 부과된 역할을 어떻게 수행할 것인가를 스스로 평가하게 된다. 여기에서 역할 기대란 결혼생활과 관련된 것과 부모역할, 직업과 사회적 가치 등이 우선시 된다. 핵심적인 과업을 수행하는 과정 속에서 다양한 스트레스를 경험하게 되고 정신건강 문제가 발생하게 된다. 이 시기 정신건강에 가장 크게 영향을 미치고 중요한 것에는 결혼생활, 부모역할, 직업을 가지고 이를 유지 발전시키는 일 등이라 할 수 있다.

3. 성인기 정신건강의 문제

1) 결혼생활

성인기는 이성교제와 결혼이 중요한 발달과업 중의 하나이다. 결혼은 성인의 남녀가 함께 가정을 꾸려나가는 과정이다. 시대적·사회적 상황에서 결혼을 하는 다양한 이유와 개인의 정신건강은 관련이 있다. 즉, 정서적인 지지와 안정감, 애정, 사랑, 동료애, 누군가에게 가치 있는 존재가 되고 싶은 욕구, 자녀에 대한 욕구, 경제적 독립과 안정, 사회적 지위의 획득, 부모의 바람, 원가족으로부터의 도피, 모험심이나 저항 등이 이유이며, 이는 당시의 심리적 상태라고 하는 정신건강과 관련이 된다(이영호, 2016).

결혼생활 가운데 나타날 수 있는 정신건강 문제와 관련해서는 부부관계에서의 적응문제를 대표적으로 들 수 있다. 이전 시기에서는 부모와의 관계가 주된 관계형성이었다면 성인기부터는 배우자와의 관계가 중요하게 고려된다. 부부관계에서 서로 간에 적응을 잘 하기 위해서는 먼저 건전한 동기로 결혼이 이루어졌는가에 대한 고찰이 필요하다(임 혁 외, 2015). 인간의 적응이나 정신건강에 관한 연구에서 공통적으로 강조하는 것 중의 하나는 만족스러운 결혼관계와 삶의 만족도 간에는 긍정적 관계가 있다는 것이다. 그만큼 가족생활의 핵심이라 할 수 있는 부부관계의 질은 개인적, 가족적, 사회적으로 매우 중요한 요인이라 할 수 있다. 부부간 갈등이 발생할 경우 그것을 건전하게 해결하는 방안을 모색하고, 갈등을 통해 성숙할 수 있는 기회를 갖는다는 마음 자세를 갖는 것이 필요하다. 결혼의 성공 여부에는 각자의 정신적 성숙 정도가 지대한 영향을 미치기도 한다. 이를 위해서는 부부가 신뢰와 공감을 바탕으로 상대방에 대해 지속적인 관심과 이해를 갖도록 노력해야 한다(조흥식 외, 2010). 또한 이 시기에는 부부간 외에도 고부간, 부모-자녀 간 등 가정에서의 인간관계에 의한 심리적 갈등에서 일어나는 신경증 등이 정신건강 문제의 원인으로 대두된다. 따라서 이 시기의 사랑과 결혼에 대한 다양한 정보를 접하고 변화 과정에 따른 예비부부교실 및 예비부모교실, 부부상담 등의 프로그램을 활용하여 건강한 결혼생활을 유지할 수 있게 노력해야 한다. 최근 들어 결혼 초기에 다양한 원인으로 이혼하는 경우가 많아지고 있어 이에 대한 대비책도 필요하다(허정철 외, 2017).

2) 부모역할

결혼을 하여 첫 아이가 태어나면 부부는 부모역할을 시작하게 되고, 이로 인해 삶의 형태와 관계가 변화된다. 부모가 된다는 것은 삶에 있어서 새로운 경험과 발전을 위한 기회인 동시에 양육에 따르는 지나친 부담감 때문에 위기를 초래할 수 있다. 특히 마음의 준비를 충분히 갖추지 못한 채 부모가 되는 경우에는 갑자기 주어진 새로운 역할에 적응하는 데 많은 어려움을 겪게 된다. 부모는 아이에게 사랑을 줄 수 있고, 함께 즐거운 시간을 가질 수 있으며, 아이가 성장하고 발전하는 과정 속에서 부모로서의 영향을 주며, 사회화되어 가는 과정을 지켜볼 수 있다는 것은 매우 즐거운 일이다. 반면 양육과 훈육의 역할을 해야 하고 증가하는 경제적·사회적 책임을 감당해야 하며, 자녀의 발달단계에 따라 필요한 다양한 욕구들을 채워주어야 하는 양육부담을 안게 된다. 자녀를 양육하는 과정에서 발생하는 위기를 해결하지 않고 지속적인 문제에 직면하는 경우에는 역기능적인 가족관계가 발생한다(전석균, 2013).

결혼생활 동안 일어나는 결혼 부적응 및 자녀양육과 관련한 일들을 어떻게 극복하고 행복한 삶을 살아가느냐는 부부 공동의 노력과 책임을 필요로 한다. 따라서 성공적인 결혼생활을 원조할 수 있는 사회적 지원은 필수이며, 부부는 자녀출산과 양육에 대한 예비지식을 습득하기 위해 예비부모교육, 자녀양육과 관련한 어려움에 직면한 가정을 위한 다양한 프로그램을 활용하는 것이 중요하다. 또한 부모의 입장에서는 자녀의 발달과 변화에 맞춘 적절한 자녀교육이 필요한데 간섭이나 통제를 하기보다는 스스로 판단하여 책임감 있게 행동할 수 있도록 하면서 자녀들이 신뢰감, 자율성, 주도성, 근면성, 자아정체감을 획득하도록 돕고 일관성 있는 양육방식으로 부모의 권위를 유지할 수 있어야 한다(허정철 외, 2017).

3) 직업생활

사람은 직업을 통하여 삶의 만족감을 느끼고 자아실현을 하려고 기대한다. 직업을 통하여 성취감을 얻고 타인과의 관계에서 적극적 자신감을 가지게 된다. 직업은 자아실현 욕구를 충족시켜 주기도 하지만 경제적 측면에서는 상당한 스트레스를 주기도 한다. 가정경제의 무거운 책임감은 고달픈 직장생활의 어려움을 승화시켜 나가는 긍정적인 기능도 하지만 실제로는 정신건강의 문제가 되기도 한다. 그리하여 급기야 자신의 능력과 존재에 대한 인정을 받지 못하는 상황에 부딪히기도 하면서 상당한 자괴감과 낙심, 절망, 불안 등을 경험할 수도 있다(최덕경 외, 2014). 성인기는 사회적인 경험이 풍부해지고 책임과 의무를 수행하면서 위기에 대처하는 심리・사회적 관습이나 규범에 적응하며 자아실현을 위해 노력한다. 그러나 성숙한 인격이 형성되지 못함으로써 심리적 갈등이 심해졌을 때 인간관계에서 문제가 발생하고 직업적으로도 위기가 올 수 있다(박선환 외, 2008). 따라서 직업선택과 준비 과정에서는 자신의 적성, 취미, 흥미, 성격, 가치관, 태도, 자아기대 등에 맞추어 자신에게 알맞은 직업을 선택할 수 있도록 직업에 대한 다양한 정보와 전문적 자질을 기를 수 있는 환경이 무엇보다 중요하다(이종복 외, 2012).

또한 실업 및 취업의 어려움은 단순히 개인의 경제적 어려움으로 끝나는 것이 아니라 성취감이나 자신감을 상실함으로써 불안, 우울을 경험하게 하고, 최악의 경우 자살 등의 심각한 정신건강 문제를 야기하기도 한다. 직업을 유지하고 있는 경우에도 직장 내 업무 및 대인관계로 인한 스트레스, 부적응, 불만족 등을 개인의 자존감 및 직업만족도를 저하시키며, 분노감을 증가시키는 등 다양한 정신건강 문제를 일으키는 요인이 되고 있다(임정원, 2016). 따라서 직장 내에서는 업무와 대인관계에 대한 개인의 만족감을 높여야 개인이 건강한 직장인으로서 생활할 수 있는데, 이를 위한 심리지원 프로그램 등을 적극 지원하여 스트레스 상황에 올바르게 대처하고 문제를 효과적으로 해결하도록 하여야 한다(유수현 외, 2017).

4. 중년기 발달과제와 정신건강

이 시기는 40세부터 65세 이전까지를 의미하고 인생의 전반기에서 후반기로 넘어가는 중요한 전환기며, 인생의 목표를 성취해 가는 인생의 절정기로 내적・외적인 변화를 경험하게 된다. 또한 자녀양육과 노부모 부양에 대한 책임을 수행해야 하기 때문에 '샌드위치 세대'라 불리기도 한다(장수한 외, 2014). 중년기에는 부부가 동반자 의식을 신장시키며, 적합한 생활의 기준을 설정하고 유지시켜 나가야 한다. 그리고 직업안정을 통하여 경제적으로 안정을 누리고 여가활동과 다가올 변화에도 대비하며 적응해 나가야 한다.

1) 중년기 발달과제

(1) 신체적 발달과제

중년기가 되면 신체적인 노화가 점차 시작된다. 피부는 탄력을 잃게 되어 늘어지며, 더욱 얇아지게 되고 혈액순환이 잘 되지 않아 안색이 나빠진다. 주름이 눈 가장자리, 입 주위, 이마, 목 부위 등에 나타나며, 턱이 처지고 눈 아래에 검은 선이 생기며, 갈색의 노화반점이 보이기 시작한다. 모발이 많이 빠지며 은백색으로 변하고 가늘어지면서 성장 속도도 느려진다. 얼굴의 전체적인 모습에 변화가 생기며, 치아도 차츰 마모되어 간다(이근홍, 2013).

또한 이 시기에는 신체적인 힘도 활력을 잃어가며 질병에 대한 저항력이 떨어지면서 병에 잘 걸리고 회복에 걸리는 시간도 더 많이 소요된다. 맛, 냄새, 통증 등에 대한 민감성이 감소하며, 반응시간이나 감각운동기술과 같은 생리적인 기능도 감소하기 시작한다. 감각기관도 노화되기 시작하여 시력이 감퇴하고 원시경향이 나타나며, 청각의 예민성이 줄어드는 등의 특성이 나타난다. 이와 같은 신체구조 및 기능상의 변화로 중년기는 고혈압, 심장병, 당뇨, 관절염 등과 같은 만성적인 성인질환에 걸릴 가능성이 높아지기 때문에 영양균형을 고려한 식단구성과 규칙적인 운동, 정기적인 건강검진을 통해 건강을 유지하기 위한 노력이 이루어져야 한다(장수한 외, 2014).

중년기가 진행되면 남녀 모두 성적 능력의 저하가 이루어지는 갱년기를 경험하게 된다. 여성은 폐경을 경험하게 되는데 대개 50세 전후에 일어난다. 폐경이 되면 다양한 생리적 변화가 일어나게 되는데, 대표적인 증상이 얼굴이 달아오르는 홍조현상과 우울증이다. 이는 에스트로겐의 생산이 줄어들어서 전체 성호르몬의 균형이 깨지기 때문이다. 남성들에게도 여성과 유사한 갱년기 현상이 일어나는데 머리숱이 줄면서 은백색으로 변하며, 피부의 주름이 늘어나고 허리둘레에 군살이 붙기 쉽다. 또한 홍조현상과 기력이 떨어지면서 소심해지거나 우울해지기도 하고, 심장이 약해지거나 전립선에 문제가 생기는 등 전체적인 건강상태가 침체된다.

(2) 인지·심리·정서적 발달과제

중년기의 인지변화에 대해서는 다양한 견해가 존재하지만 최근에 와서는 속도를 필요로 하는 능력을 제외한 일반적인 인지능력의 감소는 그다지 크지 않은 것으로 알려졌다. 즉, 단기적 기억능력은 중·장년기가 되면서 약화되는 것처럼 보이지만 실제로는 미미한 수준이며, 장기적 기억능력 역시 큰 변화가 없다는 것이다(오창순 외, 2010). 그리고 정신적 기능은 최고조에 달한다. 중년기에도 새로운 기술을 지속적으로 학습할 수 있고, 이미 알고 있는 것을 기억할 수 있다. 또한 언어능력에 있어서도 어휘력을 발전시킬 수 있다.

일반적으로 유동성 지능은 청소년기 이후에 감퇴하고 결정적 지능은 전 생애를 통해 증가하기 때문에 중년기에도 계속 증가한다. 그리고 기억능력의 감퇴가 이루어지는 것처럼 보이는데 실제로는 단기기억능력은 약화되지만 장기기억능력은 큰 변화가 없다. 즉, 중년기에는 새로운 것을 학습하는 능력은 저하되지만 오랜 경험을 통해 획득된 지혜가 있기 때문에 문제해결능력은 오히려 높아진다(장수한 외, 2014).

에릭슨은 이 시기의 발달과제를 '생산성 대 침체감'이라고 표현했는데, 생산성이란 한 세대가 다음 세대에 물려줄 문화와 사회질서를 발전시켜 살아갈 기초를 구축하는 것을 말한다. 그리고 침체란 심리적 성장이 결핍되고 자신의 에너지와 능력을 자기만족을 위해서 사용하는 것을 말한다. 중년기가 되면 이전의 삶의 목표와 과정에 의문을 제기하게 되며, 다양한 측면에서 발달하게 된다. 중년기에는 빈둥지증후군(empty nest syndrome)이 오는데, 이는 자녀들이 가정에서 독립하려 할 때 부모에게 발생하는 우울증을 말하는 것이다. 그러나 대부분의 부모는 이완으로 받아들이는 경우가 많다. 또한 중년기에는 실직이나 진급의 실패, 배우자의 사망, 부모부양, 신체질환 등으로 인한 중년의 위기(midlife crisis)가 찾아오고, 이로 인해 회의감, 스트레스, 무력감, 불행, 불안, 지루함 등을 유발하게 된다(이영실 외, 2016).

(3) 사회적 발달과제

중년기에는 자녀양육과 경제적 안정을 얻기 위한 부부의 노력이 쌓이면서 결혼생활이 안정기에 접어들고, 동반자 의식이 강해지게 된다. 만족스러운 결혼관계는 이 시기 행복과 삶의 만족에 영향을 미치는 중요한 요인이다. 그러나 원만하고 신뢰성 있는 부부관계를 유지하는 것은 끊임없는 노력을 요하는 과정이다(오창순 외, 2010).

중년기의 사회적 발달과제로는 먼저, 건강한 결혼생활의 유지이다. 가정에서 가장 중심이 되는 부부체계가 불신, 경제적 문제, 배우자 학대, 성적 문제 등의 이유로 이혼이나 가족해체를 초래하기도 하는데, 이는 부부만의 문제가 아니라 또 다른 문제를 유발하는 원인이 되기도 한다. 결혼생활의 만족도는 결혼 초기에 높게 나타나다가 자녀를 양육하는 시기에 낮아지며, 자녀가 독립하는 시기에 다시 높아지게 된다. 그러나 상대방에 대한 지식과 이해의 부족, 친밀감의 부족, 의사소통의 결여 등은 서로 간에 만족하지 못하고 인생의 무의미함을 느낄 수 있는 요소가 될 수 있고 결국 별거나 이혼과 같은 문제가 발생할 수 있다. 따라서 부부관계를 건강하고 활기차게 유지해야 하며, 안정과 신뢰, 공감을 성취하도록 노력하여야 한다. 특히 부부간의 갈등은 필연적임을 이해하고 의견의 불일치가 있을 수 있다는 것에 동의하며 갈등을 해결하기 위하여 함께 대화로 풀 수 있는 여러 가지 방안을 함께 노력하는 것이 무엇보다 중요하다(이영실 외, 2016).

둘째, 올바른 부모역할이다. 중년기의 부모는 대부분 청소년기나 성인기의 자녀를 두게 되는데, 부모는 자녀가 신체적 성장과 성적 성숙에 적응할 수 있도록 적절한 교육과 지도를 하여야 한다. 또한 그들과 효율적으로 의사소통을 하며, 자녀가 자아개념을 발달시키고 자아정체감을 확립할 수 있도록 지원하여야 한다. 부모는 자녀들이 자율적이면서 독립적으로 행동할 수 있도록 지지하고 안내하며 지원할 책임이 있다. 청소년기 자녀를 둔 부모는 자녀의 건강한 자율성 및 독립성을 성장시키기 위하여 부모-자녀 관계를 재조정하여야 한다. 자녀와의 잦은 대화를 통해 그들을 수용하고 지나친 간섭과 통제보다는 스스로 판단하도록 지원하여야 한다. 부모는 일관된 모습으로 권위를 유지할 필요도 있다. 그리고 성인기에 접어든 자녀를 둔 부모의 경우에는 자녀가 학업이나 취업, 결혼 등으로 독립하는 경우에는 자녀를 성인으로 인정해 주며, 그들의 의사를 존중하여 부모 스스로도 자녀로부터 독립하여야 한다. 이후에도 자녀에게 지속적으로 관심을 기울이고 지원을 하여야 하며, 전체적인 가족관계를 재조정하는 발달과업을 수행하여야 한다(허정철 외, 2017).

셋째, 노부모와의 관계이다. 중년기에 접어들게 되면 부모세대가 신체적으로 노화와 질병 등으로 어려움을 겪게 되고, 경제적으로나 심리적으로 의존하는 시기이므로 부모에 대한 부양자로서의 역할을 수행해야 한다(장수한 외, 2014). 이 시기에는 노부모에 대한 은혜에 보답하고 그들을 부양해야 한다는 도덕적 의무감을 가지게 된다. 그러나 자신도 노화를 경험하면서 자녀의 지원으로 인한 스트레스와 사회적인 스트레스를 많이 받게 되는 시기로 노부모를 부양한다는 것은 결코 쉬운 일이 아니며, 경제적으로 빈곤하고 거동이 불편한 허약한 노인인 경우에는 더욱 힘들다(이근홍, 2013). 더구나 최근 들어 가족형태의 변화와 노부모 부양의식의 약화, 노인세대의 급증, 여성의 사회참여 증가 등으로 인해 부모 부양은 더욱 힘들어질 것이라 여겨진다. 따라서 이러한 문제는 가족만의 문제가 아닌 사회문제로 받아들여야 하며, 국가의 적극적인 노력을 통해 지속적으로 해결해 나가야 할 과제이다.

넷째, 직업생활에서의 안정이다. 이 시기 대부분의 사람들은 직업생활에서 지위와 함께 안정된 수입을 보장받는다. 직업생활 유지기간 동안 업무 및 대인관계로 인한 스트레스, 부적응, 불만족 등은 개인의 정신적 만족감과 자존감을 저하시키며, 분노감을 증가시키는 등 정신건강 문제를 일으키는 요인이 된다(유수현 외, 2017). 중년기의 안정된 직업생활을 유지하기 위해서는 직업적 성공이 선행되어야 하는데 그러기 위해서는 지적 능력, 대인관계기술, 성취욕구 등의 요인이 요구된다. 업무와 관련한 지적 능력을 배양하기 위해 노력하며, 효과적인 업무수행을 위해 동료들과의 원만한 관계를 형성하여야 한다. 또한 성취욕구가 있어야 하며, 행동양식에 있어서 유연성과 지도력을 갖추어야 한다. 이는 직업생활에서 계속적으로 만족하고 성공할 수 있는 원동력이 된다. 중년기는 대체로 직업생활에 있어서 안정된 시기이기도 하지만 그렇지 못한 경우도 있다. 최근 들어 급격한 사회변화로 인하여 직업을 유지하려는 의지가 있고 신체적으로 건강함에도 불구하고 본인의 의지와는 상관없이 조기퇴직이나 명예퇴직을 하는 경우가 많아지고 있다. 이는 개인・가족뿐만 아니라 사회적으로도 큰 문제를 야기한다. 그리고 이 시기 직업전환의 문제는 점점 보편화・일반화되어 가고 있는데 이에 기존의 기술, 교육, 취미를 바탕으로 직업전환에 필요한 새로운 기술을 습득하고 인식을 전환하는 등의 적극적인 대비가 필요하다(허정철 외, 2017).

2) 중년기 정신건강

중년기의 정신적 건강문제는 생물학적 원인보다는 사회적인 원인이 더 많은 영향을 미친다고 한다. 부부간의 불화와 이혼, 자녀문제, 가정의 경제적 문제 등과 같은 가족문제와 실직, 퇴직, 구조조정, 직장 내 업무 스트레스 등과 같은 직업문제는 중년기 정신건강에 부정적인 영향을 미치는 주요 요인이라고 할 수 있다. 이러한 문제는 우울증을 유발할 수 있으며 자살에 이를 수 있다. 또한 갱년기(involutional period) 증상은 우울, 신경증, 자신감 저하 등과 같은 정신적 문제를 발생시킬 수 있다(유수현 외, 2017).

중년기는 에릭슨의 발달과업 중에서 생산성(generativity) 대 침체(stagnation)라는 발달위기 시기에 해당된다. 중년기에서 생산성은 자녀 성장기 동안의 부모역할, 직업적 성취, 여가활동, 사회활동 등에 훌륭히 참여할 때 얻어지는 사회의 원동력 같은 것이다. 침체는 중년기 정신건강 문제와 밀접한 관련이 있다. 침체란 타인에게 거짓된 친밀성을 갖고 자기에게만 탐닉하는 것으로 자신만을 우선적으로 보호하는 것을 말한다. 생산성의 확립에 실패한 사람은 개인적 욕구나 안위가 주 관심이 되는 자기도취 상태에 빠진다. 이들은 자기탐닉을 위한 것을 제외하고는 어느 누구에게도, 그 무엇에 대해서도 관여하지 않는다. 이것은 개인의 젊은 시절의 목표를 결국 달성하지 못했다는 무능력, 그리고 사회에 의미 있는 기여를 못했다는 회의로 인해 침체를 경험하고 자신의 삶이 잘못된 것이라고 인식하여 소위 중년의 위기를 경험한다(이영호, 2016).

5. 중년기 정신건강의 문제

중년기는 한 개인에게 부과된 과업을 거의 완수하고 사회적 책임자의 위치에 있는 원숙한 시기이다. 성공적으로 과업을 완수한 경우에는 사회적, 경제적으로 충만한 위치에 있겠지만 과업에 실패하고 절망과 두려움에 처하는 경우도 있다. 중년기의 정신건강과 관련된 요인은 다양하지만 대표적인 것이 우울증, 갱년기 장애, 조기 은퇴 및 실직 등의 문제를 들 수 있다.

먼저, 중년기에는 신체적 변화와 더불어 직장에서의 역할 상실과 가정에서의 경제적 부담, 자녀양육과 부모부양에 대한 부담감 등 여러 가지 이유로 스트레스가 증가하고 좌절감과 무망감으로 인하여 우울증을 경험한다. 중년기 우울증은 불안, 초조, 고민 등의 형태로 나타나지만 대부분 자신은 우울증이 아니라고 한다. 여성들은 주로 기분이 우울하다는 표현 대신에 몸이 아프다거나 잠이 오지 않는다는 표현을 하는 경우가 많다. 신체적 증상과 함께 동반하는 정서적인 불안정감으로 인해 기분의 조절이 어려워지고, 작은 사건에도 대처하는 힘이 약해진다. 또한 사회적으로 위축되고 점점 약해지는 자신을 보면서 상실감과 괴리감에 빠지기도 한다. 이로 인해 자신에 대한 평가절하와 비판적 경향이 생기고 갱년기 위기와 더불어 정신병적 우울증의 양상을 보이기도 한다. 반면에 남성들은 자신의 감정 상태를 표현하는 것에 인색하며 음주, 약물남용, 도박, 분노, 일에 대한 집착 등으로 우울증을 감추기도 한다(전석균, 2013). 중년기에 발병하는 가벼운 우울증은 규칙적 운동, 스트레스 관리, 상담을 통하여 어느 정도 해결할 수 있으나 심한 경우에는 약물치료와 같은 의료적 치료가 병행될 필요가 있다. 또한 인지행동치료, 부부상담 및 치료 등도 효과적이다.

다음으로, 갱년기 장애의 문제이다. 중년기에는 가정에서 역할 변화와 새로운 책임이 요구되고 자녀들도 성장하여 가정을 떠나며, 여러 가지 스트레스 관련 생활사건이 증가하는 등의 인생의 중요한 고비를 맞는다. 특히 여성의 경우 이러한 변화에 잘 적응하지 못하고 우울, 고독, 위축 등의 정서적 문제를 보이는 경우가 많다. 이 중 우울은 중년기에 있어서 신체적·심리적·상황적 요소 간 상호작용에 의해 흔히 발생되는 갱년기의 대표적인 정신건강 문제라고 할 수 있다. 갱년기 장애를 극복하기 위해서는 대상자 스스로 자신의 신체적·정서적 변화에 민감하여 관리를 할 필요가 있으며, 가족이나 배우자의 관심과 지지가 매우 필요하다. 또한 증상이 심할 때는 전문가로부터 갱년기의 증상별 건강관리를 받도록 하여야 한다(유수현 외, 2017). 그리고 꾸준한 운동, 건전한 여가활동 등을 통하여 능동적이면서도 활동적으로 건강을 유지하고, 갱년기의 증상들을 누구나 겪게 되는 필연적 과정으로 받아들이며, 긍정적인 태도로 적극적인 노력이 필요하다(장수한 외, 2014). 또한 점차 상실되어 가는 자신의 건강과 젊음을 생산적이고 인생의 목표를 성취하기 위한 노력으로 전환하여야 한다. 필요한 경우 개인상담, 집단상담, 부부상담 등의 프로그램을 실시하고 원조할 필요가 있다.

마지막으로, 중년기의 조기 은퇴 및 실직은 정신건강을 위협하는 대단한 사건이다. 이것은 개인적으로는 직업생활을 함으로써 누렸던 경제적 권한과 심리적 안정감, 사회적 역할 등을 상실한다는 점에서는 큰 위기일 수 있다. 즉, 수입의 감소뿐만 아니라 사회적 지위의 상실, 자아정체감의 상실, 사회적 유대관계의 감소, 역할 상실 등을 경험하게 된다. 이로 인해 불안, 우울, 공허감, 건강약화, 알코올중독을 포함한 약물중독에 노출되기 쉽고 심지어 자살을 선택하는 경우도 있다. 그리고 가족체계 내에도 큰 파장이 되기도 한다. 따라서 개인적인 차원에서는 건강유지와 가족을 포함한 정서적 지지체계 확보, 인식의 전환 등이 필요하며, 사회·국가적 차원에서는 실업보호는 물론 고용보험 혜택, 재정지원 상담, 재취업 및 직업전환 관련 정보제공, 직업훈련 등의 서비스를 제공하여 개인의 정신건강은 물론 가족의 안녕을 보장하여야 한다.

8장 노년기의 정신건강

【학습 목표】
◇ 노년기의 발달과제와 이와 관련된 정신건강에 대해 학습한다.
◇ 노년기에 발생 가능한 정신건강의 문제와 그 해결방안에 대해 학습한다.

1. 노년기 발달의 이해

노년기는 학자나 관련 법률에 따라 다소 차이는 있지만, 노인복지법에 기반해 일반적으로 65세부터 죽음에 이르기까지 인생의 마지막 단계를 의미한다(장수한 외, 2012 : 113). 노년기에 대한 많은 학자들의 공통된 초점은 인생주기의 마지막 단계로 사회활동의 제한이나 중단과 급격한 건강의 쇠퇴이다. 더 나아가 죽음을 맞이하는 인생의 황혼기로 간주하고 있다는 것이다(이진향 외, 2016 : 321). 이와 같은 노년기의 특성을 고려하여 헐록(Hurlock)은 노년기를 '제2의 아동기'(최옥채 외, 2015 : 348)라고 부르기도 한다.

노년기는 신체적 능력의 쇠퇴와 사회적 관계 축소 그리고 사회경제적 지위 하락 등의 쇠퇴가 일어나는 시기이다(김동배・권중돈, 2006; 최옥채 외, 2015). 기억력이 감퇴되고 학습과 문제해결에 반응이 느리고, 성격이 다소 변화되어 노인들만의 독특한 성격 특성을 보이기도 한다. 다시 말해 이 시기의 노인은 신체적 노화, 심리적 변화, 사회적 활동으로부터의 분리라는 주된 발달적 특징을 갖는다.

첫째, 신체적 노화로, 외모, 치아, 목소리, 골격과 관절 등 신체에 노화가 일어나게 된다.

둘째, 심리적 변화인데, 이는 우울성향, 조심성 증가, 친근한 사물에 대한 애착의 증가, 사회적 지위와 역할 상실, 사회 심리적 고립, 역할변화, 죽음 등의 특징을 갖는다.

마지막으로 사회적 활동으로부터의 분리라는 특징을 갖는데, 사회적 역할 및 활동 등이 감소하게 된다. 이러한 사회적 분리는 사회에 의해서 강요된 과정이라기보다는 자연스러운 현상으로 보고 있다(Neugarten, 1968, 이영실·이윤로, 2008 재인용).

따라서 노년기에는 배우자, 자녀, 친구 등과 친밀감을 나누고 유대관계를 강화해야 하며, 배우자의 죽음에 적응해야 한다. 또한 은퇴 이후의 생활에 적응해야 하며 자아통합을 성취하고 죽음을 수용해야 하는 시기이다(이진향 외, 2016 : 322).

2. 노년기 발달과제와 정신건강

노년기가 되면 신체적 노화와 함께 우울, 불안 등과 같은 정신병리적 사건도 증가한다. 특히 노인 자살이 급증하는 추세와 관련하여 정신적인 건강이 유지되도록 긍정적인 심리상태를 가질 수 있는 여건을 마련해야 한다. 또한 가족, 친구 등과의 유대적 관계의 증진을 통해 긍정적인 정서적인 지지를 받도록 해야 할 것이다.

노년기의 발달과제는 은퇴에 대한 적응, 노화에 대한 역할전환 및 적응, 그리고 사별과 죽음에 대한 적응 등이 그 중요성을 더한다.

1) 은퇴에 대한 적응

노인에게 있어 지금까지의 직업을 중심으로 일상의 활동, 사회관계, 자아정체감을 형성해 왔기 때문에 은퇴는 노인 자신의 삶의 양식을 바꾸는 매우 중요한 변화이다. 일반적으로 안정적인 수입과 교육수준이 높고, 사회적 지지를 많이 받고 은퇴 전 생활만족도가 높은 사람이 은퇴에 잘 적응한다고 보고된다.

그러나 퇴직은 어느 정도 예측된 일이므로 사전에 충실하게 준비할수록 퇴직이 순조롭게 진행되는 반면, 퇴직이 갑작스러울수록 퇴직 후의 적응에 어려움을 겪는 것으로 보고되고 있다. 또한 은퇴 후 여러 가지 문제로 스트레스를 받게 되면 낮은 자존감과 역할상실이 초래되기도 한다. 퇴직자의 역할에 대한 올바른 적응은 퇴직 전 단계, 밀월단계, 안정단계, 휴식과 긴장완화 단계, 환멸단계, 재지향 단계, 안정단계, 종결단계 등의 단계를 거치는 것으로 알려져 있다(Atchlet, 1988, 이영실 외, 2013 재인용).

〈표 8-1〉 퇴직자의 역할적응 단계

단 계	내 용
퇴직 전 단계	• 퇴직이 가까워 오면 자신의 직업 및 관련된 사회적 상황에서 자신을 분리할 준비를 함 • 퇴직 후 삶에 대한 구체적 상상 시작과 제2의 인생에 대한 깊은 고민
밀월단계	• 퇴직 후 얼마 동안 하고 싶었던 일을 하며 행복해하고 더 바빠지기도 함 • 경제적 자원 부족하거나 결핍될 경우 밀월단계가 오지 않을 수도 있음
안정단계	• 퇴직 후 일상생활이 자리를 잡는 시기 • 퇴직 전 직장생활 외 활동이 활발했던 경우 퇴직생활 적응이 쉬워짐
휴식과 긴장완화 단계	• 밀월단계와는 대조적으로 활동을 줄이고 쉬는 시기 • 활동량 감소가 특징 • 충분한 휴식과 긴장완화 후 다시 활동을 재개함
환멸단계	• 퇴직 후 생활이 자신의 기대와 다른 것을 깨닫고 의기소침해하고 우울해함 • 퇴직 전 꿈이 비현실적일수록 공허와 우울을 겪음 • 퇴직자의 10% 정도만이 증상을 보여 일반적 현상이라고 하기는 어려움
재지향 단계	• 새로운 방향을 설정하는 단계 • 환멸단계와 우울에 있던 사람이 자신을 수습하는 시기 • 새로운 참여와 사회적 지지를 모색하며 새로운 인간관계에서 자아를 정립해 나감
안정단계	• 생활 변화를 일상적으로 처리할 수 있게 됨 • 예측 가능한 방식으로 삶을 다룰 수 있음
종결단계	• 질병이나 장애로 퇴직자의 역할이 중단됨 • 독립적인 생활이 감소하고 간병과 보호를 필요로 하는 역할로 들어감

출처 : Atchlet(1988), 이영실 외(2013) 재구성.

2) 역할전환

이 시기의 노인은 직업역할에서 물러나 은퇴하게 됨으로써 지위로 인한 위엄과 명예는 낮아진다. 은퇴로 인해 경제적 능력이 약화되고 사회적 지위도 점점 저하된다. 사회적 측면에서 노인들의 공식적이고 제도적인 역할은 작아지는 반면, 비공식적인 희박한 역할은 증가하게 된다. 노년기의 역할유형은 다음과 같다(사회복지교육연구센터, 2014).

① 제도적 역할(institutional role) : 분명한 지위나 역할이 있는 것으로 직업, 가족, 사회계급, 종교단체 등에서 공적인 지위를 맡고, 그 지위에 따른 규범적인 역할 기대, 책임과 권한이 존재하며 책임을 이행하지 못했을 경우 불이익이 존재한다.
② 비공식적 역할(unofficial role) : 공식적인 지위는 없으나 역할만 있는 형태이다.
③ 희박한 역할(tenuous role) : 지위는 있는데 역할이 없거나 있어도 아주 희박하며, 이를 소홀히 했을 때 불이익이 매우 적은 상태의 역할을 의미한다. 유명무실한 역할과 무정형적 역할로 구분된다.
④ 무역할(out of role) : 지위도 역할도 없는 상태를 말한다. 이 경우는 생활이 고립적이고 아무런 역할 유형으로도 볼 수 없다.

이 시기의 노인들은 이러한 자신의 지위 및 역할변화에 따라 다양한 적응을 하게 된다. 특히 조부모로서의 역할을 통해 자신의 존재가치를 확인하고 상실감을 극복하며 삶에 대한 의욕적인 자세를 가지기도 한다.

3) 배우자, 친구 등 가까운 이의 상실에 대한 대처

노년기에는 어쩔 수 없이 새로운 역할에 적응해야 하는데, 가장 적응하기 어려운 것이 배우자 상실로 인한 적응일 것이다. 노인들에게 이러한 상실은 슬픔이나 우울뿐 아니라 정서적으로 극심한 혼란을 초래한다. 혼자 남은 사람들은 가정에서 배우자가 없는 채 삶을 정상적으로 기능하는 것을 배워야 하고 사회적으로 홀로 서는 것에 적응해야 한다. 실제로 배우자 상실을 잘 극복한 노인들은 타인에 동정적이고 공감할 수 있으며 삶의 가치를 충실히 인식하는 것으로 보고된다.

4) 죽음에 대한 적응

노년기에 당면할 수 있는 큰 문제 중 하나는 죽음에 대한 것이다. 죽음은 누구에게나 고통스럽고 피하고 싶은 과정이지만, 노인은 다른 연령에 비해 죽음에 대한 생각이 더 많고 더 많이 이야기하며 자신의 죽음을 덜 두려워하고 죽음에 대한 거부가 덜한 편이라고 알려져 있다. 죽음의 의미를 직시하는 것은 노인이 삶의 마지막 단계를 적절히 준비하고 죽음에 임박해 닥쳐올 여러 가지 변화에 적극적이면서도 생산적으로 대처할 수 있게 하는 긍정적인 요소를 가지고 있다(Wasser, 1979 : 82).

또한 노년기는 삶을 단념하고 포기하거나 죽음만을 기다리는 단계가 아니라 죽음을 수용하고 준비하는 단계라 할 수 있다. 따라서 우리 사회가 노인의 주요 발달과업인 자아통합을 이루고 성공적인 노화와 적응이 이루어질 수 있도록 지원함으로써 노인의 죽음불안을 감소시키고 죽음에 대한 두려움에서 벗어나 삶에 대한 긍정적 관점을 향상시킬 수 있도록 해야 한다(이은희, 2016 : 212-213).

3. 노년기 정신건강의 문제

1) 치 매

치매는 기억력 장애를 포함한 복합적 인지결손을 특징으로 한다. 즉, 정상적으로 성숙한 뇌가 후천적인 외상이나 질병 등으로 인해 기질적으로 손상되어 전반적으로 지능, 학습, 언어 등의 인지기능과 고도의 정신기능이 감퇴되는 복합적 임상적 증후군이다(유수현 외, 2017 : 433). 특히 65세 이상 노인에게 나타나는 경우 '노인성 치매'라고 하는데, DSM-5에서 주요 및 경도 신경인지장애에 포함되었다.

주요 신경인지장애는 한 가지 이상의 인지적 영역(복합주의, 실행기능, 학습 및 기억, 지각-운동기능 또는 사회적 인지)에서 과거의 수행수준에 비해 심각한 인지적 저하가 나타나 독립적으로 일상생활을 영위하기 어려운 경우를 말하며, 경도 신경인지장애는 주요 신경인지장애에 비해 그 증상의 심각도가 경미하며 일상생활을 독립적으로 영위할 수 있는 능력이 저해되지 않은 경우를 의미한다. 주요 신경인지장애와 경도 신경인지장애 모두 알츠하이머질환, 뇌혈관질환, 충격에 의한 뇌손상, HIV 감염, 파킨슨질환 등과 같은 다양한 질환에 의해 유발될 수 있다. 또한 2017년 일부 개정된 치매관리법에서는 치매를 "퇴행성 뇌질환 또는 뇌혈관계 질환 등으로 인하여 기억력, 언어능력, 지남력, 판단력 및 수행능력 등의 기능이 저하됨으로써 일상생활에서 지장을 초래하는 후천적인 다발성 장애"로 정의하고 있다(유수현 외, 2017 : 433).

보건복지부(2016)에 의하면, 65세 이상 노인 인구 중 치매환자는 2015년 64만 8,223명(유병률은 9.8%)이었으나 17년마다 두 배씩 증가하여 2024년에 100만 명(유병률 10.3%), 2041년에 200만 명(유병률 12.3%)을 넘어설 것으로 추정되고 있다.

치매는 일반적으로 수년에 걸쳐 서서히 발생한다. 치매환자는 밤에 증상이 악화되는 소견이 있기는 하지만, 대개 짧은 기간 동안에는 안정적인 임상양상을 보인다. 단기기억력 저하가 가장 두드러져 나타난다. 이름을 기억하는 데 장애가 있으며 가족의 이름도 기억하지 못하는 경우도 있다. 지남력, 계획 세우기 등의 실행기능이 소실된다. 피해의식, 환각, 망상도 흔히 나타나며 결국에는 말을 못하고 거동이 불가능해진다(Murphy & Cowan, 2001; 강시현 역, 2008).

치매는 인지기능의 장애 외에도 의심행동, 공격적 성향, 불안 및 우울과 같은 행동 및 정동 장애가 흔하게 동반한다. 실제적으로 인지기능의 저하보다는 난폭한 행동이나 초조, 수면장애, 배회 등의 행동들이 치매 환자를 돌봄에 있어 보호자들을 더 힘들게 하는 요인이 되기도 한다(대한노인정신의학회, http://www.kagp.or.kr/caller/intro.

html). 따라서 사회복지사는 치매노인의 잔존기능을 최대한 보존하면서 문제행동을 예방 또는 적절히 관리하여 삶의 질을 증진시키는 데 목표를 둔 심리사회적 접근법을 잘 활용해야 한다(유수현 외, 2017 : 435).

2) 노인성 우울

우울증은 노년기에 있어 가장 흔한 정신증상 중의 하나이다. 실제로 노인은 사별, 은퇴로 인한 역할상실, 경제적 곤란, 사회적 접촉의 감소와 고립 등의 정신사회적 스트레스를 많이 경험하고 각종 신체질환에 이환될 확률이 높기 때문에 우울증상이 많이 동반된다. 또한 노년기 우울증은 환자뿐 아니라 가족들에게도 고통을 줄 수 있는 흔하고 심각한 질환이다. 노인성 우울증의 원인은 일반인구의 우울증과 마찬가지로 아직 명확히 밝혀져 있지 않으나, 인구통계학적 요인, 사회적 요인, 생물학적 요인 등으로 볼 수 있다(대한노인정신의학회, http://www.kagp.or.kr/caller/intro_tab02.html).

노인성 우울증은 치매와의 감별이 중요한데, 많은 환자에서 치매와 우울장애가 동반될 수 있다. 비록 치매가 없다 하더라도 주요우울장애 환자들은 인지기능의 손상을 보일 수 있는데, 이를 가성치매(pseudo-dementia)라고 한다.

노년기 우울증의 특징적인 증상은 다음과 같다(대한노인정신의학회, 2004).

- 슬픔의 표현이 적음
- 신체화 경향
- 가성치매
- 신체질환에 대한 지나친 호소
- 최근에 발생된 신경증적 증상
- 비정상적 성격성향의 강화
- 치매에 동반된 우울증
- 행동장애

- 늦은 나이에 발생한 알코올의존
- 자해행동

노년기 우울장애는 신체적 질환과 동반될 가능성이 높기 때문에 이에 대한 진단적 평가를 명확히 해야 한다. 가장 중요한 것은 정확한 신체검사인데, 특히 신경학적 검사, 환자의 최근 약물복용 등에 중점을 두어야 한다. 특히 노인의 우울은 치매로 오인되기 쉽다. 실제로 병원을 찾는 치매의심 노인 10명 중 4명이 치매가 아닌 노인성 우울증을 진단받는다는 보고도 있어 전문가에 의한 정밀한 평가가 필요하다.

일단 진단이 내려진 후 치료방법이 선택되어야 하며 치료법으로는 약물치료, 정신치료, 인지치료, 행동치료, 전기경련요법, 가족치료 등이 있다. 또한 관련된 신체적 질환에 대한 치료도 함께 이루어져야 한다(김희철, 2005; 유수현 외, 2017 : 437-438). 사회 및 가족들의 지지도 매우 중요하다. 노인에게 있어 외로움이나 고립감 등은 그 자체가 우울장애 발생에 영향을 줄 수 있기 때문에 우울증 환자들이 타인에 대해 관심을 잃는 경향은 가족 및 친지들의 격려와 지지에 의하여 부분적으로 경감될 수 있다.

3) 신체화 장애

분노나 불안 등의 감정을 계속하여 억압하게 되면 자율신경계에서 근육이나 신경, 힘줄 등에 보내는 혈류량을 감소시켜 긴장성 근육통 등의 신체화 증상을 보이기도 한다. 또한 억압된 감정에 대한 방어수단으로 신체 부위에 통증을 만들어 내기도 한다(고명수 외, 2016 : 162).

4) 섬 망

섬망(delurium)은 원인적으로 급성인 광범위한 비특이적인 기질적 뇌증후군으로, 핵심 증상은 동시에 나타나는 의식, 주의, 지각, 사고, 기억, 정신운동 행동, 감정 등이다. 이는 소아나 노인에게서 흔히 나타날 수 있으며, 특히 입원한 노인에게서 흔히 관찰된다. 응급실 방문 노인에서는 10~30%, 수술한 노인에게서는 15~53%, 중환자실 노인은 70~87%, 요양원에서는 60%, 임종 시에는 83%에서 섬망을 경험한다고 보고된다(민성길 외, 2016 : 226).

섬망의 주요 증상은 기본적으로 의식이 흐릿해지는 상태로, 주의집중능력 등의 감소로 나타난다. 그리고 의식의 장애는 환경, 시간, 지남력(orientation)의 감퇴로 나타난다. 이러한 증상들은 비교적 단기간에 발생하여 하루 동안에도 악화와 호전을 반복한다. 그리고 외부 자극이 줄어드는 밤에 악화된다. 또한 치매에 겹쳐서 섬망이 나타나기도 한다.

5) 수면장애

수면장애는 수면에 양적 또는 질적으로 문제가 있어 일상생활을 하는 데 장애가 있을 때를 의미하며 일반적으로 불면증이라는 말과 혼용되어 사용되고 있다. 수면장애는 시기에 따라 밤에 잠자리에 누웠는데도 잠이 잘 오지 않는 초기 불면증, 잠자는 중간에 깊게 잠들지 못하고 선잠을 자서 사소한 자극에도 몇 번씩 잠을 깨게 되는 중기 불면증, 그리고 평소보다 너무 일찍 새벽에 잠이 깨서 다시 잠을 자려고 해도 잠이 오지 않는 말기 불면증의 형태로 구분할 수 있다.

이러한 수면장애는 원인에 따른 치료가 매우 중요한데, 원인은 생활리듬의 변화, 만성통증, 빈뇨나 요실금, 고혈압과 심장질환, 신체 및 정신질환, 호흡기 질환, 약물 등 매우 다양하다. 따라서 어떤 원인으로 수면장애가 유발되었는지 정확하게 진단해야 올바른 치료가 가능하다. 일반적으로 불면증을 예방 및 완화할 수 있는 생활수칙은 다음과 같다(김윤재 외, 2012 : 189-190).

- 수면에 방해되는 빛, 소음을 차단한다.
- 잠들기 전 카페인, 알코올 등을 피하고, 소변을 본다.

- 금연한다.
- 저녁식사 전 규칙적으로 운동하되, 잠들기 직전에 운동하는 것을 피한다.
- 잠자는 시간과 일어나는 시간을 규칙적으로 한다.
- 잠자기 한 시간 반에서 두 시간 전에 따뜻한 물에 목욕한다.
- 잠자리에 누운 후 15분에서 20분 후에도 잠들 수 없다면, 억지로 자려고 노력하지 말고 책을 읽거나 조용한 활동을 한다.
- 낮 동안에 수면을 취하거나 누워 있는 시간을 줄인다.
- 침실은 비교적 시원하고 통풍이 잘되게 한다.
- 불면증이 심할 경우 의사의 지시에 따라 약물을 복용한다.

6) 알코올 및 물질 관련 장애

노인들은 만성적인 불안이나 수면장애로 인해 신경안정제를 남용하는 경우가 많다. 또한 술이나 니코틴, 카페인 등을 남용하기도 한다. 알코올중독 상태에 있는 노인은 대개 젊어서부터 과음으로 인해 여러 신체질환, 영양상의 문제, 우울증 등이 동반되는 경우가 많다.

노년기의 정신건강은 유아기 때부터의 정신건강 상태와도 관련이 있다. 젊어서부터 성숙되어 있고 성격이 원만하여 인간생활에 적극적이고 긍정적으로 생활한 경우 노인이 되어서도 현재의 상황에 잘 적응하고 문제해결능력도 있는 것으로 보고되기도 한다(고명수 외, 2016 : 163).

7) 노인의 불안장애

노인에 있어 불안은 가장 흔한 정신증상 중 하나이다. 노년기 우울장애의 발병빈도는 성인기의 발병빈도보다 낮다고 역학연구 결과들을 통해서도 확인된다. 그러나 실제로 노인들은 사별, 은퇴, 경제적 곤란, 범죄대상의 가능성, 학대 등의 정신사회적 스트레스가 많고 각종 신체질환을 더 많이 가지고 있으며, 이로 인하여 많은 약물을 복용하고 있기 때문에 불안을 경험할 확률이 매우 높다고 할 수 있다.

노인 불안장애는 정확히 진단되기 쉽지 않다. 이는 진단체계의 적용상의 문제, 우울증과 같은 동반 이환의 문제, 고령화에 따른 정신사회적 변화가 임상양상에 미치는 영향 때문인 것으로 알려져 있다. 많은 불안호소 환자들은 불안장애보다는 우울장애로 진단되는 경향이 있다. 그러나 노년기의 불안장애가 다른 연령에서와 같이 가장 흔한 정신질환이라는 보고도 있으며, 최근 연구들은 이전에 알려졌던 것보다 실제 노년기 불안장애가 더 흔하다고 보고하고 있다. 질환별로는 범불안장애(generalized anxiety disorder), 광장공포(agoraphobia), 공황장애(panic disorder), 강박장애가 흔한 것으로 알려져 있으며 그중에서 범불안장애, 광장공포가 높은 빈도를 보이고 있다.

노년기 불안장애의 치료는 의학적, 심리적, 사회환경 등 다양한 측면을 고려하여 제공되어야 한다. 특히 약물치료 및 인지행동치료가 효과적인 것으로 보고되고 있는데, 약물치료 시에는 우선 적절한 신체적 검사, 정신사회적 평가가 이루어져야 한다. 또한 치료에 있어 개인에 따른 융통성 있는 접근과 함께 통합적이고 질병에 따른 특정 치료방식이 제공되어야 한다(대한노인정신의학회, 2017, http://www.kagp.or.kr/caller/intro_tab02.html).

제3부

정신장애와 정신건강

9장 정신장애의 이해[1)]

【학습 목표】
◇ 정신병리의 개념과 증상에 대해 학습한다.
◇ 진단기준에 따라 정신장애를 분류한다.
◇ 정신장애의 종류 및 그 내용에 대해 학습한다.

1. 정신병리

정신장애를 가진 환자들의 정신상태를 잘 파악하는 것은 정확한 진단을 내리고 효과적인 치료를 하며, 적절한 예후를 알기 위해 매우 중요하다. 또한 팀치료의 구성원인 의사, 정신건강사회복지사, 임상심리사, 간호사 등의 효과적인 의사소통을 위해서도 필요하다.

따라서 증상들을 정확하게 관찰하고 기술하는 것이 필요하다. 이에 치료진은 환자들의 징후(sign)와 증상(symptom)을 정확히 인지하고 기술해야 하며, 환자의 주관적인 경험을 공감(empathy)하고 정확한 평가(assessment)를 해야 한다. 대부분 환자의 징후와 증상은 정상행동에 바탕을 두고 있어 병적 수준과 정상을 분명한 이분법적으로 구분할 수 없으며, 마치 스펙트럼처럼 다양한 수준으로 표현된다(민성길 외, 2016 : 178).

1) 이 장의 세부 내용은 전반적으로 DSM-5와 최신정신의학(민성길 외, 2016)을 기초로 하여 정리하였다.

정신병리(psychopathology)는 정신질환에서 나타나는 비정상적인 의식, 행동, 지각, 사고, 언어, 기억 등으로 나타나는 증상을 의미한다.

1) 감정의 장애(Disturbances of Emotion)

감정(emotion)은 정동과 기분에 관련된 정신적·신체적·행동적 요소들이다. 정동은 자신에 의해 표현되고 타인에 의해 관찰되는 감정경험을 말하며, 기분(mood)은 자신에 의해 주관적으로 경험되고 보고되는 전반적이고 지속적인 감정이다. 감정의 장애는 크게 기분장애(mood disorder), 불안(anxiety), 정동장애(affective disorder)로 구분해 볼 수 있다.

(1) 기분장애

기분(mood)이란 전반적이고 지속적인 감정으로, 주관적으로 경험되어 환자가 보고하거나 타인에 의해 관찰된다.

① 고양된 기분(elevated mood) : 보통 이상의 즐거운 기분으로 조증에서 흔히 볼 수 있다.

- 다행감(euphoria)은 낙관적 태도와 자신감, 유쾌한 기분, 행복감을 느끼는 것이다.
- 고양(elation)은 즐거운 기분이 넘쳐 행동과 욕구가 과장되어 나타나는 경우이다.
- 양양(exaltation)은 즐거운 기분이 더욱 고양되어 과대적인 것이 되는 것이다.
- 황홀경(ecstasy)은 가장 극단적인 경우로 특이한 초월적 신비감, 전능감을 가질 때를 말한다.
- 확대된 기분(expansive mood)은 기분을 거리낌 없이 표현하는 것으로 자신의 중요성을 과대평가하는 행동이 함께 나타나기도 한다.

② 우울(depression) : 우울할 때 환자는 슬픈 기분, 비관, 자기비하, 무력감, 절망, 의욕감퇴, 죄책감, 행동 감소를 경험한다. 또한 불면, 두통, 식욕상실, 체중감소, 성욕감퇴 등 신체증상이 동반된다.

- 무쾌감증(anhedonia) : 흥미를 상실하고 일상적인 일에서 즐거움을 못 느끼고 유쾌한 활동에서 위축되고 우울한 기분에 빠져 있다.
- 애도(mouring, grief) : 실제적 상실에 따르는 슬픔이다. 우울과 애도과정은 같은 정신역동적 과정을 가지는데 애도반응이 연장될 때 우울이 된다.
- 감정표현불능증(alexithymia) : 자신의 감정이나 기분을 말로 표현하거나 인식하는 것이 어렵거나 불가능한 경우이다.

(2) 불안

불안은 두려움, 걱정 등 재난이 임박했다는 지속적 느낌으로 무의식적 충동이나 환경적 요인에 의한 위협에 대한 경고신호로 생각된다. 구갈, 심계항진, 호흡곤란 등 특정 신체증상이 동반된다.

- 부동성 불안(free floating anxiety) : 특정 상황에 대해 불안이 있는 것이 아니라 원인을 모른 채 단지 불안만을 느낄 때이다.
- 격정(agitation) : 불안이 심하여 신체적 긴장상태가 되거나 어찌할 바를 모르는 좌불안석 상태가 되는 때를 말하는데, 초조라고도 한다.
- 긴장(tension) : 감정적・신체적 활동이 증가된 불쾌하고 팽팽한 느낌으로 두 가지 상반된 욕구가 공존할 때 나타난다.
- 공황(panic) : 급성의 심한 불안을 의미한다. 최근 DSM-5에 기술된 공황장애의 공황발작은 갑작스러운 극심한 공포감, 격렬한 불안의 발생과 함께 특징적인 신체증상이 동반되는 급성불안발작을 의미한다.

(3) 정동장애

정동이란 감정의 외부 표현으로 환자 자신의 설명과 일치하지 않을 수도 있다.

- 불충분 정동(inadequate affect) : 감정적으로 둔하며 멀어짐과 무관심으로 인해 방관자처럼 느끼는 것을 무감동(apathy)이라 하는데 쾌, 불쾌에 대한 감수성이 감소된 상태이다.
- 부적합 정동(inappropriate affect) : 사고, 언어 등과 조화되지 않은 정동으로, 상황에 어울리지 않게 울거나 웃는 것이다. 이에는 유동적 정동(labile affect)과 분노발작(temper tantrum)이 있다.
- 양가성(ambivalence) : 한 대상에 대해 사랑과 미움이 동시에 있는 것처럼 상반된 두 가지 감정이 모순 없이 존재할 때를 의미한다. 대체로 한쪽이 무의식 내에 억압되어 있다.

2) 의식의 장애

일반적으로 의식이 정상이라고 하기 위해서는 감각, 지각, 인식, 지남력, 주의집중 등에 이상이 없고, 정상적 통각을 사용하여 경험을 통해 새로운 관념을 형성할 수 있으며, 관념 간에 합리적 연관을 시킬 수 있고 일이나 사태의 이해와 파악에 장애가 없어야 한다. 여러 정신적 원인과 뇌기능장애에 의해 의식에 장애가 온다.

- 주의의 장애(disorder of attention) : 충분한 시간 동안 주의를 유지하지 못하고 계속 다른 자극에 주의를 돌리는 주의산만(distractability)과 불안을 야기하는 것에 대해서만 선택적으로 주의가 차단되는 선택적 부주의(selective inattention)가 있다. 반면 과잉각성(hypervigilance)은 내외의 자극에 대해 지나치게 주의를 하고 초점을 맞추는 상태로 망상이나 편집상태와 관련된다.
- 의식혼탁(clouding of consciousness) : 감각자극에 대한 지각, 사고, 반응, 기억 등에 장애가 있는 것으로, 주의가 산만하며 착란이 있고 이해력이 부족해진다.

헷갈리는 상태인 착란(confusion), 의식이 혼탁된 자극을 제대로 지각하지 못하고 반응도 제대로 하지 못하는 상태, 운동능력을 상실하게 되고 외부자극에 대해 거의 반응하지 않지만 강력한 자극 시 일시적으로 반응할 수 있는 정도인 혼미(stupor), 그리고 모든 정신활동과 신경조직기능의 마비 상태인 혼수(coma) 등이 있다. 또한 급성뇌증후군(예 고열, 수술 후, 산욕기, 요독증, 중독상태, 알코올 금단 후 등)으로 불리는 섬망(delirium)은 의식장애, 착란, 주의산만, 당황, 지남력 장애, 환각, 착각, 공포 등의 증상과 경과의 변동이 심한 것이 특징이다. 감각자극이 감소되어 밤에 악화된다. 대체로 회복 후 그동안의 일을 잘 기억하지 못하나 꿈 같다고 회상하기도 한다(민성길 외, 2015 : 179; 유수현 외, 2017 : 106).

3) 지각의 장애

지각이란 물리적 자극을 심리적 정보로 변화시키는 과정으로 감각자극이 의식화되는 정신과정이다. 이에 대한 병리적 증상은 착각과 환각, 실인증이 포함된다.

- 착각(illusion) : 감각자극을 잘못 해석하여 지각하는 것으로, 강한 감정, 욕구, 충동 때문에 투사에 의해 일어난다. 예를 들어, 죄책감이 심하면 바람소리를 자신을 비난하는 소리로 듣는다.
- 환각(hallucination) : 외부 자극이 실제로 없는데도 마치 외부에서 자극이 들어온 것처럼 지각하는 현상이다. 정신분석학적으로 설명하면, 의식세계에서 용납될 수 없는 무의식의 욕구가 외부로 투사되어 마치 자신의 욕구가 아닌 것처럼 위장되어 외계에서의 자극으로 지각된다는 것이다. 이러한 환각에는 환청, 환시, 환촉, 환취, 환미 등이 포함된다.
- 실인증(agnosia) : 사물을 인지하지 못하거나 감각자극의 의미를 해석하지 못하는 것이다.

4) 사고의 장애

사고란 목적을 향한 생각들의 흐름으로, 문제점이나 과제에 의해 시작되어 현실적인 결론에 도달하는 연상행동이다.

(1) 사고형태의 장애

정상적 사고는 이성과 논리에 따른 합리적 사고이고 비합리적 사고는 정신기능이 논리적 경험과 일치하지 않는 것이다. 자폐적 사고, 백일몽, 마술적 사고 등은 무의식적 자기중심적 또는 본능적 욕구에 따른 것으로 현실을 무시한 비논리적 사고이다.

- 구체적 사고(concrete thinking) : 문자적(literal) 사고로, 은유의 사용이 없고 의미의 뉘앙스를 이해하지 못하는 일차원적 사고이다.
- 추상적 사고(abstract thinking) : 의미나 뉘앙스를 알고 다차원적이며 은유와 가설을 이해하는 사고이다.

(2) 사고과정의 장애

사고과정은 연상의 속도와 방식을 의미한다. 대개 완전한 연결이 없이 한 내용에서 다른 내용으로 이동되어 언어가 지리멸렬할 때는 연상의 이완으로 표시된다.

- 사고비약(flight of idea) : 한 생각에서 다른 생각으로 계속 연상이 빨리 진행되며 목적에 도달하지 못하는 것으로, 사고일탈이라고도 한다. 가속된 내적 욕구와 주의산만 때문으로 조증에서 흔히 볼 수 있다.
- 사고지체(retardation) : 사고의 시작과 진행이 느린 것으로, 우울증에서 흔히 볼 수 있다.
- 보속증(perseveration) : 한 관념이 지속적으로 반복 표현되는 것으로, 다른 질문에서 같은 대답을 하는 것이다.

- 우원증(circumstantiality) : 많은 불필요한 묘사를 거친 후에 말하고자 하는 목적에 도달하는 경우를 말한다. 조현병, 기질성 정신장애, 지적장애 등에서 흔히 보인다.
- 지리멸렬(incoherence) : 사고 진행이 와해되어 논리적 연결이 없고 의미론적으로 파괴된 언어로, 구나 단어들이 흩어진 상태이다. 연상이완이 조현병에서 보이는 전형적인 예이며 심한 예로는 word salad가 있다.
- 신어증(neologism) : 환자가 자신만 뜻을 아는 독특하고 새로운 말을 조합하거나 창조하는 것이다. 조현병에서 흔히 보인다.

(3) 사고내용의 장애

- 사고경향(thought trend) : 비정상적인 믿음으로 믿음의 근거를 이성적으로 설명할 수 없는 경우를 의미한다. 망상의 정도까지 이르지 않았고 강박적 사고라고 할 수 없는 사고이다. 이러한 비정상적인 믿음의 배경이 반드시 근거가 없는 것은 아니다. 비정상적인 믿음을 결정하는 것은 강력한 감정요소이며 열정적인 정치적 또는 종교적 열망, 믿음과 비슷한 성질을 가지고 있다.
- 망상(delusion) : 불합리하며 잘못된 생각이나 신념을 말한다. 사람에게는 인격균형을 유지하기 위해 가공적 사고를 발달시키는 경향이 있는데, 편견이나 이데올로기 등이 그 예이다. 이러한 경향이 개인에게서 병적으로 나타날 때 망상이 되는데 단순히 이성과 논리적 설명으로는 이러한 망상을 수정할 수 없다. 이러한 망상에는 과대망상, 피해망상, 관계망상, 자책망상, 조종망상, 질투망상, 빈곤망상, 연애망상 등이 포함된다.
- 강박사고(obsession) : 사고체험의 장애로 분류되는데, 이는 의식적으로 원치 않음에도 불구하고 계속해서 같은 생각이 의식에 떠오르는 것이다.
- 공포증(phobia) : 사고체험의 장애로, 어떤 대상이나 상황에 대해 불합리하게 무서워하며 피하려는 상태이다. 대상에 따라 단순공포, 대인공포, 동물공포 또는 상황에 따라 광장공포, 고소공포 등 여러 가지가 있다.

- 건강염려증(hypochondria) : 신체건강에 대해 과도한 관심을 갖는 것으로, 흔히 어떤 특정 병에 걸리지 않았지만 걱정하는 것이다. 건강염려증은 매우 흔하지만 일과성인 경우가 많다. 정상적인 신체감각을 병적인 것으로 잘못 해석하거나 우울과 같은 불쾌한 정동(affect)이 건강염려증으로 전환되는 경우도 많다.

5) 행동의 장애

행동은 충동, 동기, 소원, 욕구, 본능 등이 개인의 행동이나 운동으로 표현되는 정신 측면이다.

- 환자의 표정이나 태도(facial expression and attitude) : 하나의 의사소통 수단이므로 증상으로 나타날 수도 있다. 힘없는 태도와 우울하고 무표정한 얼굴은 우울증에서 볼 수 있고, 의심의 방어적 태도, 괴상한 자세, 무의미한 웃음이나 찌푸린 얼굴은 조현병에서 볼 수 있다.
- 행동증가(increased activity) : 정신운동이 증가되어 있는 상태로 계속 변화되어 목적달성이 어려운데, 조증에서 전형적으로 볼 수 있다.
- 반복행동(repetitious activity) : 같은 행동을 반복하는 것으로 상동증(stereotype)이라고 한다.
- 자동증(automatism) : 타인의 말, 명령, 행동 등을 따라 하는 것이다.
- 공격성(aggression) : 분노, 화, 증오에 따른 강압적이고 목적 있는 행위로 언어나 행동으로 표현된다.
- 자살(suicide) : 자살, 자살기도, 자살의도 등은 대체로 사람의 결핍과 무능감, 거부감을 느끼거나 자신을 버린 사람에게 죄책감을 불러일으키기 위한 수단으로 사용되기도 한다. 대상에 대한 증오와 복수의 감정이 자기에게로 향했을 때도 자살을 수단으로 사용하기도 한다(민성길 외, 2015 : 179-180).

6) 언어장애

언어는 생각이나 감정의 외적 표현으로, 언어장애가 오면, 사고의 장애, 발성상의 장애, 신경학적 장애 중 실어증이나 발음장애가 오고, 언어빈곤 등이 초래된다.

언어장애에는 언어압박(pressure of speech), 언어빈곤(poverty of speech), 무언증(alogia), 억양장애(dysprosody), 실어증(aphasia) 등이 있다.

- 언어압박 : 말이 빠르고 많으며 중단시키기 어려운 경우인데, 주로 조증상태에서 많이 관찰되는 경향이 있다.
- 언어빈곤 : 말과 언어적 행동이 감소하는 경우를 말하는데, 이는 사고의 황폐화를 반영하는 것이다. 또한 질문에 대한 대답이 단음절일 경우가 많다.
- 무언증 : 지적장애나 치매 등으로 인해 말을 할 수 없는 상태를 의미한다.
- 억양장애 : 말에 정상적 억양이 없는 경우를 말한다.
- 실어증 : 운동성 실어증, 지각성 실어증, 착어성 실어증, 전도성 실어증, 어의성 실어증, 문장적 실어증, 명칭 실어증, 총체적 실어증이 있다(이영실 외, 2016 : 48).

7) 지남력장애(Disorder of Orientation)

지남력은 환경을 이해하고 그에 대해 자신의 위치를 파악하는 것을 의미한다. 즉, 자신이 처해 있는 상황을 얼마나 정확하게 파악하고 있는가 하는 것으로, 특히 시간(time), 장소(place), 사람(people)을 구체적으로 인지하는지에 관한 것이다(유수현 외, 2017 : 101).

8) 기억장애

기억은 정보가 받아들여져서 하나의 정신적 인상으로 등록(registration), 저장 또는 유지(retention)되었다가 나중에 회상(recall)하게 되는 과정으로 구성되어 있다.

- 기억항진(hypermnesia) : 특정 정동과 관계된 특정 기간이나 특정 사건 또는 경험에 한정되어 기억이 병적으로 과도히 상세한 경우로, 조증, 편집증, 긴장증 등에서 볼 수 있다.
- 기억상실(amnesia) : 기억불능상태를 의미하며, 기질성과 심인성으로 구분된다. 기질성 건망증(organic amnesia)은 알코올중독이나 두부외상 때처럼 입력된 정보가 등록되지 않을 때와 Korsakoff 증후군에서처럼 저장이 오래가지 못할 때 나타난다. 반면 심인성 건망증(psychogenic amnesia)은 등록과 저장은 정상적이나 회상이 안 되는 것으로 방어와 회피 등의 역동적 목적이 있는 능동적 과정의 결과이다.
- 기억착오(paramnesia) : 방어목적으로 무의식적으로 거짓기억을 하는 것이다. 그 결과 기억이 나지 않는 부분에 대해 이야기를 꾸며 메우는 작화증(confabulation)이 나타난다.
- 기시감(deja vu) : 낯선 것을 이전에 본 것 같이 느끼는 현상이다.
- 미시감(jamais vu) : 이전에 알고 있던 것이 생소하게 보이는 현상을 말한다.

9) 지능장애(Disorder of Intelligence)

지능지수가 90~110이면 보통의 수준인 데 반해 지능 발달이 안 되어 지능지수가 70 이하인 경우를 지적장애(mental retardation)라고 한다. 그러나 현재 DSM-5에서는 지적장애가 지능장애(intellectual disability)라는 진단명으로 변경되었다. 치매(dementia)는 생후 정상적으로 발달하였던 지능과 기타 인지기능이 후천적인 뇌기능장애 때문에 영구적이고 비가역적으로 저하된 상태를 의미한다.

2. 정신장애의 분류

1) 일반적 분류

정신장애는 정신질환과 지적 장애로 구분된다. 정신질환은 또한 정신신경증과 정신병으로 나눌 수 있다. 여기에서 신경증과 정신병은 현실판단능력(reality testing) 유무에 따라 구분된다. 신경증은 비교적 흔하고 증상을 이해할 만하고 공감할 수 있으며, 현실판단력이 손상되지 않아 증상을 가진 환자 스스로도 자아이질적(ego alien)이어서 괴롭다. 반면 정신병은 이해하기 어렵고 쉽게 공감이 가지 않으며 자아기능의 퇴행이 심하고 현실판단력이 거의 없다.

정신병적 장애는 다시 기질성 정신병(organic psychosis)과 기능적 정신병(fuctional psychosis)으로 구분된다. 기질성 정신병은 뇌암, 혈관성, 질환, 감염증, 독성, 외상성 또는 선천성 요인과 같은 신체적 병리로 인한 정신병이다. 반면 기능성 정신병은 기능의 손상이 있으나 어떠한 기질성 병리로 인한 것이 아닌 정신병으로, 신체검사상 이상소견이 없고 심리적인 증상에 의하여 진단된다(유수현 외, 2017 : 109).

2) 국제질병분류와 미국 정신장애 진단 및 통계편람에 의한 분류

우리나라에서는 공식적으로 WHO에서 사용하는 ICD-10(Internatonal Classification of Disease and health problems 10th edition, 1992)과 미국 정신의학회에서 사용되고 있는 정신장애 진단 및 통계편람 5판(DSM-5 : Diagnostic and Statistical Manual of mental disorder, 2013)의 두 가지를 기준으로 분류하고 있다.

(1) 국제질병분류(ICD-10)

ICD는 WHO에서 발간하는 국제질병분류법으로 1990년에 ICD-1이 출간되었다. 정신장애는 ICD-5(1939년)부터 하나의 독립된 장(5장 정신 및 행동장애)으로 추가되어 정교하게 발전되어 왔다.

〈표 9-1〉 ICD-10 정신장애분류

F00~F09	증상을 포함한 기질성 정신장애
F10~F19	정신활성물질 사용에 의한 정신 및 행동장애
F20~F29	조현병, 조현형 및 망상장애
F30~F39	기분(정동)장애
F40~F49	신경증성 스트레스 관련성 및 신체형 장애
F50~F59	생리적 장해와 신체적 요인과 연관된 행동증후군
F60~F69	성인인격 및 행동장애
F70~F79	지적장애
F80~F89	심리적 발달의 장애
F90~F98	소아기 및 청소년기에 흔히 발생하는 행동 및 정서장애

출처 : WHO(2007). ICD-10.

(2) 정신장애 진단 및 통계편람(DSM-5)

미국정신의학협회에서 출간된 DSM은 정신장애인의 진단과 체계적인 분류를 위해 편람된 책이다. 2013년에 발행된 DSM-5의 구조는 다음과 같다. 첫째, 출간예정인 ICD-11과 조화를 이루도록 많은 부분이 개정되었는데, 그동안 WHO와 APA는 조사 및 통계 등 연구자료를 공유하거나 경계를 벗어나지 않았으며 진단끼리 서로 공유되지 못한 점들을 고려하여 임상가들이 정신장애의 진단을 좀 더 편리하게 공유할 수 있도록 구성되었고 최근의 과학적 연구결과들을 많이 반영하려고 노력하였다. 둘째, 진단에 있어 차원적 접근을 도입하였다. 즉, 진단방식이 맞지 않으면 제외하는 형식을 사용하여 NOS가 많아진 결과를 초래하였던 DSM-Ⅳ의 배타적 진단을 DSM-5에서는 질병의 유전적·환경적인 위험인자는 예후에도 상호작용을 가지고 있다는 포괄적인 개념으로 스펙트럼을 사용하였다. 셋째, 어린이의 진단기준은 어른과는 달라야 한다는 것에 대한 구체적인 가이드를 제시하였다. 예컨대 아동에게 조울증이라는 극단적인 진단을 내리기에 아동의 발달이 멈추지 않았으므로 발달 및 생애주기에 대한 고려를 통하여 새로운 진단을 부여하였다. 넷째, 진단평가를 함에 있어 개인의 경험과 증상, 행동이 사회문화적 기준과 다른지에 대한 여부, 문화적 기원 및 특정 사회나 가정의 상황에 따른 적응차이 등을 고려하였다. 다섯째, 성별에 따라 표현하는 방식이 다르고 본인이 주관적으로 믿는 성과 타고난 성이 다를지라도 생리적으로 갖는 독특한 성 자체의 증상발현이 다르므로 성별차이를 고려하였다. 여섯째, '달리 분류되지 않는(not otherwise specified)' 대신 임상의에게 결정의 권한을 주는 '달리 분류된 장애(other specified disorder)'와 응급상황이거나 정보 및 검사결과가 부족할 때 임상의가 결정을 보류할 수 있도록 하는 '분류되지 않은 장애(unspecified disorder)'를 사용하였다. 일곱째, 다축체계(multiaxial system)가 제외되었고 GAF(Global Assessment of Functioning) 또한 평가자의 주관적 견해라는 인식으로 사용되지 않게 되었다(유수현 외, 2017 : 111-112).

〈표 9-2〉 DSM-5에 포함되어 있는 정신장애 범주들

	정신장애 분류	하위 장애
1	신경발달장애 (neurodevelopmental disorders)	지적장애, 의사소통장애, 자폐스펙트럼장애, 주의력결핍 과잉행동장애, 특정 학습장애, 운동장애, 틱장애, 기타 신경발달장애
2	조현병 스펙트럼 및 기타 정신병적 장애 (schizophrenia spectrum and other psychotic disorders)	조현형 장애, 망상장애, 단기정신병적 장애, 조현양상장애, 조현병, 조현정동장애
3	양극성 및 관련 장애 (bipolar and related disorders)	제1형 양극성장애, 제2형 양극성장애, 순환성 장애
4	우울장애 (depressive disorders)	파괴적 기분조절부전장애, 주요우울장애, 지속성 우울장애, 월경전불쾌감장애, 다른 의학적 상태로 인한 우울장애
5	불안장애 (anxiety disorders)	분리불안장애, 선택적 함구증, 특정공포증, 사회불안장애, 공황장애, 광장공포증, 범불안장애
6	강박 및 관련 장애 (obsessive-compulsive and related disorders)	강박장애, 신체이형장애, 수집광, 발모광, 피부 뜯기 장애
7	외상 및 스트레스사건 관련 장애 (trauma and stress-related disorders)	반응성 애착장애, 탈억제성 사회적 유대감장애, 외상 후 스트레스 장애, 급성 스트레스 장애, 적응장애

8	해리장애 (dissociative disorders)	해리성 정체성 장애, 해리성 기억상실, 이인성/ 비현실감 장애
9	신체증상 및 관련 장애 (somatic symptom and related disorders)	신체증상장애, 질병불안장애, 전환장애, 인위성 장애
10	급식 및 섭식장애 (feedng and eating disorders)	이식증, 되새김장애, 회피성/ 제한적 음식섭취장애, 신경성 식욕부진증, 신경성 폭식증, 폭식장애
11	배설장애 (elimination disorders)	유뇨증, 유분증
12	수면-각성장애 (sleep-wake disorders)	불면장애, 과다수면장애, 기면증, 호흡 관련 수면장애, 사건수면
13	성기능부전 (sexual dysfuctions)	사정지연, 발기장애, 여성극치감장애, 여성 성적 관심/ 흥분장애, 성기-골반통증/ 삽입장애, 남성성욕감퇴장애, 조기사정
14	성별불쾌감 (gender dysphoria)	성별불쾌감
15	파괴적, 충동통제 및 품행장애 (distruptive, impulse-control and conduct disorders)	적대적 반항장애, 간헐적 폭발성 장애, 품행장애, 반사회적 성격장애, 병적 방화, 병적 도벽
16	물질 관련 및 중독장애 (substance-related and addictive disorders)	알코올 관련 장애, 카페인 관련 장애, 대마 관련 장애, 환각제 관련 장애, 흡입제 관련 장애, 아편계 관련 장애, 지정제·수면제 또는 항불안제 관련 장애, 자극제 관련 장애, 담배 관련 장애, 기타 물질 관련 장애, 도박장애
17	신경인지장애 (neurocognitive disorders)	섬망, 알츠하이머로 인한 주요 또는 경도 신경인지장애, 전두측두엽 주요 또는 경도 신경인지장애, 루이소체 주요 또는 경도 신경인지장애, 혈관성 주요 또는 경도 신경인지장애, 외상성 뇌손상으로 인한 주요 또는 경도 신경인지장애, HIV 감염으로 인한 주요 또는 경도 신경인지장애, 프라이온병으로 인한 주요 또는 경도 신경인지장애, 파킨슨병으로 인한 주요 또는 경도 신경인지장애, 헌팅턴병으로 인한 주요 또는 경도 신경인지장애, 다른 의학적 상태로 인한 주요 또는 경도 신경인지장애, 다중병인으로 인한 주요 또는 경도 신경인지장애

18	성격장애 (personality disorders)	A군 성격장애(편집성, 조현성, 조현형), B군 성격장애(반사회적, 경계성, 연극성, 자기애성), C군 성격장애(회피성, 의존성, 강박성)
19	변태성욕장애 (paraphilic disorders)	관음장애, 노출장애, 마찰도착 장애, 성적 피학장애, 성적 가학장애, 소아성애장애, 물품음란장애, 복장도착장애
20	기타 정신장애 (other mental disorders)	

3. 조현병 장애

1) 개 념

조현병(schizophrenia)은 과거 정신분열병으로 진단되었던 병명으로 사회적 편견이나 낙인 등으로 인해 '현악기의 줄을 고르다'라는 의미의 조현병으로 변경되어 2011년부터 사용되고 있다. 조현병은 망상(delusion), 환각(hallucination), 기이한 행동(bizarre behavior), 혼란스러운 언어(confusion language), 긴장성 행동(catatonic behavior), 음성증상(negative symptom) 등으로 인해 사회활동과 가족관계를 악화시키는 만성적 장애이다(이영실 외, 2016 : 327).

DSM-5에서의 조현병의 기본 개념은 DSM-Ⅳ에서와 거의 같으나, 단지 조현병으로 진단되기 위해서는 다섯 가지 핵심 증상 중 2개가 있어야 하는데(DSM-Ⅳ에서는 한 가지), 그중 하나는 반드시 망상, 환각, 혼란스러운 언어라는 핵심 세 가지 증상 중 하나이어야 한다. 또한 DSM-5에서는 긴장형, 망상형, 미분화형 등 조현병의 아형이 폐기되었다.

2) 유병률

전 세계적으로 조현병의 일반적인 유병률은 전체 인구 중 약 0.2~2.0%이며, 평생 유병률은 약 0.5~1.0%로 알려져 있다. 2016년 정신질환실태조사에 의하면, 조현병을 포함한 정신병적 장애의 1년 유병률은 0.2%로 나타나 2011년 0.4%인 것과 비교해 볼 때 0.2%포인트 감소했다는 것을 알 수 있다(보건복지부, 2017).

발병률이 가장 높은 연령층은 젊은 층으로, 남성의 경우 15~24세(평균 21.4세), 여성은 25~34세(평균 26.8세)로 남성이 다소 일찍 발병한다. 드물기는 하지만 45세 이후에 발병하는 후기 발병 조현병도 보고되고 있다. 발병률에 남녀 차이는 거의 없으나 일반적으로 치료반응과 예후는 남성보다 여성에서 더 좋다고 보고된다.

3) 원 인

조현병의 원인에 관한 여러 학설이 존재하지만 정확한 원인으로 밝혀진 것은 아직 없다.

- 유전적 요인 : 조현병이 유전인가에 대한 답을 얻기 위해 가족력을 이용한 가계 연구, 쌍둥이 연구, 양자 연구 등을 시행한 결과 대체로 조현병의 유전율은 73~90%로 추정되고 있다.
  부모 중 한 사람이 조현병일 경우 그 자녀들의 이환위험률은 8~18%이며, 양친이 모두 환자일 경우 이환위험률은 35~45%로 높아진다. 또한 일란성 쌍둥이의 조현병 공병률은 50%인 반면, 이란성 쌍둥이의 공병률은 12~14%로 나타나, 조현병의 발병원인으로 환경적 요인 또한 중요한 역할을 함을 유추해 볼 수 있다.
- 도파민(dopamine) 가설 : 전체 원인가설 중 가장 지배적인 가설이다. 도파민의 과다분비 혹은 도파민 수용체의 증가로 인해 도파민 활동이 과잉상태가 되면 조현병이 발생된다는 것이다.

- 대뇌구조적 이상, 대뇌비대칭성, 신경회로의 장애, 뇌전증형 뇌파와의 관련성, 내분비계 이상 등 여러 원인들이 복합적으로 제기되고 있다.
- 심리적 요인 : 신경증에 비해 조현병 환자의 인격은 훨씬 광범위하게 퇴행되어 있다. 프로이트(Freud)는 심리성적 발달 단계상 구강기 또는 항문기에 고착되어 있다고 보았다. 그런 자아의 심한 결함으로 인해 타인과의 사이에서 갈등과 좌절을 겪을 때 정신내적 갈등을 적절히 방어하지 못해 조현병이 유발된다고 보았다.
- 정신사회적 요인 : 현재 정신사회적 요인이나 환경요인들이 조현병의 직접적인 원인이라고 생각되지는 않는다. 그러나 유전적 고위험에 있는 사람이 환경적 위험에 노출될 때 정신병 발병이 쉽다는 것은 잘 알려져 있다. 그러한 환경적 요인에는 유아기 시절의 트라우마 등이 있다. 따라서 조현병의 치료나 재발예방을 위해서는 정신사회적 요인을 이해하는 것이 중요하다.
- 사회환경적 요인 : 사회환경요인 중 조현병 발병과 관련하여 가장 중요한 요인은 가족요인이라 할 수 있다. 가족 내에서의 자녀에 대한 양육태도, 의사소통, 부모관계 등은 자녀들에게 많은 영향을 미칠 수 있다. 이러한 가족요인은 자녀의 발달뿐 아니라 조현병의 발병과 예후에도 영향을 미치게 된다는 주장도 있다. 프롬-리히만(Fromm-Reichmann)은 조현병을 가진 사람의 어머니가 지배적이고 차갑고 자녀에게 갈등을 조장하는 특징을 가지고 있다고 지적하면서 '조현병을 유발하는 어머니(schizophrenogenic mother)'라는 표현을 사용하기도 하였다. 이러한 주장은 환자 어머니를 비난의 대상으로 만들고 환자 가족의 죄책감을 가중시키는 결과를 초래했는데, 실제로 어떠한 특정한 가족형태가 조현병과 직접적인 연관이 있다는 근거는 없다.
- 스트레스-취약성 모델(stress-diathesis model) : 최근 들어 가장 가능성이 높게 인정되고 있는 이론은 어느 한 원인에 의해 조현병이 발병한다기보다는 여러 요인이 복합적으로 발병에 기여한다는 것이다. 즉, 영아기 이전에 뇌 발달에 이상을 가져올 수 있는 어떠한 요소가 작용하여 비정상적인 신경발달이 이루어질 수

있는데, 이는 어떤 개인의 조현병에 대한 특별한 취약성으로 작용한다. 이러한 취약성을 가진 사람이 사춘기를 지나 성인기에 접어들면서 환경적 스트레스를 받게 되면 비로소 증상이 발현되는데, 여기서 환경적 스트레스는 생물학적인 것일 수도 있고 정신사회적인 것일 수도 있다.

4) 진단 및 주요 증상

DSM-5에 제시된 구체적 내용은 다음과 같다.

다음 증상 중 2개(또는 이상)가 있고, 그 각각이 1개월의 기간(또는 성공적으로 치료되었을 경우는 그 이하) 중에 의미 있는 기간 동안 존재한다. 최소한 이들 증상 중 하나는 1, 2, 또는 3이어야 한다. :

A. 1. 망상
   2. 환각
   3. 와해된 언어(예 빈번한 일탈이나 지리멸렬)
   4. 전반적으로 혼란스러운 혹은 긴장성 행동
   5. 음성 증상, 즉 감정적 둔마, 무언증 혹은 무의욕증

B. 장애가 발생한 이후로 상당 기간 동안 일, 대인관계, 자기 돌봄 등과 같은 영역 가운데 하나 또는 그 이상에서의 기능수준이 발병 이전에 성취한 수준보다 현저히 낮다(아동기나 청소년기에 발병한 경우에는 대인관계, 학업, 직업에서의 기대되는 성취에 실패한다).

C. 질병의 계속적인 징후가 최소 6개월 이상이다. 그 6개월의 기간에는 최소한 1개월간(또는 성공적으로 치료받았을 경우는 그 이하) 진단기준 A(즉, 활성기 증상)에 맞는 증상이 있어야 하는데, 전구증상 또는 잔류증상들을 포함할 수 있다. 전구기 혹은 잔류기에는 장애의 증후들이 오로지 음성증상만으로 나타나거나, 혹은 진단기준 A에 열거된 증상 중 2개 이상이 약화된 형태(예 괴상한 믿음, 특이한 지각경험)로 나타날 수 있다.

D. 분열정동장애와 정신병적 양상을 가진 기분장애 또는 양극성 장애가 배제되어야 한다. 그 근거는 다음 중 하나이다.
   1. 이 병의 활성기에 주요우울증, 조증삽화가 동시에 나타나지 않는다. 또는 2. 이 병의 활성기에 기분장애의 삽화가 나타난다면, 기분장애의 총 기간이 이 병의 활성기 및 잔류기의 기간에 비해 짧다.

E. 이 장애가 물질(예 약물남용, 투약)이나 다른 의학적 상태의 생리적 효과로 인한 것이 아니다.

F. 만일 소아기 발병의 자폐스펙트럼장애나 의사소통장애의 병력이 있으면, 현저한 망상이나 환각 포함 조현병의 증상들이 1개월 이상(또는 성공적으로 치료되었을 경우에는 그 이하) 존재할 경우에만 조현병의 추가진단이 가능하다.

특정성(경과에 따른)

다음의 경과 관련 특정화는 장애기간 1년을 지난 후에만 사용되어야 한다. 그리고 진단적 경과 기준과 모순되지 않아야 한다.

첫 삽화, 현재 급성 삽화

첫 삽화, 현재 부분관해(이전 삽화의 호전이 유지되고 진단기준이 부분적으로 만족되는 상태)

첫 삽화, 현재 완전관해(이전 삽화 이후의 기간으로 장애 특정의 증상이 없는 기간)

다중 삽화, 현재 급성 삽화[multiple episode란 2개 이상의 삽화를 의미(예를 들어, 첫 삽화 이후 하나의 관해와 최소한 하나의 삽화가 있음)]

다중 삽화, 현재 부분관해

다중 삽화, 현재 완전관해

지속성. 진단적 증상기준을 모두 만족시키는 증상들이 질병경과의 대부분에서 남아 있고, 역치하의 증상기간은 전체 경과에 비해 매우 짧다.

비특징성

특정성

긴장증 동반형

특정성

현재 심각도 : 5point scale로 평가한다.

문화 관련 진단적 문제 : 환자가 속한 사회의 문화적으로나 종교적으로 적절하고 흔히 있는 지속적인 망상적 신념은 진단기준으로 생각하지 않는다.

출처 : 최신정신의학(2016).

조현병의 주요 증상은 사고, 지각, 언어 및 의사소통, 행동장애 등이 포함된다. 음성증상은 정상적 일상생활이나 사회적 기능이 줄어드는 것으로, 둔감화된 감정표현, 무논리증, 무의욕증 등이 포함된다.

- 망상(delusion) : 조현병의 대표적 증상 중의 하나로, 환자의 문화적, 교육적 배경을 고려했을 때 전혀 이해가 불가능하고 설득해도 바뀌지 않으며 사실과 다른 굳은 신념을 의미한다. 예를 들어, 누군가 자신을 미행한다거나 죽이려 한다는 등의 피해망상, 누군가가 자신에게 생각을 넣는다는 사고 주입, 누군가가 나를 조종한다는 조종망상, TV에서 자신의 이야기를 한다는 등의 관계망상이 있다. 이 외에도 빈곤망상, 죄책망상, 과대망상, 신체망상 등 다양하다. 망상의 구체적인 내용은 환자가 속한 문화의 영향을 많이 받는다.
- 환각(hallucination) : 외부자극이 없는데도 불구하고 지각하는 경우로, 특히 환청이 조현병 환자가 흔히 경험하는 대표적인 지각장애이다. 환청에 대해 환자는 다양한 태도를 보일 수 있다. 어떤 환자는 아무런 관심을 갖지 않고, 어떤 환자는 매우 괴로워하며 환청의 내용과 투쟁하려 하기도 한다. 반면 어떤 환자는 환청이 지시하는 대로 행동하거나 환청에 답하기도 한다. 이 밖에도 환시, 환후, 환미 등도 조현병의 급성기에 드물게 나타나기도 한다.
- 행동적 증상 : 전반적으로 와해된 행동과 말, 비정상적인 행동, 긴장성 행동을 보인다.
- 음성증상 : 정서적 표현의 감소, 무욕증, 무감동증 등을 보인다.

5) 조현병에 대한 개입

치료를 위한 대원칙은 조기발견, 조기치료 및 재발방지이다. 발견과 치료가 빠를수록 치료효과도 좋다.

첫 발병 후 치료를 받기 시작할 때까지의 기간을 DUP(Duration of Untreated Psychosis)라고 하는데, 이 DUP가 빠를수록 예후가 좋다. DUP를 지연시키는 요인에는 어린 나이에 발병, 물질사용장애, 심한 양성증상, 기능저하 등이 있다. 고위험군에게 발병 전부터 조기치료를 시행하면 어느 정도 발병을 예방할 수 있다. 정신병에 대한 정보제공, 정신건강 서비스에 대한 접근성 증가, 가족교육 등을 통해 조현병의 조기발견이 가능하다(민성길 외, 2016 : 272-273).

(1) 약물치료

조현병에 있어 약물치료는 매우 중요하다. 정신병적 증상과 관련된 신경전달물질 체계의 균형을 되찾는 목적으로 약물치료가 시행된다. 따라서 급성기에 망상이나 환각과 같은 증상을 보이는 경우에는 다른 심리사회적 개입에 앞서 집중적인 약물치료를 통해 증상을 완화시키는 것이 중요하다.

조현병 치료를 위한 항정신병 약물(anti-psychotics)은 정신병적 증상에 대한 치료적 작용뿐 아니라 신체적·심리적 부작용을 동반하게 된다. 따라서 부작용을 잘 알고 대처하는 것이 약물 순응도를 높이고 치료의 효과를 거두는 데 중요하다고 할 수 있다.

(2) 정신역동적 상담

정신분석이론를 기반으로 심리적 역동과 방어기제, 무의식의 탐구 등을 통해 문제나 증상을 파악하고, 이를 토대로 상담자와의 일대일 관계 속에서 치료적 접근을 한다. 상담과정에서 자아와 방어기제 등을 탐색해 나가며 이를 위해 자유연상, 꿈의 해석, 전이, 저항 등의 기법들을 사용한다. 조현병의 경우, 무의식적 문제에 대한 통찰적 심리상담보다는 상담자와의 관계에서 지지적 심리상담을 주로 실시한다(유수현 외, 2016 : 128).

(3) 인지행동적 접근

인지행동치료는 환자의 인지구조를 재구성함으로써 조현병의 증상, 특히 양성증상의 치료에 효과적으로 사용된다. 이와 함께 환자의 사회적 기능을 증진시키기 위해 사회기술훈련 등 행동기법을 병행하는데, 이는 음성증상 치료에 보다 효과적이다(민성길, 2016 : 276).

(4) 재활치료 및 사회복귀 훈련

만성 조현병 치료에 있어 환자가 어느 정도 회복되어 사회로 복귀하는 것이 순조롭게 진행되지 않는 경우가 많다. 환자의 역량부족도 문제이고, 조현병에 대한 사회적 인식이 부정적이어서 환자가 잘 적응하지 못하는 것도 문제이다. 이러한 어려운 사회복귀를 돕는 치료를 재활치료 또는 사회복귀훈련이라 한다. 사회화, 가족치료, 학교교육 및 직업교육, 약물치료 등을 통합한 집중치료를 상당 기간 동안 지속하면 많은 환자를 사회복귀로 이끌 수 있다.

환자와 보호자들(주치의, 정신건강 전문가, 가족 구성원들)이 재발의 조기 신호를 인지할 수 있도록 훈련하여 효과적인 위기관리가 최대한 신속하게 이루어지도록 한다. 정상적인 직업활동이 곤란한 환자에게는 직업치료(vocational therapy)를 활용해 보는 것도 좋은 방법이다.

이러한 치료는 병원과 지역사회 정신건강증진센터(community mental health center) 등이 서로 연계되어 이루어진다. 사회복귀를 용이하게 하기 위해 낮병원(day hospital), 중간거주지(halfway house), 또는 공동생활가정(group home) 등 중간 이행단계를 활용해 보는 것이 좋을 것이다. 이를 통해 환자는 사화와 접촉을 유지하며 대인관계도 호전되고 다소의 수입도 올릴 수 있게 된다(민성길, 2016 : 277).

- Assertive community therapy : 입원을 줄이기 위한 방법으로 목적에 맞는 치료팀을 구성하여 만성 정신질환자들에게 치료, 재활, 기타 활동지원 등 정신건강서비스를 제공하는 것이다. 특히 이 치료를 가족치료와 통합한 Family-aided Assertive Community Therapy(FACT)가 소개되고 있다.

4. 우울장애

1) 개 념

우울장애는 전반적으로 슬프고, 공허한 느낌, 과민한 기분 등의 감정적 문제가 주된 장애이다. 또한 이러한 감정적 문제로 인해 신체적 변화와 인지적 변화가 두드러지고 사회적 활동이나 기능에도 심각한 문제가 나타나게 된다. DSM-Ⅳ에서는 우울장애가 기분장애의 범주에 포함되었으나 DSM-5에서는 별도로 독립하여 정의되고 있다. 우울장애의 범주에는 주요우울장애, 지속적 우울장애, 파괴적 기분조절부전장애, 월경전불쾌감장애, 물질/ 약물 유도성 우울장애, 다른 의학적 상태에 의한 우울장애, 기타 특정 및 비특정 우울장애 등이 있다.

2) 유병률

주요우울장애는 남성보다 여성에게서 더 흔하게 나타나는 장애이다. 유병률은 비교적 높은데, 우리나라의 경우 평생유병률은 여자가 6.9%, 남자가 3.3%였다. 1년 유병률은 여자가 2.0%, 남자가 1.1%로 나타났다(보건복지부, 2016).

우울증을 한번 경험한 사람은 또 다시 우울증을 경험할 가능성이 높다. 우울증을 반복적으로 경험할수록 우울증에 걸릴 확률이 높아진다. 한번 우울증을 경험한 사람 중 약 50~60%는 두 번째 우울을 경험하여, 반복될수록 그 재발 가능성은 점점 증가한다. 지속성 우울장애는 1년 유병률이 0.5% 정도로 알려져 있으며, 월경전불쾌감장애의 유병률은 1.8~5.5% 정도이다. 그러나 파괴적 기분조절장애의 유병률은 명확하지 않으나 학령기 아동에게 주로 나타나고 여자보다 남자의 발병률이 더 높다.

3) 원 인

우울장애는 유전 등 생활학적 요인, 정신사회적 요인 등이 복합적으로 작용하여 발병한다고 생각된다. 부분적 원인들이 제시되고 있으나, 이 모든 것을 설명하는 하나의 통합된 궁극적 설명은 아직 없다(민성길, 2016 : 323).

- 유전적 요인 : 우울장애 환자의 1차 가족 내에서의 주요우울장애 출현빈도가 일반인에서보다 2~10배 높으며, 단극성 장애의 경우 20%의 평생위험률이 보고되고 있다. 쌍둥이 연구에서 이란성 쌍둥이의 주요우울장애 일치율은 10~25%, 일란성 쌍둥이의 일치율은 50%로 비교적 높다. 이러한 결과와 입양연구 등은 우울장애에 유전적 원인이 있다는 가설을 지지해 준다.
- 아민 가설(amine hypothesis) : 노르에피네프린(norepinhrine), 세로토닌(serotonin) 등의 물질이 우울증에 가장 중요한 신경전달물질로 보고된다.
- 심리학적 요인 : 사랑하는 가족의 사망이나 심각한 질병과 같은 중대한 생활사건의 발생, 가족 간의 다툼이나 사람들의 사소한 비난 등과 같은 일상의 생활사건, 그리고 사회적 지지의 결핍 등이 우울증의 발병에 기여한다. 프로이트 이론에 의하면, 분노가 무의식적으로 자기에게 집중적으로 향하는 심리적 상태가 우울이라고 한다. 행동주의 이론가들은 우울증은 사건을 통제할 수 없는 개인의 무능력 때문에 생기는 것으로 이를 학습된 무력감(learned helplessness)으로 설명하고 있다(민성길, 2016 : 327).

4) 진단 및 유형

(1) 주요우울장애

주요우울장애(major depressive disorder)는 조증삽화, 경조증삽화의 과거력이 없는 상태에서 한 번 이상의 주요우울증을 보인다. 내인성 우울증(endogenous depression), 반응성 우울증(reactive depression)으로 구분하는데, 내인성 우울증은 외적 원인이 없음에도 불구하고 우울증상이 나타나는 경우이고 반응성 우울증은 외적 원인이 충분히 작용하여 우울증이 나타난다. 또한 신경증적 우울증(neurotic depression), 정신병적 우울증(psychotic depression)으로 구분하기도 한다. 신경증적 우울증은 무기력하고 우울하지만 현실판단력능력이 유지되는 반면, 정신병적 우울증은 현실판단능력이 손상되는 경우이다. 주요우울장애의 진단기준은 다음과 같다.

A. 다음 증상 중 다섯 가지(또는 이상)가 동일한 2주일 기간 동안에 나타났고 과거의 기능과 차이를 나타냈다; 적어도 하나의 증상이 (1) 우울한 기분 또는 (2) 흥미나 즐거움의 상실이다.
주 : 명백하게 다른 의학적 상태 때문에 생긴 증상은 포함하지 않는다.
   1. 주관적 보고(예 슬프거나 공허하다)나 타인에 의한 관찰(예 눈물을 글썽인다)에 의해 나타난 거의 매일 또는 거의 하루 내내 우울한 기분
   주 : 소아와 청소년에서는 이자극적 기분일 수 있다.
   2. 거의 매일, 모든 것 또는 거의 모든 것에 대한 거의 하루 대부분의 활동에서 현저히 감소된 흥미(주관적 설명 또는 타인에 의한 관찰이 가능)
   3. 식이요법을 하지 않은 중에 의의 있는 체중감량과 체중증가(예 1개월에 체중의 5% 이상 변화) 또는 거의 매일 식욕의 감소 또는 증가
   주 : 소아에서는 기대만큼 체중이 증가하지 않을 수 있음을 고려
   4. 거의 매일 불면 또는 과수면
   5. 거의 매일 정신운동흥분 또는 지체(단순히 안절부절못함 또는 느려진다는 주관적 느낌뿐 아니라 타인에 의해서도 관찰이 가능)
   6. 거의 매일 피로 또는 에너지 상실
   7. 거의 매일 무가치감 또는 과도하거나 부적절한 죄책감(망상적일 수도 있는)을 느낌(단순히 병이 있다는 데 대한 자책이나 죄책감이 아님)
   8. 거의 매일 사고와 집중능력의 감퇴 또는 결정 곤란(주관적 설명 또는 타인에 의해서도 관찰 가능)
   9. 반복적인 죽음에 대한 생각(죽음에 대한 공포가 아닌), 구체적인 계획이 없는 자살사고 또는 자살시도나 자살하려는 구체적 계획

B. 증상이 사회적, 직업적 또는 다른 중요한 기능 영역에서 임상적으로 심각한 고통이나 손상을 일으킨다.

C. 증상이 물질이나 다른 의학적 상태에 따른 것이 아니어야 한다.

주 : A~C의 진단기준은 주요우울삽화를 나타낸다.

주 : 심각한 상실(예 애도, 재정적 곤란, 자연재해로 인한 상실, 심각한 질병이나 장애)에 대한 반응은 A 진단기준에 나타난 우울삽화와 비슷할 수 있는 과도한 슬픔, 상실에 대한 반추, 불면, 식욕 저하 등의 증상을 포함할 수 있으나 이 경우에도 주요우울삽화의 존재에 대해서는 면밀하게 평가되어야 한다.

D. 주요우울삽화의 발생이 정신분열정동장애, 조현병, 조현형 장애, 망상장애나 다른 정신병적 장애로 더 잘 설명되지 않는다.

E. 조증이나 경조증 삽화가 없어야 한다.

coding 및 recoding 과정

단일삽화

재발성 삽화

coding 및 recoding 과정

경도, 중등도, 고도

정신병적 양상 동반형

부분관해, 완전관해

비특징성

특정성

불안한 고통 동반

혼합양상 동반

멜랑콜이라 양상 동반

비전형적 양상 동반

정신병적 양상 동반 : 기분-일치형 정신병적 양상 동반 및 기분-불일치성 정신병적 양상 동반

긴장증 동반

주산기 발병 동반

계절성 양상 동반

(2) 지속성 우울장애

지속성 우울장애(persistent depressive disorder)는 주요우울장애와 비슷하나 2년 이상 만성적으로 우울이 지속되는 것으로 DSM-Ⅳ에서는 만성주요우울장애(chronic depressive disorder)와 기분부전장애(dythymic disorder)로 구분하였으나 DSM-5에서는 지속성 우울장애로 통합되었다. 지속성 우울장애의 진단기준은 다음과 같다.

A. 최소한 2년 이상 거의 매일 하루 종일 지속되는 우울한 기분

주 : 소아나 청소년에서 기분은 이자극적일 수 있으며 기간은 최소 1년 이상이다.

B. 우울한 동안의 다음의 증상 중 2가지(또는 그 이상)가 나타나야 한다.

1. 식욕의 감소 또는 증가
2. 불면 또는 과수면
3. 낮은 에너지 또는 피로
4. 낮은 자존감
5. 집중력 저하 또는 결정 곤란
6. 무망감

C. 2년 동안 A의 진단기준에 해당하는 증상이 없는 기간이 2달 이상이어서는 안 된다.

D. 주요우울장애 진단기준이 2년 이상 지속적으로 존재할 수도 있다.

E. 조증이나 경조증삽화가 없어야 하며 순환성장애를 만족하지 않아야 한다.

F. 지속적인 정신분열정동장애, 조현병, 조현형 장애, 망상장애나 다른 정신병적 장애로 더 잘 설명되지 않는다.

G. 증상이 물질에 대한 직접적 생리적 효과(예 남용약물, 치료약물) 또는 다른 의학적 상태(예 갑상선기능저하증) 때문이 아니라야 한다.

H. 증상이 사회적 직업적 또는 다른 중요한 기능 영역에서 임상적으로 심각한 고통이나 손상을 일으킨다.

특정형

불안한 고통동반형

혼재성 양상 동반형

멜랑콜리아 양상 동반형

비전형적 양상 동반형

기분 일치성 정신병적 양상 동반형
기분 불일치성 양상 동반형
긴장증 동반형
분만전후 발병형
계절성 양상 동반형

특정형

부분관해
완전관해

특정형

조기발병(21세 이전에 발병)
후기발병(21세 이후 발병)으로 나눌 수 있다.

특정성(지속적 우울장애의 최근 2년간)

순수한 감정 부전증후군 동반형 적어도 2년 간 주요우울삽화의 진단기준을 충족시키지 않음
지속성 주요우울삽화 동반형 주요우울삽화의 진단기준 충족
간헐적 주요우울삽화로 현재 삽화 동반형 주요우울삽화의 진단기준을 현재 충족하지만 적어도 8주 이상 역치 아래에 있는 경우
간헐적 주요우울삽화로 현재 삽화 비동반형 주요우울삽화의 진단기준을 현재 충족하지 않지만 최근 2년 이내 한 번 이상의 주요우울삽화가 있었을 경우

특정형

경도, 중등도, 고도

(3) 파괴적 기분조절 부전장애

파괴적 기분조절 부전장애(disruptive mood dysregulation)는 지속적으로 과민하고 행동이 통제되지 않은 12세까지의 아동들에게 양극성 장애가 과잉 진단되었던 점을 고려하여 DSM-5에서 새롭게 추가된 진단이다. 이 장애는 빈번한 분노발작과 만성적이고 지속적으로 과민하거나 화가 난 기분의 두 가지 임상적 특성을 가진다. 진단기준은 다음과 같다.

진단기준은 6~18세 사이에, 12개월 이상, 상황이나 자극에 맞지 않는 temper outbursts, 즉 발달적으로 나이에 맞지 않는 강한 언어적 및 행동적 분노표출과 공격적 행동이 주 3회 이상 최소 1년간 가정과 학교 등 두 가지 상황에서 나타나고, 분노발작 사이에는 짜증이나 화난 기분이 거의 하루 종일, 거의 매일 나타나며, 하루 이상 조증 또는 경조증 진단기준에 맞는 날이 없다.

(4) 월경전불쾌감장애

월경전불쾌감장애(premenstrual dysphoric)는 불안정한 기분, 과민성, 불쾌감, 불안 등의 특징적 증상들이 나타나며, 월경주기 전에 시작되고 월경 시작 또는 직후에 없어진다. 진단기준은 다음과 같다.

진단은 2개월의 월경주기 동안 증상이 나타나는 시간과 증상종류 확인으로 확정한다. 증상은 월경 시작 직전 주간에 나타나고 월경 시작 후 수일 내에 호전되며 월경을 마친 주에 사라진다. 대부분의 증상이 우울과 불안과 관련되기 때문에 동반장애로 우울증과 불안장애가 있을 수 있다. 만약 증상들이 적어도 2개의 월경주기 동안의 전향적 일일 평가에 의해 확인되지 않았다면, '잠정적(provisional)'이라는 말이 진단명 뒤에 표기되어야 한다(예 '월경전불쾌기분장애, 잠정적'). 또한 정신증상 없는 신체증상의 출현만으로는 이 진단을 내리지 않는다.

5) 개 입

(1) 약물치료

우울증의 약물치료는 매우 중요하다. 대표적인 약물은 신경전달물질의 균형을 조절하는 삼환계 항우울제(tricyclic anti-depressants), MAO 억제제(monoamine oxidase inhibitor), 세로토닌 재흡수 억제제 등이 있다. 그러나 이러한 항우울제는 심각한 우울증의 증상을 완화시키는 효과를 나타내지만 우울증의 근본적인 치료방법은 아니므로 다른 여러 치료들을 병행하는 것이 바람직하다.

(2) 인지행동적 접근

약물치료를 통해 기분증상이 어느 정도 호전되면 인지치료를 병행하는 것이 좋다. 인지치료는 우울한 사람의 사고체계를 정밀하게 탐색하여 인지적 왜곡을 탐색하여 교정함으로써 자신과 세상에 대해 보다 현실적이고 긍정적인 사고를 하도록 돕는다(Beck, 2005).

인지치료는 우울하게 만드는 자동적 사고와 역기능적 신념을 찾아내고 변화시키기 위해 일일 인지기록표 작성, 일기쓰기 등의 방법을 적용해 볼 수 있다. 또한 행동적 접근은 자기생활 관찰표 작성, 시간계획표 작성, 과제수행표 만들기, 대처기술훈련, 사회기술훈련, 의사소통훈련, 자기주장훈련 등의 방법을 포함한다(권진숙 외, 2011 : 198-199).

5. 양극성 및 관련 장애

1) 개 념

양극성장애는 과거 조울 정신병 또는 조울증이라 하여 조증과 우울증이 주기적으로 교대로 나타나는 만성정신장애이다. DSM-5에서 양극성 및 관련장애는 제Ⅰ형 양극성 장애, 제Ⅱ형 양극성 장애, 순환성장애, 물질/ 약물치료로 유발된 양극성 및 관련장애, 다른 의학적 상태에 의한 양극성 및 관련 장애 등의 진단을 포함하고 있다.

2) 유병률

국제적으로 제Ⅰ형 양극성장애의 유병률은 0.6% 정도이며 제Ⅱ형 양극성장애의 유병률은 0.3% 정도이다. 국내의 경우, 유병률의 남녀 간 차이는 거의 없으며, 2016년 양극성장애의 평생유병률과 1년 유병률은 모두 0.1%로, 2011년 0.2%와 비교할 때 0.1%포인트 감소하였다. 2016년 남녀 1년 유병률은 각각 0.0%와 0.3%로 나타났다. 이는 2011년의 결과와 비교해 볼 때 남성은 0.2%포인트 감소한 것이며 여성은 0.1%포인트 증가한 것이다. 연령대별로는 10대 후반에서 30대 초반에 주로 발생하는 것으로 나타났다(보건복지부, 2016).

3) 원 인

다른 정신장애와 마찬가지로 명확하게 밝혀진 발병원인은 없다. 따라서 생물학적 요인·심리적·사회적 원인 등을 포괄적으로 고려하는 것이 바람직할 것이다(유수현 외, 2017 : 133).

- 유전적 요인 : 다른 장애에 비해 비교적 유전되는 경향이 강하다고 알려져 있다. 특히 제Ⅰ형 양극성장애의 경우 가족력이 높아 일차 가족에서 양극성장애의 평생위험률(life time risk)은 25%로서 일반인에서보다 약 8~18배 더 높다. 양극성 장애 환자 가족에서의 출현빈도는 형제자매 17~23%, 이란성 쌍둥이 5~25%, 일란성 쌍둥이 33~90%라고 한다.
- 아민 가설(amine hypothesis) : 우울장애와 마찬가지로 노르에피네프린(norepinhrine), 세로토닌(serotonin), 도파민(dopamine) 등의 물질이 우울증에 가장 중요한 신경전달물질이다.
- 심리학적 요인 : 정신분석이론에 의하면, 양극성 장애의 조증상태는 상실감이나 손상된 자존감을 방어하기 위한 기제이다. 즉, 반동형성이라는 방어기제가 작동된 것이다. 조증과 우울증의 핵심적 갈등은 같지만 조증은 에너지가 외부로 방출된 것이다(유수현 외, 2017 : 134).

4) 진단 및 유형

DSM-Ⅳ에서는 기분장애 범주 내에 주요우울장애와 양극성장애가 함께 포함되었으나, DSM-5에서는 양극성 및 관련 장애로 별도 구분되었다. 양극성 및 관련 장애 범주 안에는 제Ⅰ형 양극성장애, 제Ⅱ형 양극성장애, 순환성장애, 물질/ 약물 유도성 양극성 및 관련 장애, 다른 의학적 상태에 의한 양극성 및 관련 장애 등이 포함된다.

(1) 제Ⅰ형 양극성장애

제Ⅰ형 양극성장애(bipolar I disorder)는 조증과 우울증이 교대로 나타나는 장애이다. 양극성 장애의 DSM-5 진단기준은 최근의 연구결과들을 토대로 기분(mood)만이 아니라 활동성(activity)과 에너지(energy)에서의 변화를 강조한다.

제Ⅰ형 양극성 장애를 진단하기 위해서는 다음 조증의 기준에 맞아야 할 필요가 있다. 조증삽화는 경조증이나 주요우울증삽화의 뒤에 올 수도 앞에 올 수도 있다.

조증삽화(manic episode)

A. 비정상적으로 지속적인 고양된, 팽창적인 또는 이자극적인 기분과, 적어도 1주일 이상 비정상적으로 지속적으로 증가된 목표지향적 활동과 에너지가 분명하게 두드러진 기간이 거의 하루 내내 그리고 거의 매일(또는 입원이 필요하다면 어떠한 기간이든) 나타난다.

B. 기분장애와 증가된 에너지나 활동의 기간 동안 다음의 증상들 중 세 가지(또는 그 이상)가 의미 있는 정도로 나타나고(기분이 단지 이자극적일 뿐인 경우 네 가지), 통상적인 행동과는 두드러진 차이를 나타낸다.

1. 팽창된 자존심과 과대성
2. 감소된 수면요구(예 3시간 수면으로도 충분하다고 느낀다)
3. 평소보다 더 말이 많아지고, 계속 말해야 할 것 같은 압박감
4. 사고의 비약 또는 생각이 쏟아져 나온다는 주관적 경험
5. 보고되거나 관찰되는 주의산만함(즉, 중요하지 않은 또는 상관없는 외적 자극에 쉽게 주의가 쏠림)
6. 목적지향적 활동의 증가(사회적으로, 일터나 학교에서, 성적으로) 또는 정신운동흥분(즉, 목적 없는 비목표지향적 활동)

7. 고통스러운 결과가 초래될 가능성이 높은 활동에 과도하게 몰두(예 절제 없이 흥청망청 구매하기, 성적 무분별, 어리석은 사업에 투자함)

C. 기분장애는 사회적 또는 직업적 기능에 현저한 장애를 일으키거나, 자신이나 타인에게 해를 입히는 것을 막기 위해 입원이 필요하기에 충분히 심각하거나, 정신병적 증상이 있다.

D. 이 삽화는 어떤 물질(예 남용약물, 치료약물 또는 다른 치료)의 생리적 효과나 또는 다른 의학적 상태 때문이 아니다.

주 : 항우울제(예 치료약물, 전기충격요법) 치료기간 동안에 나타났으나 그 치료법의 생리적 효과 이상의 본격적인 증후군 수준으로 지속되는 완전한 조증삽화는 조증삽화의 충분한 증거이며 따라서 제I형 양극성 장애 진단이다.

주 : A~D 기준은 조증삽화의 구성 요소이다. 제I형 양극성 장애를 진단하기 위해서는 평생 동안 적어도 한 번의 조증삽화가 필요하다.

경조증삽화(hypomanic episode)

A. 비정상적으로 지속적인 고양된, 팽창적인 또는 이자극적인 기분과, 적어도 4일 이상 연속으로 비정상적으로 지속적인 증가된 활동과 에너지가 거의 하루 내내 그리고 거의 매일 나타난다.

B. 기분장애와 증가된 에너지나 활동의 기간 동안 다음의 증상들 중 세 가지(또는 그 이상)가 지속하고(기분이 단지 이자극적일 뿐인 경우 네 가지), 통상적인 행동과는 두드러진 차이가 있고, 의미 있는 정도로 나타난다.

1. 팽창된 자존심과 과대성
2. 감소된 수면요구(예 3시간 수면으로도 충분하다고 느낀다.)
3. 평소보다 더 말이 많아지고, 계속 말해야 할 것 같은 압박감
4. 사고의 비약 또는 생각이 쏟아져 나온다는 주관적 경험
5. 보고되거나 관찰되는 주의산만함(즉, 중요하지 않은 또는 상관없는 외적 자극에 쉽게 주의가 쏠림)
6. 목적지향적 활동의 증가(사회적으로, 일터나 학교에서, 성적으로) 또는 정신운동 흥분(즉, 목적 없는 비목표지향적 활동)
7. 고통스러운 결과가 초래될 가능성이 높은 활동에 과도하게 몰두(예 절제 없이 흥청망청 구매하기, 성적 무분별, 어리석은 사업에 투자함)

C. 이 삽화는 그 개인이 증상이 없을 때의 특징이 결코 아닌 명백한 기능의 변화와 연관된다.

D. 기분의 장애와 기능의 변화는 타인들이 관찰할 수 있다.

E. 이 삽화는 사회적 또는 직업적 기능에서 현저한 손상을 일으키거나 입원을 필요로 할 정도로 심각하지 않다.

F. 이 삽화는 어떤 물질(예 남용약물, 치료약물 또는 다른 치료)의 생리적 효과 때문이 아니다.
주 : 항우울제(예 치료약물, 전기충격요법) 치료 기간 동안에 나타났으나 그 치료법의 생리적 효과를 넘어서는 본격적인 증후군 수준으로 지속되는 완전한 경조증삽화는 경조증삽화 진단의 충분한 증거이다. 그렇지만 하나 또는 두 개의 증상들을 (특히 증가한 이자극성, 날카로움이나 항우울제 사용에 따른 초조) 경조증삽화의 진단으로 충분하다거나 반드시 양극성장애 경향성을 나타내는 것이라고 하지 말아야 한다.
주 : A~F 기준이 경조증삽화의 구성요소이다. 경조증삽화는 제I형 양극성장애에 흔히 나타나나 제I형 양극성장애의 진단을 위해서는 필요하지 않다.

주요우울증삽화(major depressive episode)

A. 동일한 2주일 기간 동안 다음 증상들 중 5개(혹은 그 이상) 나타나고 이전의 기능과 다른 변화를 나타낸다; 증상들 중 적어도 하나는 (1) 우울한 기분이거나 (2) 흥미나 쾌감의 상실이다.
주 : 분명히 다른 의학적 상태에서 기인한 증상들은 포함시키지 않는다.
1. 주관적 보고나(즉, 슬프다거나 공허하거나 절망감) 타인의 관찰(즉, 눈물을 글썽인다)로 나타나는 하루 중 거의 대부분 그리고 거의 매일 우울한 기분
주 : 아동이나 청소년에서는 이자극적인 기분일 수도 있다.
2. (주관적인 언급이나 관찰로 알 수 있듯이) 거의 매일 하루의 대부분 동안 모든 또는 거의 모든 활동에서 흥미나 쾌감이 현저하게 감소하였다.
3. 절식하지 않는 동안의 유의한 체중감소나 체중증가(즉, 한 달에 5% 이상의 체중 변화), 또는 거의 매일 식욕의 감퇴나 증가
주 : 아동에서는 기대되는 체중 증가 도달 실패도 고려한다.
4. 거의 매일 불면 또는 과수면
5. 거의 매일 정신운동 초조 또는 지연(타인이 관찰 가능 : 단지 안절부절이나 처진다는 주관적 느낌만이 아님)
6. 거의 매일 피로와 에너지 상실
7. 거의 매일(단순한 자기 비난이나 병든 것에 대한 죄책이 아닌) 무가치감이나 지나친 또는 부적절한 죄책(망상적일 수도 있다)
8. 거의 매일(주관적인 언급이거나 타인의 관찰에 의한) 사고나 집중 능력의 저하 또는 우유부단함
9. (단지 죽음에 대한 공포가 아닌) 반복적인 죽음에 대한 사고, 구체적 계획 없이 반복적 자살 사고, 또는 자살 시도나 자살 결행을 위한 구체적 계획

B. 증상들은 사회적·직업적 또는 다른 중요 기능 영역에서 임상적으로 유의한 고통이나 손상을 일으킨다.

C. 이 삽화는 물질의 생리적 효과나 다른 의학적 상태로 기인하지 않는다.

주 : A~C 기준이 주요우울 삽화의 구성요소이다. 주요우울삽화는 제Ⅰ형 양극성장애에서 흔하지만 제Ⅰ형 양극성장애의 진단을 위해 필요한 것은 아니다.

주 : 중요한 상실에 대한 반응(즉, 사별, 재정적 파산, 자연재해로 인한 상실, 심각한 질병이나 장해)은 우울삽화와 유사하여, A 기준에서 보는 심한 슬픔, 상실에 대한 반추, 불면, 식욕부진, 체중감소를 포함할 수 있다. 그러한 증상들은 상실에 대해 적절하고 이해할 만하더라도, 주요한 상실에 대한 정상 반응에 더하여 주요우울삽화가 있는지를 주의 깊게 고려해야 한다. 이러한 결정은 어쩔 수 없이 그 개인의 병력과 상실의 여건에서 고통의 표현에 대한 문화적 규범에 입각하여 임상적으로 판단하는 것이 요구된다.

제Ⅰ형 양극성 장애 진단기준과 분류

A. 진단을 내리기 위해서는 적어도 하나의 조증삽화 기준에 맞아야 한다. (조증삽화 항목의 A~D 기준)

B. 조증이나 주요우울 삽화의 발현은 분열정동장애, 조현병, 조현형 장애, 망상장애나 다른 특정 또는 비특정 조현병 스펙트럼장애나 기타 정신병적 장애로 더 잘 설명되지 않는다.

coding 및 recoding 과정

현재 조증[심각도(경도, 중등도, 고도), 정신병적 양상, 부분관해, 완전관해, 비특정적]
현재 경조증
현재 우울증[심각도(경도, 증등도, 고도), 정신병적 양상, 부분관해, 완전관해, 비특정적]
현재 비특정성
경도, 중등도, 고도

특정형

불안한 고통 동반
혼합 양상 동반
급속 순환형 동반
멜랑콜리아 양상 동반
비전형적 양상 동반
기분 • 일치성 정신병적 양상 동반
기분 • 불일치성 정신병적 양상 동반
긴장중 동반
주산기 발병 동반
계절성 양상 동반

(2) 제II형 양극성장애

제Ⅱ형 양극성장애(bipolar Ⅱ disorder)는 우울증과 경조증이 교대로 나타나는 경우로서 적어도 하나의 경조증삽화와 하나의 주요우울증삽화가 있을 때이다. DSM-5 에서의 기준은 대체로 기존의 DSM-Ⅳ 진단기준과 같으나, 경조증의 기간을 7일에서 적어도 4일 이상으로 완화하였다. 임상적으로 보면 일차적 양상이 우울삽화인데 병세와 경과 중에 가벼운 조증(경조증)삽화가 간혹 끼어드는 형태로 나타나는 경우가 많다(민성길, 2016 : 313).

> 적어도 한 번 이상의 경조증삽화(제I형 양극성장애 진단기준의 경조증삽화 항의 기준 A~F)와 한 번 이상의 주요우울증삽화(제I형 양극성장애 진단기준의 주요우울증삽화 항의 기준 A~C)의 기준을 충족해야 하며, 결코 조증삽화는 없어야 한다. 그리고 경조증삽화와 주요우울증삽화는 분열정동장애, 조현병, 조현형 장애, 망상장애 또는 다른 특정 또는 비특정 조현병 스펙트럼과 기타 정신병적 장애로 더 잘 설명되지 않아야 한다. 또한 우울증의 증상이나 우울증과 경조증의 기간 사이의 잦은 기복에 의한 비예측성은 사회적·직업적 또는 다른 중요한 기능 영역에서 임상적으로 유의한 고통과 손상을 일으킨다.
>
> - 현재 또는 가장 최근의 삽화에 따라 특정형으로 경조증, 우울증 등을 두고 있다.
> - 동반양상에 의한 특정형으로 불안 고통 동반, 혼합 양상 동반, 급속 순환형 동반, 멜랑콜리아 양상 동반, 비전형적 양상 동반, 기분-일치성 정신병적 양상 동반, 기분-불일치성 정신병적 양상 동반, 긴장증 동반, 주산기 발병 동반, 계절성 양상 동반 등을 두고 있다.
> - 경과에 따른 특정형으로 부분관해, 완전관해 등을 두고 있다.
> - 심각도에 다한 특정형으로 경도, 중등도, 고도 등을 두고 있다.

(3) 순환성장애

순환성장애(cyclothymic disorder)는 이전에는 기분부전(cyclothymia)이라 하였다. 증상으로 볼 때 가벼운 형태의 제Ⅱ형 양극성장애이다. 즉, 만성적으로 조증삽화보다는 경조증이, 그리고 주요우울증삽화보다는 가벼운 경우울증이 여러 차례 주기적으로 교대로 나타나는 것이다. 주기는 제Ⅰ형 양극성장애보다 짧고 급격하고 불규칙적이다. 성격장애로 보는 견해도 있으나, 기분장애에 해당하는 유전적 생물학적 요인들이 밝혀져 있다(민성길, 2016 : 316).

적어도 2년(소아나 청소년에서는 적어도 1년 이상) 동안 경조증 삽화에 해당하지 않는 많은 경조증 증상과 주요우울증 삽화의 기준을 충족하지 않는 많은 우울증상이 있었고, 적어도 2년(소아나 청소년에서는 적어도 1년 이상) 동안에 경조증 또는 우울의 기간이 그 기간의 반 이상이고, 한 번에 2개월 이상 증상이 없이 지낸 적이 없다. 그리고 주요우울증삽화, 조증삽화, 경조증삽화의 기준을 충족한 적이 없다. 이러한 기준의 증상들은 조현정동장애, 조현병, 조현형 장애, 망상장애, 또는 다른 특정 또는 비특정 조현병 스펙트럼 및 기타 정신병적 장애로 더 잘 설명되지 않아야 하며, 어떤 물질(예 남용약물, 치료약물)의 생리적 효과나 또는 다른 의학적 상태 (예 갑상선기능항진증) 때문이 아니다. 그리고 이 증상들은 사회적·직업적 또는 다른 중요한 기능 영역에서 임상적으로 유의한 고통과 손상을 일으킨다.
특정형으로 불안 고통 동반을 두고 있다.

5) 개 입

양극성 및 관련 장애, 우울장애는 시간의 흐름과 상황의 변화에 따라 자발적 회복이 일어나지만 쉽게 반복되어 만성화되는 경우가 많다. 따라서 초기에 약물치료를 집중적으로 하고 인지치료를 병행하는 것이 효과적이다.

(1) 입원 및 약물치료

제I형 양극성장애의 심각한 조증상태에서는 입원치료가 반드시 필요하다. 조증 증상이 심할 때는 말이 많고 행동이 과다하므로 치료적으로 환경조정(milieu management)이 중요하다. 즉, 치료적 목적으로 단호하고 일관성 있게 행동을 제한하고 환경자극을 줄임으로써 조증증상이 완화되는 접근을 하는 것이다.

또한 입원 중 약물치료가 중요한데, 대표적 약물은 리튬(lithium)이다. 그러나 약물은 근본적인 치료방법은 아니다. 따라서 입원 초기에는 행동적 기법을 적용하여 조증으로 인한 행동증상을 조절하고 그 후에 인지적 기법을 적용하여 근본적 사고 문제를 다루는 것이 좋다.

(2) 심리사회적 치료

약물치료 등으로 조증증상이 개선되면 자신의 질병에 대해 인식할 수 있도록 인지 교육적 접근이 필요하다. 이 과정에서 자신의 심리사회적 스트레스 요인을 관리할 수 있도록 함으로써 재발하지 않도록 하는 접근이 필요하다.

양극성장애는 반복적으로 재발하는 경우가 많으므로 심리사회적 스트레스 요인을 잘 관리하여 재발을 예방할 수 있도록 하는 것이 중요하다. 프랭크 등(Frank et al., 2005)이 제안한 대인관계 및 사회적 리듬치료는 매우 유용한 재발방지 및 관리전략이라 할 수 있다(최윤경, 2007 : 162-163 재인용). 이 기법은 약물중단, 스트레스 생활사건, 사회적 리듬의 붕괴 등을 재발의 조건으로 가정한다. 따라서 약물순응도를 높이기 위한 약물관리 프로그램이 실시되고, 대인관계에 기초한 다양한 스트레스 요인을 찾고 수시로 점검 관리한다. 그리고 사회적 리듬을 안정시키고, 대인관계의 문제영역에 개입하여 활동과 휴식 등의 적절한 균형을 잃지 않도록 도우며, 대인관계에서의 문제점을 살피고 돕는다(유수현 외, 2017 : 142).

(3) 가족교육

가족을 대상으로 하여 질환에 대한 정확한 지식과 정보를 전달함으로써 병에 대한 가족의 태도를 변화시키고 병을 잘 관리할 수 있도록 하는 것이다. 양극성장애는 재발이 잦은 병이므로 회복기에서 다시 증상기로 발전하는 기간에 반복적으로 나타나는 심리사회적 스트레스 요인과 이에 대처하는 방법에 대해 가족을 대상으로 교육을 하는 것이 중요하다. 초기에는 가족만을 대상으로 교육과 상담을 진행하고, 환자의 증상이 개선되면 가족이 모두 참여하는 가족상담이나 치료도 도움이 될 것이다(유수현 외, 2017 : 143).

6. 성격장애

1) 개 념

성격장애는 개인이 속한 문화적 기대에서 현저히 벗어난 지속적인 내적 경험과 행동양식을 보이는 것으로 광범위하고 경직되어 있다. 또한 청소년기나 성인기 초기에 시작되며 시간이 지나도 변하지 않고 이로 인해 고통과 장애가 초래된다. 성격장애의 핵심은 자기와 대인관계에 대한 생각(idea)과 느낌(feeling)의 손상으로 볼 수 있다. 성격장애를 가진 사람들의 태도 및 행동은 쉽게 변하지 않는다. 이들은 문제점을 자기가 아닌 주위 세상에 있는 것처럼 행동한다. 치료과정에서도 자신의 욕구가 충족되지 못할 때는 치료자에게 분노를 나타내기도 한다(민성길 외, 2016 : 588).

이러한 성격장애는 정신증 환자에서 볼 수 있는 퇴행적 행동이나 정신병적 사고장애 혹은 정동장애를 보이지 않으며 신경증 환자에서처럼 과장되고 고착된 방어도 거의 없다. 이들은 불안장애나 강박장애와 같은 정신신경증 환자와는 달리 스스로 정신과적 도움을 요구하는 이는 거의 없다(유수현 외, 2017 : 228).

2) 성격장애 분류

DSM-5에서는 성격장애를 10개의 특징적인 유형으로 분류하였고, 증상의 유사성에 따라 3집단으로 나누었다.

A집단 성격장애(cluster A personality disorder) : 주 증상이 괴이하고 별나다. 여기에는 편집성(망상성) 성격장애, 조현성 성격장애, 조현형 성격장애 등이 포함된다.

B집단 성격장애(cluster B personality disorder) : 주 양상은 극적이고 감정적이고 변덕스러운 것이다. 여기에는 반사회성 성격장애, 경계성 성격장애, 연극성 성격장애, 자기애성 성격장애 등이 포함된다.

C집단 성격장애(cluster C personality disorder) : 주 양상은 불안과 두려움이다. 여기에는 회피성 성격장애, 의존성 성격장애, 강박성 성격장애 등이 포함된다.

기타 성격장애 : 다른 의학적 상태로 인한 성격변화 및 기타 특정 성격장애와 비특정 성격장애가 포함된다.

대안적 연구모델 : DSM-5는 새로운 성격장애 진단과 개념화에 대한 대안적 연구모델도 함께 제안하고 있다.

출처 : 민성길(2016). 최신신경정신의학.

(1) 편집성 성격장애

① 개념

편집성 성격장애(paranoid personality disorder)는 타인이 악의에 찬 동기를 가지고 있다고 근거없이 의심하고 불신하는 태도가 전반적으로 나타나는 것을 말한다. 진단기준은 이들의 사고방식이 명백한 편집적 인지양식으로 얼마나 개념화되어 있는가이다. 편집성 성격장애의 사고방식은 감추어진 의미, 즉 드러난 상황에 숨겨져 있는 진실을 밝힐 수 있는 단서를 끊임없이 조사하는 것이다(Glen & Gabbard, 1994 : 413). 이 부류에는 종종 고집쟁이, 부정행위 수집가, 배우자에 대해 병적 질투심을 갖는 자, 소송 및 민원광 등이 포함된다.

② 유병률

일반인구의 2.3~4.4% 정도이다. 일반인구 집단에 비해 조현병 환자의 가족에서 더 많고, 피해형 망상장애의 가족력이 있다(민성길 외, 2016 : 593).

③ 진단

편집성 성격장애 진단기준은 다음과 같다.

타인들의 동기를 악의에 찬 것으로 해석하는 등 광범위한 불신과 의심이 성인기 초기에 시작되어 여러 가지 상황에서 나타나며, 충분한 근거 없이도 타인들이 자신을 착취하고 해를 주거나 속인다는 의심, 친구나 동료의 성실성이나 신용에 대한 부당한 의심에의 집착, 정보가 자신에게 악의적으로 사용될 것이라는 부당한 공포 때문에 터놓고 얘기하기를 꺼림, 사소한 말이나 사건 속에서 자기의 품위를 손상시키려 하거나 위협적인 숨겨진 의도를 해석함, 원한을 오랫동안 풀지 않음(예를 들면, 모욕, 상해 혹은 경멸을 용서하지 않음), 타인들에게는 그렇게 보이지 않지만 자신의 성격이나 명성이 공격당하였다고 느끼고 즉각 화를 내거나 반격함, 그리고 이유 없이 배우자나 성적 상대자의 정절에 대해 자주 의심함 등의 증상 중 4개(또는 그 이상) 항목을 충족시킨다. 그리고 장애가 조현병, 정신증적 양상을 보이는 기분장애 혹은 기타 정신병적 장애의 경과 중에만 나타나는 것이 아니고, 일반적인 의학적 상태의 직접적 생리적 효과에 인한 것이 아니어야 한다.

④ 원인

편집성 성격장애 원인에 대한 여러 가정들이 존재하는데, 부모의 극단적인 분노의 대상이 되어왔기 때문이라고도 하고, 타인, 특히 동성의 타인에 의해 창피를 당해왔기 때문이라고 한다. 이런 경험을 통해 부족감과 취약감을 느끼고, 점차 자신의 문제나 단점을 타인 탓으로 돌리고 자신의 분노를 투사(projection)한다. 역동적으로 볼 때, 투사를 통해 환자들은 자신의 적의적 동기를 부정하는 반면, 세상이 적의로 가득 차 있다고 탓하며 자산만이 도덕적으로 옳다고 느끼게 된다. 종종 부당하게 취급받았다고 느끼며, 쉽게 논쟁적이고 위협적이 되며, 악의를 품고 복수를 꿈꾼다.

⑤ 치료

지지적 정신치료를 시행한다. 무엇보다도 환자와의 신뢰를 쌓는 것이 중요하다. 치료자는 늘 솔직해야 한다. 약속에 늦는다, 일관적이지 않다는 등 환자에게 비난받을 경우 치료자는 방어적인 설명보다는 솔직하게 사과하는 것이 좋다.

전체적으로 친밀감을 표현하거나 따뜻하게 대한 것은 신중해야 하는데, 그 이유는 환자의 편집성 경향을 자극할 수 있기 때문이다. 깊게 자리 잡은 의존감, 친밀감에 대한 욕망 등에 대해 해석하는 것은 환자의 반감과 불신을 조장할 수 있다. 또한 격정과 불안에 대해서는 약물치료가 효과적이다.

(2) 조현성 성격장애

① 개념

조현성 성격장애(schizoid personality disorder)는 대인관계 및 감정적 접촉으로부터 떨어져 고립되고, 감정표현이 제한되어 있음이 특징이다.

② 유병률

유병률은 약 3.1~4.9% 전후로 생각된다. 환자들은 무관심하고 치료받으려 하지 않기 때문에 임상 현장에 오는 경우가 실제보다 현저히 적다(민성길 외, 2016 : 594).

③ 진단

조현성 성격장애 진단기준은 다음과 같다.

> 사회적 관계에서의 고립양상과 대인관계 상황에서의 제한된 감정 표현이 광범위한 양상으로 나타나고, 이런 양상이 성인기 초기에 시작되어 다음과 같은 다양한 상황으로 드러나는바, 가족과의 관계를 포함해서 친밀한 관계를 바라지도 즐기지도 않음, 거의 항상 혼자서 하는 활동을 선택함, 다른 사람과 성경험을 갖는 일에 거의 흥미가 없음, 활동에서 즐거움을 취하는 경우가 별로 없음, 직계가족 이외에는 가까운 친구나 마음을 털어놓은 친구가 없음, 타인의 칭찬이나 비평에 무관심해 보임, 냉담, 정서고립 혹은 단조로운 정동을 보임 등 7개 항목 중 4개(또는 그 이상)의 항목을 충족시킨다. 그리고 장애가 조현병, 정신병적 양상을 동반하는 기분장애, 기타 정신장애 혹은 광범위성 발달장애의 경과 중에만 나타나는 것이 아니며, 신경과적(예 측두엽 뇌전증) 또는 다른 일반적인 의학적 상태의 직접적 생리적 효과에 인한 것이 아니다.

④ 원인

조현성 성격장애 환자에게는 어린 시절부터 사회적・정서적 고립의 증거들이 있다. 이들은 어머니에 대한 기본적 애착을 형성하지 못하는데, 이는 초기 구강기에 부적당하거나 냉담 또는 방임하는 양육에서 기인되며, 이차적으로 사회적 철회(social withdrawal)가 초래된다. 정신역동 측면에서 볼 때, 환자들은 애착관계를 고통스러운 것으로 느끼기 때문에 이로부터 방어적으로 철회한다.

⑤ 치료

대인관계로부터 떨어져 있기 때문에 치료를 받으려는 경우가 거의 없다. 정신치료에서 치료자는 적극적이고 참을성 있고 비침습적이어야 한다. 또한 환자의 사생활을 존중해야 한다. 환자들은 따뜻하거나 해석적인 것보다 좀 더 격식에 따르고 구조화되어 있고 지적인 스타일을 더 편하게 느낀다.

애착이 일어나는 어떠한 관계도 치료적 가치가 있다. 특히 집단치료는 사회기술을 증진시키고 새로운 대인관계를 형성하도록 돕는 구조화된 틀을 제공하는 데 도움이 될 수 있다.

(3) 조현형 성격장애

① 개념

조현형 성격장애(schizotypal personality disorder)는 조현병과 유전적 연관성을 보이는 성격장애이다. 조현형 성격장애 환자는 대인관계에서 떨어져 있으려는 모습과 엉뚱하고(eccentric) 괴이한 사고(odd), 인지 또는 지각의 왜곡이 특징이다. 또한 사회적 격리, 제한된 정동 및 대인관계에서의 의심 등을 보인다. DSM-5에서 이는 성격장애 범주에 포함되기도 하고, 조현병 스펙트럼 장애(schizophrenia spectrum disorder)에 포함되기도 한다.

② 유병률

유병률은 약 0.6~4.6%로 보고되고 있다. 조현병 환자의 일차가족 중에 더 많다.

③ 진단

조현형 성격장애 진단기준은 다음과 같다.

> 친밀한 대인관계에 대한 고통, 그러한 관계를 맺는 능력이 제한되어, 사회적 대인관계에서의 손상, 인지적·지각적 왜곡, 기이한 행동 등 광범위한 양상이 성인기 초기에 시작된다. 관계망상적 사고, 괴이한 믿음이나 마술적 사고, 유별난 지각 경험, 괴이한 사고와 언어, 의심이나 편집적인 사고, 부적절하거나 메마른 정동, 괴이하고 엉뚱하거나 특이한

행동이나 외모, 직계가족 외에는 가까운 친구나 마음을 털어놓을 수 있는 사람이 없음, 과도한 사회적 불안 등 9개 중 5개 이상을 충족시키면 이 장애로 진단된다. 그리고 이 장애는 조현병, 정신병적 양상이 있는 기분장애, 기타 정신병적 장애 또는 전반적 발달장애의 경과 동안에 국한해서 나타나지 않는다.

④ 원인

조현형 성격장애는 조현병의 유전적 측면과 관련이 높다. 즉, 가족 중 조현병의 유병률이 높다. 조현형 성격장애 쌍둥이 연구에서도 일란성 쌍둥이(33%)의 일치율이 이란성(4%)의 경우보다 훨씬 높다고 보고된다.

정신역동적 개념은 확립되지 않았다. 유사한 조현성 성격장애는 조현병의 정신역동적 측면과 밀접한 관련이 있다고 보고된다.

⑤ 치료

조현성 성격장애와 마찬가지로 지지적 정신치료가 효과적이다. 치료자는 환자들의 기묘한 방식의 생각, 이상한 방식의 종교생활 등에 대해 우습게 여겨서는 안 되며, 어떤 비판적인 모습을 보여서는 안 된다. 또한 행동기법을 활용한 재활치료, 보호적 작업치료 등도 도움이 된다.

(4) 반사회적 성격장애

① 개념

반사회적 성격장애(antisocial personality disorder)는 사회적 규범을 따르지 않는 것이 특징이다. 지속적인 반사회적 또는 범죄적 행동을 하지만 범죄자와 동일한 의미는 아니다. 공격적 또는 위법적 활동, 사기, 반복된 절도, 폭행, 채무불이행, 거짓말이 주요 양상이다. 의리, 정직, 충정 등의 미덕이 없기 때문에 지속적이고 친밀한 관계를 갖기 힘들다.

② 유병률

유병률은 0.2~3.3% 정도로 보고된다. 남성이 여성에 비해 3배 정도 많다. 교도소 수감자의 경우 유병률이 70%에 이르기도 한다(민성길 외, 2016 : 598).

③ 진단

반사회성 성격장애 진단기준은 다음과 같다.

> 15세 이후에 시작되고, 다음에 열거하는, 타인의 권리를 무시하거나 침해하는 광범위한 행동양식이 있다. 증상기준으로, 법에서 정한 사회적 규범을 지키지 못함, 구속당할 행동을 반복하는 양상, 개인의 이익이나 쾌락을 위한 반복적인 거짓말 또는 가명을 사용한다거나 타인들을 속이는 것과 같은 사기, 충동성 또는 미리 계획을 세우지 못함, 빈번한 육체적 싸움이나 폭력에서 드러나는 과흥분성(자극과민성)과 공격성, 자신이나 타인의 안전을 무시하는 무모성, 일정한 직업을 갖지 못하거나 채무를 청산하지 못하는 행동으로 드러나는 지속적인 무책임성, 자책의 결여나 타인에게 상처를 입히거나 학대하거나 절도행위를 하고도 무관심하거나 합리화하는 양상 등 7개 중 3개(또는 그 이상) 항목을 충족시킨다. 또한 연령이 적어도 18세 이상이어야 하며, 15세 이전에 행실장애가 시작된 증거가 있다. 그리고 반사회적 행동이 조현병이나 조증 삽화 경과 중에만 나타나는 것이 아니어야 한다.

④ 원인

환경과 유전적 요인이 모두 관련이 있는 것으로 보고된다. 가족력이 있어 환자의 일차가족 중에 이 성격장애가 일반인에서보다 5배 정도 많다. 그러나 부모의 양육에 따라 발병양상이 달라질 수 있다. 범죄자의 경우 여성의 반사회적 성격과 범죄성향이 남성에 비해 유전적 소인이 더 강하다는 주장이 제기되기도 한다. 또한 반사회적 성격장애를 가진 사람들은 자율신경계와 중추신경계의 각성이 저하되어 있는 경향이 있고 이러한 특성이 범죄성향이나 난폭한 행동과 관련된다는 주장도 있다(권석만, 2013 : 104).

⑤ 치료

대부분의 성격장애와 마찬가지로 반사회성 성격장애를 가진 사람들도 스스로 치료자를 찾아오는 경우는 드물며, 주로 법원의 명령이나 중요한 사람에 의해 강제로 의뢰되는 경우가 많다. 치료자는 중립적이고 수용적인 태도를 유지하며 치료적 관계를 형성하는 것이 중요하다. 또한 심층적 심리치료보다는 구체적인 부적응적 행동을 변화시키는 행동치료적 접근이 더 효과적이라고 알려져 있다(권석만, 2013 : 104).

(5) 경계성 성격장애

① 개념

경계성 성격장애(borderline personality disorder)는 전형적으로 불안정한 정동, 무모한 충동적 행동, 강렬하고 불안정한 대인관계, 조정(manipulation), 의존성 및 자기-부정(self-denial) 등의 특징을 갖는다.

② 유병률

유병률은 일반인구의 1.6~5.9%로 짐작된다. 미국의 경우 일차의료의 6%, 정신과 외래환자의 10%, 입원환자의 20%라고 보고되었다(민성길 외, 2016 : 600).

③ 진단

경계성 성격장애 진단기준은 다음과 같다.

> 대인관계, 자아상 및 정동에서의 불안정성, 심한 충동성이 광범위하게 나타나며, 이러한 특징적 양상은 성인기 초기에 시작하여 여러 가지 상황에서 일어난다. 증상으로, 실제적이나 가상적인 위기를 피하기 위한 필사적인 노력, 극적인 이상화와 평가절하가 반복되는 불안정하고 강렬한 대인관계 양식, 정체감 혼란(심각하고 지속적인, 불안정한 자아상 또는 자아 지각), 자신에게 손상을 줄 수 있는 충동성(낭비, 성관계, 물질남용, 무모한 운전, 폭식 중 적어도 두 가지 영역에서 나타남), 반복적인 자살행동(자살시늉, 자살위협 또는 자해행위), 현저한 기분의 변화에 따른 정동의 불안정성(예 간헐적인 심한 불쾌감, 과민성, 불안 등이 수 시간 정도 지속되지만 수일은 넘지 않음), 만성적인 공허감, 부적절하고 심한 분노 또는 분노 조절의 곤란, 일과성인 스트레스에 의한 편집적 사고 또는 심한 해리 증상 중 5개(또는 그 이상) 항목을 충족시킨다.

④ 원인

경계성 성격장애는 방어기제의 지속적 사용으로 자신의 주체성은 모호해지고 대인관계에서도 모든 사람들을 선과 악의 극과 극으로 분리시킴으로써 왜곡된 인간관계를 갖게 된 것이 원인이다. 또한 어린 시절의 방치나 유기되었던 경험 또는 신체적 및 성적 학대 등의 상처가 많은 것이 이 장애의 원인으로 지적된다.

⑤ 치료

경계성 성격장애의 가장 일반적인 치료방법은 개인 심리치료이다. 환자와 치료자의 관계에서 강렬하고 불안정한 대인관계 양상으로 과민성, 공격적 반응, 자살이나 자해의 위험 등이 나타나므로 치료적 관계 형성이 매우 어렵다. 그러므로 치료자는 솔직하고 분명한 태도를 취해 오해하는 일이 없도록 하는 것이 중요하다. 환자의 충동이나 분노폭발의 조절, 거부에 대한 민감성 감소를 위해 행동치료를 시행하기도 한다. 자신의 행동을 비디오로 녹화한 후 이를 보게 하는 사회기술훈련을 통해 환자들은 자신의 행동이 다른 사람에게 어떻게 영향을 주는지 알게 되고, 이로써 대인관계 행동을 호전시킬 수 있다.

(6) 연극성 성격장애

① 개념

연극성 성격장애(histrionic personality disorder) 환자는 주변의 관심을 끌기 위해 행동, 외모, 정동 등의 표현이 과도하다. 화려하고 극적이며 외향적이다. 그러나 감정의 깊이가 없고 대인관계 역시 표면적이고 성실하지 못한 특징을 가지고 있다.

② 유병률

유병률은 1.84%로 보고되고 있다. 임상에서는 여성에 더 많으나 구조화된 평가에 의하면 남녀성비는 대략 비슷하다는 보고도 있다. 신체화장애, 알코올사용장애와 연관된다(민성길 외, 2016 : 603).

③ 진단

연극성 성격장애 진단기준은 다음과 같다.

> 광범위하고 지나친 감정표현 및 관심 끌기의 행동양상이 성인기 초기에 시작하여 여러 가지 상황에서 나타난다. 증상으로, 자신이 관심의 중심에 있지 않는 상황을 불편해함, 다른 사람과의 행동에서 흔히 상황에 어울리지 않는 성적으로 유혹적이거나 도발적인 행동 특징, 감정이 급작스럽게 변하고 피상적으로 표현됨, 관심을 자기에게 끌려고 신체적 외모를 지속적으로 사용함, 과도하게 인상적이고 구체성이 결여된 언어양식을 사용함, 자기극화, 연극성, 과장된 감정표현을 보임, 피암시성(즉, 타인이나 상황에 의해 쉽게 영향 받음), 실제보다 더 친밀한 관계로 여김 등 증상 중 5개(또는 그 이상) 항목을 충족시킨다.

④ 원인

정신분석적 관점에서 연극성 성격장애는 3~5세 시기의 오이디푸스 콤플렉스와 관련하여 외모 및 성적 유혹과 근친상간에 대한 두려움 등으로 설명할 수 있다. 또한 심리성적 발달단계 중 남근기의 고착현상과도 관련된다고 주장하기도 한다.

⑤ 치료

연극성 성격장애 환자들은 자신의 진정한 감정을 의식하지 못하기 때문에 그들의 내적 감정을 명료화하는 것이 치료과정에서 중요한 부분이다. 따라서 분석지향적인(analytically oriented) 개인 또는 집단 정신치료가 우선적인 치료방법으로 사용된다. 약물치료는 증상에 따른 보조적인 치료로 사용된다.

(7) 자기애성 성격장애

① 개념

자기애성 성격장애(narcissistic personality disorder)의 핵심은 자신의 중요성과 성취에 대한 지속적이고 비현실적인 과대평가(overvaluation), 즉 과대성(grandiosity)이다. 이는 거만, 특권의식, 관심 및 숭배받고자 하는 욕구 등으로 나타난다. 반사회적 성격장애와 마찬가지로 공감능력(empathy)이 부족하다.

② 유병률

유병률은 0~6.2% 범위로 보고된다. 환자들은 과대성, 미모, 능력 등에 대한 비현실적인 기대를 자신의 자녀에게 전해주기 때문에 자녀들 역시 자기애성 성격장애의 위험성이 높다(민성길 외, 2016: 604).

③ 진단

자기애성 성격장애 진단기준은 다음과 같다.

> 과대성(환상 또는 행동 속에서의), 숭배에 대한 요구, 공감결여의 전반적 패턴이 나타나며, 이는 초기 성인기에 시작되고 여러 상황에서, 자기-중요성에 대해 과대감, 무한한 성공, 권력, 명석함, 아름다움, 이상적 사랑에 대한 환상에 몰두, 자신이 특별하고 독특하며 다른 특별한 사람이나 지위가 높은 사람(혹은 기관)에 의해서만 이해될 수 있거나, 또는 이들과 교제해야 한다고 믿음, 과도한 숭배를 요구함, 특권의식, 착취적 대인관계, 공감의 결여, 종종 타인을 부러워하거나 다른 사람이 자신을 부러워한다고 믿음, 거만하고 건방진 행동이나 태도 등 증상들 중 5개(또는 그 이상) 항목을 충족시킨다.

④ 원인

초기 발달과정의 과대한 자기감이 지속되는 경우 자기애적 성격장애가 된다고 본다. 이러한 과대한 자기감이 지속되는 이유는 어린 시절 부모가 적절한 공감적 경험을 제공하지 못하거나 실망적인 현실에 적절히 노출시키지 못하였기 때문으로 보고 있다(민성길 외, 2016 : 604).

⑤ 치료

자기애성 성격장애의 일반적 치료방법은 개인적 심리치료이다. 코허트(Kohut, 1968)는 치료자가 환자와의 관계 속에서 나타나는 전이현상을 잘 활용하는 것이 중요하다고 하였다. 환자는 과거에 실패했던 부모와의 관계를 치료자와의 관계 속에서 재현하고자 하며 치료자에게 이러한 과거의 좌절된 욕구를 충족시켜 달라고 무언의 압력을 가하게 된다. 이때 치료자가 이런 욕구를 충분히 공감해 주고 이해해 주는 것이 필요하다(유수현 외, 2016 : 244).

자기애성 환자 치료에 있어 유의할 점은 겉으로 드러난 자존심과는 상반되는 낮은 자존감을 가진 경우가 많으므로 작은 일에서부터 자신감을 북돋워 주는 것이 중요하다. 또한 점차 시간이 지날수록 무리한 요구를 할 경우가 있으므로, 치료자가 할 수 있는 것과 없는 것을 명확히 구분해 주는 것이 중요하다.

(8) 회피성 성격장애

① 개념

회피성 성격장애(avoidant personality disorder)는 실패, 거절 또는 강한 감정이 일어날 상황이나 사람을 두려워하여 회피하는 것이 특징이다. 그러면서도 개인 관계를 강하게 원한다. 사회활동의 억제, 부적절감, 부정적 평가에 대한 과민성을 특징으로 한다.

② 유병률

유병률은 2.4% 정도로 보고된다. 남녀비율은 비슷하다는 것이 일반적이다(민성길 외, 2016 : 594).

③ 진단

회피성 성격장애 진단기준은 다음과 같다.

> 사회활동의 제한, 부적절감, 그리고 부정적 평가에 대한 과민성 등이 성인기 초기에 시작되고 여러 가지 상황에서 나타난다. 비난, 꾸중 또는 거절이 두려워서 대인관계가 요구되는 직업 활동을 회피함, 호감을 주고 있다는 확신이 서지 않으면 상대방과의 만남을 피함, 창피와 조롱을 당할까 두려워서 친밀한 관계를 제한함, 사회적 상황에서 비난이나 버림받을 것이라는 생각에 사로잡힘, 자신이 부적절하다고 느끼기 때문에 새로운 사람과 만날 때는 위축됨, 스스로를 사회적으로 무능하고 개인적인 매력이 없으며 열등하다고 생각함, 쩔쩔매는 모습을 들킬까 봐 두려워서 새로운 일이나 활동을 시작하기를 꺼림 등 증상들 중 4개(또는 그 이상) 항목을 충족시킨다.

④ 원인

회피성 성격장애의 원인은 사회화 과정과 기질, 그중에서도 어렸을 때 낯선 사회적 환경에서 긴장하고 후퇴하던 기질에 기인한다고 보고 있다. 부끄러워하는 것이 초기 양상이나 부끄럼을 타는 아동들이 반드시 회피성 성격장애로 진행되는 것은 아니며, 대부분은 나이가 들어감에 따라 점차 사라진다.

⑤ 치료

개인 심리치료가 효과적인 것으로 보고된다. 환자와의 유대관계가 매우 중요하다. 신뢰가 형성되면 환자의 두려움, 특히 거부될 것에 대한 두려움을 수용하는 태도를 보여주어야 한다. 치료자는 궁극적으로 환자가 실패, 거부의 가능성이 많다고 생각되는 새로운 세상에 다가갈 수 있도록 격려해야 한다. 그러나 사회기술을 치료의 장 밖에서 시도해 보도록 과제를 내는 것은 조심스러워야 한다. 실패의 경우 환자의 낮은 자존감이 더욱 악화되기 때문이다(민성길 외, 2016 : 594).

(9) 의존성 성격장애

① 개념

의존성 성격장애(dependent personality disorder)는 돌봄을 받는 것에 대한 과도한 욕구가 특징이다. 이는 일반적으로 복종적이고 타인으로부터 지시를 받으려 하고, 지속적인 재확인에 대한 요구로 나타난다. 열등감, 자기불신, 피암시성, 인내심 결여 등의 모습을 보이기도 한다.

② 유병률

임상적인 상황에서는 여성에 더 많으나 성비가 비슷하다는 연구결과도 있다(민성길 외, 2016 : 606).

③ 진단

의존성 성격장애 진단기준은 다음과 같다.

> 보호받고 싶어 하는 광범위한 지나친 욕구로 인해 복종적으로 되고 상대방에게 매달리며, 헤어짐을 두려워하고, 성인기 초기에 시작되며, 여러 가지 상황에서 나타난다. 증상으로, 타인으로부터 과도한 충고와 재확신 없이는 일상적 결정을 내리는 데 어려움을 겪음,

자신들의 인생의 매우 중요한 영역까지도 떠맡길 수 있는 타인을 필요로 함, 지지와 칭찬을 상실할 거라는 두려움이 크기 때문에 타인, 특히 의지하고 있는 사람에게 반대 의견을 말하기가 어려움, 자신의 일을 혼자서 시작하거나 수행하기가 어려움(동기나 활력이 부족해서라기보다는 판단과 능력에 대한 자기확신의 결여 때문임), 타인의 보살핌과 지지를 얻기 위해 무슨 행동이든 다 할 수 있음, 혼자 있으면 불편하고 무력해지는데, 그 이유는 혼자서 해나가다가 잘못될 것 같은 심한 두려움을 느끼기 때문임, 친밀한 관계가 끝나면 자신을 돌봐주고 지지해 줄 근원으로서 다른 관계를 시급히 찾음, 자신의 일은 자신이 알아서 하도록 남겨지는 것에 대한 두려움에 비현실적으로 몰두해 있음 등 증상들 중 5개(또는 그 이상) 항목을 충족시킨다.

④ 원인

타고난 복종성 등의 유전적 소인이 원인으로 제시되기도 한다. 구강기 때 부모가 욕구충족을 즉각적으로 해주었기 때문에 발생했다는 가설도 있다. 최근에는 욕구충족을 지연하거나 일관성 있게 제공하지 못했기 때문이라는 가설이 더 설득력 있게 보고되고 있다.

⑤ 치료

정신치료가 성공적인 경우가 종종 있다. 역동적 정신치료, 행동치료의 경우는 환자가 결정을 내리거나 자기주장을 할 때 생기는 불안을 견딜 수 있도록 지지해 준다. 단기간의 치료가 효과적이다. 약물치료 또한 증상을 완화시키는 목적으로 사용하기도 한다.

(10) 강박성 성격장애

① 개념

강박성 성격장애(obsessive-compulsive personality disorder)는 융통성과 개방성이 결여된 대신 완벽주의, 통제 및 정리정돈이 심하다는 것이 핵심이다. 이는 감정을 표현하는 데 있어 제한적이고 질서정연하며 인색하고 완고한 모습으로 나타난다.

② 유병률

유병률은 2.1~7.9% 범위이다. 남성이 여성에 비해 2배 많다. 그러나 일과 생산성을 중시하는 집단의 구성원들이 보이는 행동을 모두 강박성 성격장애로 간주하지는 않아야 한다(민성길 외, 2016 : 609).

③ 진단

강박성 성격장애 진단기준은 다음과 같다.

> 정리정돈에 몰두하고, 완벽주의, 마음의 통제와 대인관계의 통제에 집착하는 광범위한 행동양식으로서, 이런 특징은 융통성, 개방성, 효율성의 상실이라는 대가를 치르게 한다. 성인기 초기에 시작되고 여러 상황에서 나타난다. 증상으로, 사소한 세부사항, 규칙, 목록, 순서, 시간 계획이나 형식에 집착하여 일의 큰 흐름을 잃음, 일의 완수를 방해하는 완벽주의, 여가활동과 우정을 나눌 시간도 희생하고 지나치게 일과 생산성에만 몰두, 도덕, 윤리 또는 가치문제에 있어서 지나치게 양심적이고 고지식하며 융통성이 없음, 닳아빠지고 무가치한 물건을 감상적인 가치조차 없을 때라도 버리지를 못함, 타인이 자신의 방식을 그대로 따르지 않으면 타인에게 일을 맡기거나 같이 일하기를 꺼림, 자신과 타인 모두에게 인색함, 경직성과 완고함 등 증상들 중 4개(또는 그 이상) 항목을 충족시킨다.

④ 원인

프로이트에 의하면, 항문기 시기 배변훈련과정에서 아동의 욕구와 사회화하려는 부모의 요구 사이에 투쟁이 나타나는데, 이 투쟁이 제대로 해결되지 않았을 때 성격상 인식하고 완고하며 정돈적인 특징이 생긴다고 한다.

⑤ 치료

정신분석을 포함한 역동적 정신치료, 특히 분석적이면서도 비지시적인 역동적 지지치료가 선호된다. 우선적으로 환자와 치료자의 신뢰에 바탕을 둔 치료적 관계를 형성하는 것이 필요하다. 치료의 초점은 환자의 사고보다는 현재 환자가 지니고 있는 감정적 느낌에 맞추어야 하며 강박증세가 발병할 경우에는 항우울제를 투여하기도 한다.

10장 물질중독

【학습 목표】
◇ 중독의 개념을 이해한다.
◇ 물질중독과 비물질중독의 차이를 이해한다.
◇ 약물중독의 개념을 이해한다.
◇ 알코올중독의 원인을 이해한다.
◇ 알코올중독이 배우자와 자녀에게 미치는 영향을 이해한다.

중독이란 '생체가 어떤 독물의 작용에 의한 반응으로 생명에 위험을 미칠 수도 있는 일'이라고 정의(전석균, 2016)할 수 있다. 또한 어떤 일이든지 자기 스스로 절제와 통제가 불가능하며, 자신의 주된 생활과 업무에 지장을 초래하여 자신의 힘으로는 그 상태에서 헤어 나오지 못하는 병적인 상태를 말한다(이영호, 2016).

중독의 유형에는 중독의 대상이나 방식에 따라 물질중독과 비물질중독인 행위중독으로 구분할 수 있다. 물질중독은 술, 담배, 약물 등과 같이 중독성 물질을 사용하거나 중독성 행위에 지나치게 몰입함으로써 발생하는 다양한 부적응적인 증상을 말하며(전석균, 2016), 어떤 물질을 사용하는가에 따라 알코올, 카페인, 칸나비스(마약 계통), 환각제, 흡입제, 아편류, 진정제, 수면제, 항불안제, 자극제, 타바코, 기타 물질이 있다(유수현 외, 2017).

비물질중독은 유형과 무형으로 나눌 수 있는데, 이는 다음 장에서 자세히 살펴보기로 한다. 일반적으로 정신이 건강한 사람들은 특정한 의존대상이나 물질이 없더라도 자신의 일이나 일상생활 그리고 인간관계 등에서 별 어려움을 느끼지 못하며 살아갈 수 있지만, 중독자들은 균형을 유지하기 어려워하거나 이를 대처할 다른 대상이나 수단을 필요로 한다(전석균, 2016).

물질 관련 중독은 물질 사용 장애와 물질유발성 장애로 나눌 수 있는데, 물질사용장애는 중독성 있는 술, 담배, 마약 등을 과도하게 사용함으로써 다양한 부적응적 증상들이 초래되는 것을 말한다(유수현 외, 2017).

또한 물질 유발성 장애는 특정한 물질을 사용함으로써 초래되는 부적응적 후유증으로 물질중독, 물질금단, 물질 또는 약물 유발성 정신장애로 분류될 수 있다. 물질중독은 특정한 물질을 복용하거나 또는 그 직후에 일시적으로 생기는 부적응적 증상을 말하며, 물질금단은 물질사용을 멈추거나 줄였을 때 나타나는 신체적 또는 정신적 금단증상으로 고통이 따르는 경우를 말한다.

그리고 물질 또는 약물 유발성 정신장애는 물질남용이나 투약약물, 물질의 여러 독소들의 영향으로 일시적으로 정신장애 증상들이 나타나는 경우를 말한다.

이렇듯 중독의 증상을 가지고 있는 사람들은 본인 스스로 자신의 당면한 문제를 해결할 수 있는 능력이 부족하기 때문에, 자신의 삶뿐만 아니라 주변 사람들과 사회에도 영향을 줄 수 있어 심각한 사회문제로 발전할 수도 있다.

미국의 정신장애 진단 및 통계편람 DSM-5에서도 DSM-Ⅳ에서 사용하던 '물질남용과 의존'이라는 분류 대신 '중독과 관련 질환'으로 중독 관련 질환을 설명하고 있다.

이 장에서는 이런 물질중독 중에서 약물중독과 알코올중독의 정의와 유형에 대해서 이해하고, 중독에 대한 개입과 예방에 대해서 자세히 살펴보고자 한다.

1. 약물중독의 이해

1) 약물의 개념

약물은 의학적 목적으로 사용되는 약품을 의미하며, 인간의 정신 기능에 변화를 초래하는 물질 전반을 총칭하는 개념으로도 사용된다(박선환 외, 2011).

또한 DSM-5의 정의에 따르면, 약물의 지속적이고 지나친 사용으로 인하여 심리적・신체적 문제와 더불어 대인관계의 문제 등을 초래하는 질병이라고 정의하였다.

약물의 정의를 다음과 같이 설명할 수 있다. 첫째, 한번 사용하기 시작하면 자꾸 사용하고 싶어 하는 충동을 느끼는 의존성을 가지고 있다. 둘째, 사용할 때마다 양을 늘리지 않으면 효과가 없는데 이를 내성이라고 한다. 셋째, 사용을 중지하면 온몸에 견디기 힘든 이상을 일으키는데 이를 금단증상이라고 한다. 넷째, 개인에게 한정되지 않고 사회에도 해를 끼치는 물질이다(박선환 외, 2011).

약물을 사용하는 긍정적인 이유는 약물 본래의 목적을 가지고 질병을 예방・치료하는 데 있으며, 반대로 부정적인 이유는 의사의 처방에 따른 본래의 양을 사용하지 않거나, 과량을 사용하여 자신을 파괴하거나 사회적인 문제를 일으키는 데 있다.

이렇게 정해진 양을 사용하지 않는 것을 약물남용(substance abuse)이라고 하며, 약물남용은 의학적 상식, 법규, 사회적 관습으로부터 일탈하여 쾌락을 추구하기 위하여 약물을 사용하거나 과잉으로 사용하는 행위를 말한다(박선환 외, 2011).

2) 약물남용의 종류

약물남용의 종류는 중추신경흥분제와 중추신경억제제, 환각제, 기타로 구분할 수 있다. 보통은 정신에 영향을 미치는 약물을 향정신성 약물이라고 하며, 주로 중추신경계에 작용하는데, 이때에 약물이 중추신경을 흥분시키는가, 아니면 억제시키는가와 또는 한꺼번에 두 가지의 증상이 나타나는가에 따라 크게는 세 가지로 나누어지기도 한다(최은영, 2008, 이현주 외, 2015 재인용).

약물남용의 분류를 살펴보면 다음과 같다.

〈표 10-1〉 약물남용의 분류

분 류	내 용
중추신경흥분제	뇌신경세포의 기능을 흥분시키는 약물로 담배, 카페인, 암페타민류, 코카인 등
중추신경억제제	뇌신경세포의 기능을 억제시키는 약물로 알코올, 흡입제(가스, 본드 등), 마약류, 수면제, 신경안정제, 진해제, 항히스타민제 등
환각제	뇌신경세포의 기능을 흥분시키기도 하고 억제시키기도 하는 약물로 대마초, phencyclidine(LSD/PCP) 등
기 타	진통제

출처 : 최송식 외(2015). 정신건강론, p. 172.

3) 약물중독의 진단

한상원(2009)의 논문에 의하면 대부분의 약물중독은 고의든 실수이든 의인성으로 발생하며, 특히 성인에서는 고의적인 약물남용으로 인한 중독이 대부분을 차지한다고 하였다. 전술한 바와 같이 약물중독은 물질 관련 및 중독 장애로 구체적인 진단이 가능하다.

DSM-5에서는 제시된 11개의 진단 기준 중 2개 이상이 이에 해당하면 해당 물질사용 장애(Substance Use Disorders)로 진단된다. 특히 물질사용 장애의 특징은 뇌 회로의 기저 변화로 심한 장애가 있게 되면 해독기간이 지나도 지속되기 때문에 장기간의 치료를 통해 도움을 받을 수 있다.

물질사용 장애에 대한 DSM-5의 진단기준은 다음과 같다.

> 임상적으로 심각한 기능손상이나 고통을 유발하는 물질 사용의 부적응적 패턴이 다음 중 2개 이상의 방식으로 지난 12개월 이내에 나타났어야 한다.

1. 물질이 흔히 예상했던 것보다 더 많은 양 또는 더 오랜 기간 사용한다.
2. 물질사용을 줄이거나 통제하려는 지속적인 노력을 기울이지만 매번 실패한다.
3. 물질을 획득하고 사용하고 그 효과로부터 회복하는 데 많은 시간을 허비한다.
4. 물질을 마시고 싶은 갈망이나 강력한 욕구를 지닌다.
5. 반복적인 물질사용으로 인해서 직장, 학교나 가정에서의 주된 역할 의무를 수행하지 못한다.
6. 물질의 효과에 의해서 초래되거나 악화되는 사회적 또는 대인관계적 문제가 반복됨에도 불구하고 지속적으로 물질을 사용한다.
7. 물질사용으로 인해 중요한 사회적·직업적 또는 여가활동이 포기되거나 감소된다.
8. 신체적 위험이 존재하는 상황에서도 반복적으로 물질을 사용한다.
9. 물질에 의해서 초래되거나 악화될 수 있는 지속적인 신체적 또는 심리적 문제가 있음을 알면서도 물질사용을 계속한다.
10. 내성이 다음 중 하나의 방식으로 나타난다.
    a. 중독이 되거나 원하는 효과를 얻기 위해서 현저하게 증가된 양의 물질이 필요하다.
    b. 같은 양의 물질을 지속적으로 사용함에도 현저하게 감소된 효과가 나타난다.
11. 금단이 다음 중 하나의 방식으로 나타난다.
    a. 물질의 특정적인 금단 증후군이 나타난다.
    b. 금단증상을 감소하거나 피하기 위해서 물질을 섭취한다.

다음은 지난 1년간에 대한 약물중독 자가진단문진표이다. 각각의 질문에 대해 자신의 경험을 비추어 체크하면 된다.

〈표 10-2〉 약물중독 자가진단

문 항	예	아니요
1. 자신의 약물사용이 자신의 책임을 다하는 데 영향을 미쳤습니까?		
2. 자신이 신체적으로 위험할 수 있는 상황(예 약물사용 후 운전)에서 약물을 사용한 적이 있습니까?		
3. 자신은 자신의 약물사용의 결과로 법적인 문제가 있었습니까?		

4. 가족, 친구, 혹은 다른 사람들로부터 자신의 약물사용이 문제가 있음에도 불구하고 약물사용을 유지하였습니까?		
5. 자신은 전과 같은 효과를 얻기 위해 훨씬 많은 양의 약물을 사용해야 했던 적이 있습니까?		
6. 자신은 금단증상(떨림, 진전섬망, 수면문제, 우울, 의심, 불안 등)을 경험했거나, 금단증상을 없애기 위해서 약물을 다시 사용한 적이 있습니까?		
7. 자신은 자신이 의도한 것보다 더 많은 양 혹은 더 오랫동안 약물을 사용한 적이 있습니까?		
8. 자신은 자주 약물사용을 줄이거나 혹은 줄이려 했으나 그럴 수 없었던 적이 있습니까?		
9. 자신은 약물을 얻고, 사용하고, 약물의 효과를 높이기 위해 대부분의 시간을 사용한 적이 있습니까?		
10. 자신은 약물사용으로 인해 신체적으로 아프게 되고, 평상시보다 감정적으로 엉망이 되는 것을 알면서도 약물사용을 유지한 적이 있습니까?		

진단결과

- 0점 : 문제가 없다고 봄. 이 범위의 점수면서 약물을 사용한다면 아직 심각한 수준은 아니다. 자신의 검사에서 어떤 질문들의 내용에 해당되는지 주의해야 할 것이다.
- 1~4점 : 중간 수준으로 지난 한 해 동안 약물을 남용한 것이다. 약물 사용이 당신의 삶의 여러 부분에서 영향을 미치기 시작했고, 약물사용을 한 상태에서 위험한 상황에 자주 처하게 될 수 있다.
- 5~14점 : 초기의존 수준으로 약물에 의존되어 가고 있는 위험에 처하게 된다. 약물사용을 중단하기 어렵거나 약물사용이 자신의 책임을 다하는 데 영향을 미치고 있다는 것을 느끼고 있다.
- 15~39점 : 심각한 의존수단으로 지난 한 해 동안 약물에 의존되어 있다. 약물을 사용하는 것을 중단할 수 없고, 일상적인 기능을 수행하기 힘들어지는 것을 느낀다.

출처 : 이향숙 외(2017). 정신건강론, pp. 405-406.

2. 알코올중독의 이해

1) 알코올중독의 개념

알코올중독은(alcohol intoxication)은 일반사회에서 허용되는 영향 또는 사회적 용도 이상의 주류를 과량으로 계속 마심으로써 신체적 · 정신적 · 사회적 기능을 해치는 만성적 행동장애(이영실 외, 2016)를 말하며, 알코올리즘(alcoholism)이라고 불리기도 한다.

또한 알코올중독에 대한 정의는 사회문화나 국가에 따라 다르게 정의되지만 세계보건기구(World Health Organization, 1954)에서는 "알코올중독이란 전통적 습관 음주의 영역을 넘어서거나 혹은 지역사회 전체의 사회적 음주습관의 범위를 넘어 음주하는 경우를 말하며, 그에 부수한 병적 인자나 그 병적 인자가 얼마만큼 유전, 체질 또는 신체 병리적, 대사적 영향을 받고 있는가에 관계없이 그것이 알코올중독이다"라고 정의하고 있다(이영실 외, 2016).

알코올중독은 알코올남용과 알코올의존으로 분류할 수 있는데, 알코올남용은 알코올을 사용하여 자신의 삶의 안녕을 해치거나 위험에 빠뜨리는 방법으로 술을 마시는 것을 말하며, 알코올의존은 사회적인 기능이 손상된 상태에 이르게까지 알코올을 사용하는 것을 말한다(임 혁 · 채인숙, 2016).

이렇듯 알코올중독은 알코올 섭취로 인하여 심각한 행동이나 심리적 변화가 발생하는 것을 말하며, DSM-5에서는 기존의 DSM-Ⅳ-TR과 달리 알코올의존과 알코올남용으로 구분하지 않고, 알코올사용 장애, 알코올중독, 알코올 금단, 기타 알코올로 유발된 장애, 명시되지 알코올 관련 장애로 구분하고 있다(나동석 외, 2015).

알코올사용 장애(Alcohol Use Disorder)는 과도한 알코올 사용으로 인해 발생하는 부적응적 문제이며, DSM-5에서 제시된 11개의 진단기준 중 2개 이상이면 알코올사용장애로 진단된다. 알코올 유도성 장애(Alcohol-induced Disorder)는 알코올의 섭취나 사용으로 인해 나타나는 부적응적인 후유증 상태를 말한다.

2) 알코올중독의 원인

알코올중독의 원인은 아직 구체적으로 밝혀지지는 않았으나 생물학적 · 유전적 · 심리적 · 사회문화적인 요인이 복합적으로 요인으로 발생하는 것으로 인식되고 있다.

첫째, 생물학적 요인은 알코올 중독의 원인으로 알코올 대사과정에서 발생되는 테트라히드로(TIQS : tetrahydro-isoquinolones)가 알코올리즘을 유발시킨다고 보았다(유수현 외, 2017). 즉, 술은 물과 에틸알코올, 소량의 아미노산과 미네랄 등으로 구성되어 있는데, 체내에 흡수된 에틸알코올의 10%는 신장과 폐를 통해 배설되고, 90%는 간에서 산화된다.

이때 흡수된 알코올은 간에 있는 효소(AHD)에 의해 아세트알데히드(acetaldehyde)로 산화된다. 독성물질은 아세트알데히드는 테트라히드로라는 신경전달물질이 생성되면서 알코올중독의 원인이 된다는 것이다(이영실 외, 2016).

둘째, 유전적인 요인은 다양한 논문들에서 발표된 바와 같이 부모가 알코올중독일 때, 알코올중독이 아닌 부모의 자녀에 비해 알코올중독자가 될 확률이 4배나 높았으며, 알코올중독자 자녀는 술을 많이 마시며, 여자보다는 남자에게서 이런 현상이 더 많이 나타난다고 보았다(Goodwin, 1998; 이영실 외, 2016).

또한 알코올중독자의 부모 밑에 태어났으나 알코올중독이 아닌 부모의 손에 자란 경우에도 알코올중독이 될 가능성이 훨씬 높으며, 알코올중독이 된 아이들의 생부 중 25%는 알코올중독자라고 한다(유수현 외, 2017). 따라서 알코올중독을 일으키는 유전자가 있다는 설을 증명하고 있다.

셋째, 심리적 요인으로 개인의 정신내적 무의식의 욕구들이 작용하여 스트레스를 감소시키기 위해 알코올을 사용한다는 것이다. 즉, 술을 통하여 자기만족적인 충동이나 상대방에게 책임을 전가하거나 비난하는 등의 욕구를 충족시키는 것이다.

결국 자신의 무의식적인 욕구를 해결하기 위한 방법으로 음주를 선택하고, 음주가 반복됨으로써 알코올중독으로 빠지게 되는 것이다.

넷째, 사회문화적인 요인으로 한 나라가 가지고 있는 술에 대한 생각이다. 술을 권하거나 술에 대한 사회적·도덕적 관념이 음주문화에 대한 문제점을 가지게 된다. 특히 한국사회에서는 술에 대한 경계심이 없고, 술로 인한 실수를 너그럽게 생각하는 것이 보편적인데, 술로 인해 벌어지는 많은 문제들에 대해 도덕적·법적 관용을 보이는 것이 문제가 되고 있다.

3) 알코올중독의 진단

알코올중독은 일반 인구에 있어서 유병률이 높은 장애 중의 하나이며 우리나라도 그러하다. 알코올중독은 남자에게 더 흔하게 나타나지만 비율은 연령, 문화권, 계층에 따라 매우 다양하게 나타난다.

여성은 남성에 비해 인생의 후반기에 과도한 음주를 시작하며, 알코올사용 장애가 더 늦은 시기에 발생하지만 일단 발생하면 매우 급속도로 진행되는 경향이 있다(권석만, 2014).

알코올중독은 다양한 신체적 질병을 유발하기도 하지만 사고나 폭력, 자살과 관련이 매우 높으며, 교통사고의 30%도 운전자의 음주로 발생한다고 한다.

심할 경우 새로운 경험을 기억하지 못하는 지속성 기억상실증인 코르사코프 증후군(Korsakoff syndrome)을 유발하기도 하며, 여성이 임신 중 알코올을 과다하게 섭취하면 태아에게 알코올증후군(featl alcohol syndrome)이 나타나기도 한다.

알코올중독이 심한 사람은 진단 후 입원치료가 바람직하며, 약물치료와 더불어 스트레스에 대처하는 치료를 시행하는 것이 일반적이다.

DSM-5에서는 알코올사용 장애진단에서 제시하는 11개 중 2~3개 이상이 해당되면 경도(mild), 4~5개에 해당되면 중등도(moderate), 6개 이상이면 중등도(severe)로 구분하여 진단하도록 하였다.

DSM-5의 알코올사용 장애진단은 다음과 같다.

임상적으로 심각한 기능손상이나 고통을 유발하는 알코올사용의 부적응적 패턴이 다음 중 2개 이상의 방식으로 지난 12개월 이내에 나타났어야 한다.

1. 알코올을 흔히 예상했던 것보다 더 많은 양 또는 더 오랜 기간 마신다.
2. 알코올사용을 줄이거나 통제하려는 지속적인 노력을 기울이지만 매번 실패한다.
3. 알코올을 획득해서 사용하고 난 후 그 효과로부터 회복하는 데 많은 시간을 허비한다.
4. 알코올을 마시고 싶은 갈망이나 강렬한 욕구를 지닌다.
5. 반복적인 알코올사용으로 인해서 직장, 학교나 가정에서의 주된 역할 의무를 수행하지 못한다.
6. 알코올의 효과에 의해서 초래되거나 악화되는 사회적 또는 대인관계적 문제가 반복됨에도 불구하고 지속적으로 알코올을 사용한다.
7. 알코올사용으로 인해서 중요한 사회적, 직업적 또는 여가활동이 포기되거나 감소한다.
8. 신체적 위험이 존재하는 상황에서도 반복적으로 알코올을 사용한다.
9. 알코올에 의해서 초래되거나 악화될 수 있는 지속적인 신체적 또는 심리적 문제가 있음을 알면서도 알코올사용을 계속한다.
10. 내성이 다음 중 하나의 방식으로 나타난다.
    a. 중독이 되거나 원하는 효과를 얻기 위해 현저하게 증가된 양의 알코올이 요구된다.
    b. 동일 용량의 알코올을 지속적으로 사용함에도 현저하게 감소된 효과가 나타난다.
11. 금단이 다음 중 하나의 방식으로 나타난다.
    a. 알코올의 특징적인 금단증후군이 나타난다.
    b. 금단 증상을 완화하거나 피하려고 알코올(또는 관련된 물질)을 사용한다.

다음은 알코올중독 자가진단 문진표로, 알코올사용 장애 선별검사라고 볼 수 있다.

〈표 10-3〉 알코올중독 자가진단

문 항	0점	1점	2점	3점	4점	5점
1. 얼마나 술을 자주 마십니까?	전혀 안 마심 ○	월 1회 이하 ○	월 2~4회 ○	주 2~3회 ○	주 4회 ○	-

2. 술을 마시는 날은 보통 몇 잔을 마십니까?	1~2잔 ○	3~4잔 ○	5~6잔 ○	7~9잔 ○	10잔 이상 ○	–
3. 한 번에 술좌석에서 6잔(맥주 2,000cc) 이상을 마시는 횟수는 어느 정도입니까?	없음 ○	월 1회 미만 ○	월 1회 ○	주 1회 ○	거의 매일 ○	–
4. 지난 1년간 일단 술을 마시기 시작하여 자제가 안 된 적이 있습니까?	없음 ○	월 1회 미만 ○	월 1회 ○	주 1회 ○	거의 매일 ○	–
5. 지난 1년간 음주 때문에 일상생활에 지장을 받은 적이 있습니까?	없음 ○	월 1회 미만 ○	월 1회 ○	주 1회 ○	거의 매일 ○	–
6. 지난 1년간 과음 후 다음 날 아침 정신을 차리기 위해 해장술을 마신 적이 있습니까?	없음 ○	월 1회 미만 ○	월 1회 ○	주 1회 ○	거의 매일 ○	–
7. 지난 1년간 음주 후 술을 마신 것에 대해 후회한 적이 있습니까?	없음 ○	월 1회 미만 ○	월 1회 ○	주 1회 ○	거의 매일 ○	–
8. 지난 1년간 술이 깬 후에 취중의 일을 기억할 수 없었던 적이 있습니까?	없음 ○	월 1회 미만 ○	월 1회 ○	주 1회 ○	거의 매일 ○	–
9. 당신의 음주로 인해 자신이나 다른 사람이 다친 적이 있습니까?	없음 ○	–	있지만 지난 1년간 없음 ○	–	지난 1년간 있음 ○	–
10. 가족이나 의사가 당신의 음주에 대해 걱정을 하거나 술을 끊거나 줄이라는 권고를 한 적이 있습니까?	없음 ○	–	있지만 지난 1년간 없음 ○	–	지난 1년간 있음 ○	–

진단결과
- 0~7점 : 정상 음주치
- 8~11점 : 상습적인 과음자로 주의를 요함
- 12~19점 : 문제음주자 혹은 잠재적인 알코올의존자
- 20점 이상 : 알코올의존자로 분류

출처 : 이향숙 외(2017). 정신건강론, pp. 404-405.

4) 알코올중독의 진행단계

알코올중독의 단계는 발병 이전의 단계(prepathogenic period), 발병단계(period of pathogenesis), 위중한 단계(crucial phase), 만성적 단계로 구분할 수 있다.

발병 이전의 단계에서는 전구적 증상단계로 첫째, 해방감을 위해 수시로 술을 마시고, 둘째, 해방감을 위해 지속적으로 술을 마시며, 셋째, 알코올 내성이 증하게 된다.

여기서 진행의 단계로 넘어가게 되는데, 이때에 나타나는 증상들은 다음과 같다. ① 은밀한 음주가 시작된다. ② 최초의 기억상실이 발생한다. ③ 자신의 음주에 대한 죄책감을 느낀다. ④ 알코올 생각에 사로잡힌다. ⑤ 단숨에 꿀꺽꿀꺽 마신다. ⑥ 술에 관한 이야기를 회피한다. ⑦ 음주 후 기억상실이 증가하거나 빈도가 높아진다.

다음으로 위중한 단계가 되는데, 여기에는 ① 음주조절능력을 상실한다. ② 음주행동에 대해 합리화한다. ③ 한때 술을 끊기도 한다. ④ 음주의 종류와 술 마시는 시간을 바꾸기도 한다. ⑤ 사회적인 압력을 받는다. ⑥ 가족과 친구를 피한다. ⑦ 자존감이 상실되며 과장된 행동을 한다. ⑧ 직장을 그만둔다. ⑨ 사회적으로 고립되거나 공격적 행동을 한다. ⑩ 끊임없는 가책을 느낀다. ⑪ 모든 행동을 알코올을 중심으로 한다. ⑫ 외부세계에 대한 흥미를 상실한다.

또한 옐리네크(Jellinek, 1952)는 알코올의존이 단계적으로 발전하는 장애라고 주장하면서 4단계의 발전과정을 제시하였다. 첫 단계는 전 알코올 증상 단계로 사교적 목적으로 음주를 시작하여 즐기는 단계이다. 술을 마시면 긴장이 해소되고 대인관계가 원활해지는 등의 긍정적 경험을 할 수 있다.

두 번째 단계는 전조단계로 술에 대한 매력이 증가하면서 점점 음주량과 빈도가 증가하는 시기이다. 자주 과음을 하고 음주 동안에 일어났던 사건들을 때때로 기억하지 못하는 망각현상이 일어난다. 세 번째 단계는 결정적 단계로 음주에 대한 통제력을 서서히 잃어가는 단계이다. 아침부터 수시로 술을 마시거나 식사를 거르면서 음주를 하게 된다. 잦은 과음으로 다양한 부적응적 문제가 발생하여 직장을 잃거나 친구나 가족을 잃기도 한다.

네 번째 단계는 만성단계로 알코올에 대한 내성이 생겨서 극심한 금단증상을 겪기도 하며, 알코올에 대한 통제력을 완전히 상실하게 된다(권석만, 2014).

5) 알코올중독이 가족에게 미치는 영향

알코올중독은 가족병이라고 부른다. 그 이유는 알코올중독이 개인 한 사람의 피해에 그치지 않고, 알코올중독자뿐만 아니라 가족 구성원의 관계에 영향을 미치고, 또한 다른 구성원의 가족기능이나 역할에 손상을 입히기 때문이다.

특히 알코올중독 환자는 단주와 폭주를 반복하고 환자의 보호자는 이러한 상황을 도피하고 싶어 하는 마음과 함께 환자를 돌봐야 한다. 이렇듯 알코올중독 환자와 지속적인 관계를 가지면서 생활하는 배우자나 자녀들이 알코올중독 환자의 증상에 감정적으로 반응하면서 생활하는 데 나타나는 문제들을 정상적으로 처리하지 못하는 상태를 공동의존(유수현 외, 2017)이라고 한다.

대개의 공동의존자는 중독의 진행과정에 대한 본질을 모르기 때문에 비난과 합리화를 받아들이며, 가족 내의 문제 때문에 술을 마신다는 사회적 관념을 받아들이기도 한다. 즉, 공동의존이란 중독자와 긴밀한 관계를 맺고 있는 사람이 중독자와 일상적인 상호작용의 결과로 나타나는 정신의학적 장애이다(최송식 외, 2015).

공동의존의 정신의학적 특징은 공동의존증을 하나의 질환으로 인정하는 것이며, 특징은 다음과 같다.

① 조장행위로 곤궁에 빠져서 도움이나 보호, 격려 등을 필요로 하는 중독자에게 처음에는 도움을 주게 되지만, 결국에는 중독자가 음주로 인해 발생되는 다양한 문제를 경험하지 못하게 방해하여 중독증이 악화되게 되는 결과를 갖게 한다.

② 무지로 자신들이 아무리 노력해도 중독자가 술을 억제하지 못하는 현상을 이해하지 못하고 중독자가 가족보다 술을 더 좋아한다고 생각하며, 분노감과 좌절감으로 스트레스가 심해지는 경우이다.

③ 부정으로 가족 내에서 어떤 가족이 중독증에 있다는 사실을 인정하는 것에 저항을 하게 되며, 또 다른 가족은 중독증을 부정하지는 않지만, 공동의존증을 부정하기도 한다.

④ 조절력에 대한 불리한 기대로 중독자들은 알코올을 조절하면서 마시지 못하면서도 자신의 의지를 통해서 조절할 수 있다는 믿음에 집착한다. 공동의존증이 있는 가족도 비슷한 방법으로 유사한 결과를 초래한다.

⑤ 손상된 자존심으로 중독자는 자신의 왜곡된 성격에서 오는 부정이나 비난, 짜증으로 가족을 공격하나 공동의존자들은 중독자의 공격을 자신의 잘못 때문이라고 감수하며, 죄책감을 느끼며 자신이 쓸모없는 인간이라고 생각한다.

⑥ 스트레스와 관련된 질환을 가지고 있는데, 정신적인 고통으로 궤양, 장염, 편두통 등의 스트레스 관련 질환을 앓고 있으며, 가족의 어려움을 자신의 탓으로 돌림으로써 이에 따른 스트레스를 신체화하게 되면서 생긴다.

공동의존의 유형은 다음과 같다.

① 순교자 유형

순교자유형은 알코올중독 배우자에게 나타나는 가장 대표적인 유형으로, 배우자의 알코올중독을 자신의 탓으로 생각하며, 배우자의 중독이 자신의 무능력이나 중독에 이르게 된 원인이라고 여겨 죄책감을 느낀다. 또한 자녀들에게 이를 강요하기도 한다.

② 박해자 유형

박해자 유형은 순교자 유형과는 반대유형으로, 알코올중독 원인을 중독 당사자에게 돌린다. 중독 초기에는 알코올 문제를 해결하려고 하지만 문제가 심각해지고 증상이 더 심해지면 분노하고 좌절하면서 적개심을 표현하는 유형이다.

③ 공모자 유형

공모자 유형은 배우자의 중독을 회피하는 것 같지만, 오히려 조장한다. 술을 마시지 말라고 하면서도 어떠한 문제가 생기면 오히려 술을 사다주고 마시게 한다. 결국은 알코올중독에 대한 자신의 행동을 합리화하는 유형이다.

④ 술친구 유형

술친구 유형은 배우자로 하여금 같이 술을 마실 것을 권하며, 자신 또한 술로써 모든 문제를 해결하려고 한다. 배우자의 음주에 자신도 모르게 익숙해지면서 결국은 중독당사자와 함께 치료를 받아야 하는 상태까지 올 수 있다.

⑤ 냉담자 유형

알코올중독자의 치료를 위해 다양한 방법을 시도하지만, 중독자의 증상은 변화되지 않고 입·퇴원을 반복하게 되면서 결국은 알코올중독자뿐만 아니라 다른 가족, 특히 자녀에 대한 관심도 사라지게 되어 우울증에 빠지기 쉽다.

다음은 알코올중독 가족의 자녀에게서 나타나는 자녀유형이다.

① 가족영웅(family hero)

가족영웅은 알코올중독 환자가 담당해야 할 역할을 대신하는 경우가 많은데, 일반적으로 장남이나 장녀가 여기에 해당한다. 가족에 대한 지나치거나 과도한 책임감을 가지며, 제 나이 때에 맞는 올바른 성장보다는 가족의 보다 나은 생활을 위해 부적절한 책임감을 가지면서 자라게 된다.

가족에게는 자랑스러움을 가져다주지만 낮은 자존감과 죄책감을 가지고 있으며, 이런 상태가 지속된다면 성인이 되어 일중독에 빠지기 쉽고 충동적이고 의존적인 배우자를 만나기 쉽다.

② 희생양(scapegoat)

희생양은 집안의 골칫거리이며, 집안의 모든 문제의 원인이 되기도 한다. 가족에 대한 불만을 표현하는 방법으로 중독에 빠질 수도 있으며, 낮은 자존감과 적대감을 갖는 것이 보편적이다.

③ 잊혀진 아이(lost kid)

잊혀진 아이 역할을 하는 자녀는 가족들로부터 관심을 받지 못하며, 감정표현을 거의 하지 않는다. 자신이 조용히 사는 것이 가족들에게 피해를 주지 않는다고 생각하기 때문에 가족이나 학교에서 행동이 눈에 띄지 않는다.

가족들은 집에 있는 듯 없는 듯하여 편하다고 느낄 수는 있으나, 자녀는 무기력하며 외로움과 버려진 느낌을 가질 수 있다.

④ 마스코트(mascot)

집안의 막내가 주로 여기에 해당되며, 가족 내의 술 문제를 회피하고, 분노, 슬픔, 고통 등을 완화시키려는 역할을 한다.

3. 물질중독의 유형

2013년 5월 발표된 미국의 정신장애 진단 및 통계편람 DSM-5에서는 '물질남용과 의존'이라는 분류체계를 삭제하고, '중독과 관련 질환(addiction and related disease)'이라는 카테고리를 만들어 물질중독과 도박을 하나의 범주로 묶었다는 것을 앞서 설명하였다.

물질중독의 유형에는 물질사용 장애(substance use disorders)와 물질유도성 장애(substance induced disorders)로 나눌 수 있으며, 어떤 물질을 사용하여 부적응의 문제가 생겼는가에 따라 구분될 수 있다.

〈표 10-4〉 중독의 유형

<table>
<tr><th>유 형</th><th colspan="3">내 용</th></tr>
<tr><td rowspan="5">물질 관련 장애</td><td>물질사용 장애
(substance use disorder)</td><td colspan="2">중독성이 있는 특정한 물질(술, 담배, 마약 등)을 과도하게 사용함으로써 다양한 부적응적 증상들이 초래되는 경우(물질사용 장애는 DSM-Ⅳ의 물질남용과 물질의존을 통합한 용어)</td></tr>
<tr><td rowspan="4">물질유도성 장애
(substance-induced disorder)</td><td colspan="2">특정한 물질사용으로 인해 초래되는 부적응적 후유증</td></tr>
<tr><td>물질중독
(substance intoxication)</td><td>특정한 물질을 복용하는 도중 또는 그 직후에 생기는 부적응적 증상들</td></tr>
<tr><td>물질금단
(substance withdrawal)</td><td>물질사용을 멈추거나 줄였을 때 나타나는 신체적·정신적 금단증상들 때문에 고통이 초래되는 경우</td></tr>
<tr><td>물질/ 약물 유도성 정신장애
(substance/ medication-induced mental disorders)</td><td>물질남용, 투약 약물, 물질의 여러 독소들의 영향으로 인해 일시적으로 정신장애 증상들이 나타나는 경우
(물질/ 약물로 유발된 불안장애, 성기능장애, 수면장애 등)</td></tr>
<tr><td>비물질관련 장애</td><td>도박장애
(gambling disorder)</td><td></td><td></td></tr>
</table>

출처 : 유수현 외(2017). 정신건강론, pp. 157-158.

1) 물질사용 장애

물질사용 장애는 약물, 술, 담배와 같은 중독성 물질을 사용하거나 중독성 행위에 몰두함으로써 생겨나는 다양한 부적응적 증상이라는 것을 설명하고 있다. 앞서 약물과 술에 대한 알코올중독은 설명하였으므로, 여기에서는 담배에 대한 간략한 설명을 하고자 한다.

보통은 타바코(tobacco) 관련 장애라 부르며, 중독물질인 니코틴(nicotine)을 함유하는 여러 종류의 담배를 포함한다. 담배는 궐련, 시가, 씹는 담배, 냄새 맡는 담배 등을 말한다.

타바코 관련 장애도 타바코의 사용으로 인해 발생하는 타바코사용 장애와 타바코 금단으로 분류된다. 타바코사용 장애는 장기간의 니코틴 섭취로 인해 니코틴에 대한 내성과 금단현상을 비롯하여 일상생활에 부적응을 나타내게 된다.

니코틴의 일정효과 이론(nicotine fixed-effect theory)에 따르면, 니코틴이 신경계통의 내의 보상중추를 자극하기 때문에 강화효과를 가지며, 일정 수준의 보상중추를 자극하기 위해 지속적인 흡연욕구가 생겨나게 된다고 한다(권석만, 2014).

이렇듯 담배를 피우게 되는 원인은 다양하며, 담배를 끊기 어려운 이유는 담배에 대한 갈망이 매우 집요하고 금단증상이 매우 심하기 때문이다. 다양한 치료방법을 통하여 금연상태를 유지하는 것이 필요하다고 하겠다.

2) 물질유도성 장애

물질유도성 장애는 특정한 물질을 사용하게 되면서 그로 인해서 초래되는 부적응적 후유증을 말한다. 물질유도성 장애는 세 가지로 분류될 수 있는데 여기에는 물질중독, 물질금단, 물질/ 약물유도성 정신장애가 있다.

물질중독(substance intoxication)은 특정한 물질을 복용하는 도중 또는 그 직후에 생기는 부적응적 증상들을 말한다. 또한 물질금단(substance withdrawal)은 물질사용을 멈추거나 줄였을 때 나타나는 신체적·정신적 금단 증상들 때문에 고통이 초래되는 경우로 일시적으로 나타나는 부적응적 증상군을 말한다.

마지막으로 물질/ 약물유도성 정신장애(substance/ medication-induced mental disorders)는 물질남용, 투약약물, 물질의 여러 독소들의 영향으로 인해 일시적으로 정신장애 증상들이 나타나는 경우로 물질/ 약물로 유발된 불안장애, 성기능 장애, 수면장애 등이 있다.

4. 중독에 대한 개입과 예방

중독에 대한 개입은 기본적인 교육과 상담뿐만 아니라 집중적인 의료적·정신과적 치료에 이르기까지 다양한 범주가 있다. 경우에 따라서는 입원치료와 외래치료가 필요하며, 치료 후의 재발예방과 사후관리 또한 중요하다.

1) 약물중독의 개입과 예방

약물중독은 재발의 가능성이 높기 때문에 재발을 예방할 수 있는 방법들이 제기되고 있으나 우리나라의 경우는 법적 제도로 접근해 왔다. 그렇기 때문에 개입의 제도로 치료보호, 치료감호, 보호관찰이 대표적이다.

치료보호는 범죄를 저지르지 않은 약물중독자에 대한 강제치료를 위하여 행정기관의 장인 보건복지부장관이나 시·도지사가 의료기관인 치료보호기관으로 하여금 약물사용자의 중독 여부를 판별검사하거나 치료보호를 하도록 명하는 것이다(조성남, 2009).

우리나라는 1990년부터 본격적으로 실시되고 있으며, 2013년 현재 전국 12개의 지정 정신의료기관에서 치료보호 사업을 수행하고 있고, 환자의 치료비 부담액은 전혀 없다.

치료감호는 검사의 청구와 법원의 판결에 따라서 치료감호소에 수용하여 치료하는 것으로, 약물중독자 중에서 금고 이상의 형에 해당하는 죄를 짓고 재발의 가능성이 높을 때 치료감호를 받는다(백형의, 2013)

보호관찰은 수강명령을 선고받은 약물사범을 대상으로 지역사회의 약물 전문치료기관이나 교육기관과 협력하여 약물 관련 교육 및 치료 프로그램을 보호관찰소로부터 수강하는 것이다.

그러나 보호관찰의 문제점은 수강명령을 받은 대상자들의 재범 여부를 추적한 결과 수강명령 참여자와 수강명령 미 참여자 간에 유의미한 차이가 없는 것으로 보고되었다(이범호, 2011). 즉, 단기 치료 프로그램으로는 약물중독자들을 회복시키는 데 한계가 있다는 것이다.

이렇듯 법적인 제도 안에서의 치료 외에는 지역사회 내에서 도움을 받을 수밖에 없는데, 마약류 관련 예방사업을 하고 있는 한국마약퇴치운동본부가 있으며, 몇몇 자활을 위한 공동체들이 운영되고 있으나 재발의 위험이나 부작용은 여전히 존재하고 있다.

2) 알코올중독의 개입과 예방

알코올중독의 가장 기본적 개입으로는 입원치료(inpatient treatment)와 외래치료(outpatient treatment)로 구분할 수 있다.

입원치료는 중독의 상태가 심각하여 중독자의 집중적인 의료적, 정신과적, 사회복지적 차원의 개입이 이루어진다. 대다수는 계속되는 금단증상을 보이며, 건강에 심각한 피해를 미치기 때문에 의료적 개입이 필요한 경우이다.

특히 금단증상이 발생했을 때는 해독치료가 우선되어야 하는데, 해독치료는 신체에 남아 있는 알코올 성분을 제거하는 과정이다. 의료적 절차를 통해 몸 안에 있는 알코올을 몸에 무리를 주지 않으면서 재빨리 해독시키게 된다. 약물치료에는 단주제와 항우울제, 항불안제 등이 쓰인다.

외래치료는 중독관리통합지원센터[1]나 공적 프로그램, 민간 외래치료 프로그램으로 진행되며, 금단증상이나 합병증을 가지고 있지 않으며, 자신과 타인을 위협하는 행동을 하지 않는 대상자들이 적합하다.

일반적으로 강의, 비디오나 슬라이드를 통한 시청각 교육, 단주교육이 이루어지는 알코올 교육이나, 가장 중심이 되는 환자와의 대면 개인상담이 있다. 개인상담을 통

1) 「정신건강증진 및 정신질환자 복지서비스 지원에 관한 법률」 제78조에서 국가나 지방자치단체는 정신질환자의 사회복귀 촉진 및 권익보호를 목적으로 하는 단체 또는 시설을 보호・육성하고 이에 필요한 비용을 보조할 수 있도록 규정하고 있다.

해 환자에 대한 정확한 평가와 다른 치료를 계획하거나 실천할 수 있다.

개인상담에서 심리치료는 중독자들의 스트레스 대처훈련, 사회적 기술훈련, 의사소통훈련, 감정표현훈련, 자기주장훈련, 부부관계 증진 훈련 등 심리적 갈등을 완화시켜서 알코올에 대한 의존도를 약화시키는 역할을 하고 있다.

또한 알코올회복을 위한 자조모임(self-helpgroup) A.A(Alcoholic Anonymous)가 있다. A.A는 익명의 알코올중독자 모임으로 미국의 알코올 중독자들이 결성한 민간 단주운동단체로 술을 끊고 전인적인 회복을 도모하는 곳이다. 우리나라는 1988년 처음으로 참석하였으며, 현재 170개 이상의 국가에서 단주 친목지부를 운영하고 있으며, 5년마다 세계대회를 열고 있다.

특히 A.A는 자신을 알코올중독자로 인정하는 사람들이 모인 집단으로 이미 술을 끊은 회원이 참석하여 자신의 성공한 경험을 나누며, 회복에 대한 힘과 용기를 얻을 수 있다는 것이 큰 특징 중의 하나다.

다음으로 우리나라의 알코올중독 예방을 위한 법적 제도이다.

〈표 10-5〉 알코올중독 예방을 위한 법적 제도

법(소관)	내 용	비 고
국민건강증진법 (보건복지부)	제8조(금연 및 절주운동 등) ① 국가 및 지방자치단체는 국민에게 담배의 직접흡연 또는 간접흡연과 과다한 음주가 국민건강에 해롭다는 것을 교육, 홍보하여야 한다. ② 주세법에 의하여 주류제조의 면허를 받은 자 또는 주류를 수입하여 판매한 자는 대통령령이 정하는 주류의 판매용 용기에 과다한 음주는 건강에 해롭다는 내용과 임신 중 음주는 태아의 건강을 해칠 수 있다는 내용의 경고 문구를 표기하여야 한다.	알코올 중독
	제12조(보건교육의 실시 등) ① 국가 및 지방자치단체는 모든 국민이 올바른 보건의료의 이용과 건강한 생활습관을 실천할 수 있도록 그 대상이 되는 개인 또는 집단의 특성, 건강상태, 건강의식 수준 등에 따라 적절한 보건교육을 실시한다.	4대 중독 공통

지역보건법 (보건복지부)	제11조(보건소의 기능 및 업무) 4. 보건의료 관련 기관·단체, 학교, 직장 등과의 협력체계 구축 5. 지역주민의 건강증진 및 질병예방·관리를 위한 지역보건의료 서비스의 제공(가. 국민건강증진 및 보건교육, 마. 정신건강 증진 및 생명존중)	4대 중독 공통
정신건강증진 및 정신질환자 복지서비스 지원에 관한 법률 (보건복지부)	제11조(정신건강상 문제의 조기발견 등) 제13조(학교 등에서의 정신건강증진 사업 실시) ① 학교의 장 및 사업장의 사용자는 구성원의 정신건강에 관한 교육·상담과 정신질환 치료와의 연계 등의 정신건강증진 사업을 실시하도록 노력하여야 한다. (정신보건법을 개정하여 2017. 5. 30. 시행)	4대 중독 공통
산업안전보건법 (고용노동부)	제31조(안전·보건 교육) ① 사업주는 해당 사업장의 근로자에 대하여 정기적으로 안전, 보건에 관한 교육을 하여야 한다.	4대 중독 공통
교육기본법 (교육부)	제27조(보건 및 복지의 증진) ① 국가와 지방자치단체는 학생과 교직원의 건강 및 복지를 증진하기 위하여 필요한 시책을 수립, 실시하여야 한다.	4대 중독 공통
청소년보호법 (여성가족부)	제4장 청소년 유해약물 등의 규제 * 유해약물 : 주세법에 따른 주류라고 정의	알코올 중독
학교보건법 (교육부)	제9조(학생의 보건관리) 학교의 장은 학생의 신체발달 및 체력증진, 질병의 치료와 예방, 음주, 흡연과 약물 오용·남용의 예방, 성교육, 정신건강 증진 등을 위하여 보건교육을 실시하고 필요한 조치를 하여야 한다(2017. 2. 9. 성교육에 도박 중독 예방 내용 포함을 발의). 제11조(치료 및 예방 조치) ① 학교의 장은 제7조에 따른 건강검사의 결과 질병에 감염되었거나 감염될 우려가 있는 학생에 대하여 질병의 치료 및 예방에 필요한 조치를 하여야 한다. ② 학교의 장은 제1항의 조치를 위하여 필요하면 보건소장에게 협조를 요청할 수 있으며, 보건소장은 정당한 이유 없이 이를 거부할 수 없다.	4대 중독 공통

출처 : 한국도박문제관리센터(2017). 지역사회기반 도박문제 예방사업의 실천 방안 연구.

11장 비물질중독

【학습 목표】
◇ 비물질중독에 대해 이해한다.
◇ 도박중독의 개념에 대해 이해한다.
◇ 도박중독의 원인을 이해한다.
◇ 도박중독의 개입방법과 예방을 알 수 있다.

비물질중독은 행위중독과 관련이 있다. 행위중독에는 무형행위중독과 유형행위중독이 있는데, 무형행위중독은 과정중독이라고 하며 과정 자체를 즐기는 것이며, 유형행위중독은 도박이나 쇼핑처럼 중독행위 자체를 즐기는 경우를 말한다(강경호, 2002 재인용). 즉, 비물질중독은 물질이 아닌 어떤 심리적 현상이나 행동을 반복하는데 의존하는 현상을 말하며, 과도하게 몰입하였을 때 삶의 질에 큰 영향을 미치는 것이 비물질중독의 특징이라고 할 수 있다.

비물질중독에 속하는 도박장애는 노름이나 도박을 하고 싶은 충동이 반복적으로 나타나는 장애로 심각한 사회적 부적응을 초래한다. 이 장에서는 비물질중독 중 도박중독에 대해 살펴보기로 하겠다.

1. 도박중독의 이해

1) 도박중독의 개념

도박이란 '여가의 맥락에서 자신에게 가치가 있는 그 무엇을 더 큰 가치가 있는 무엇과 교환될 것을 기대하며, 우연히 개재되어 그 결과가 불확실한 게임에 내기를 거는 것'이라고 할 수 있다(전석균, 2016). 또한 도박의 사전적 정의는 '여가의 맥락에서 자신에게 가치가 있는 그 무엇을 더 큰 가치가 있는 무엇과 교환될 것으로 기대하며, 그 결과가 불확실한 게임에 내기를 거는 것이다'라고 정의하고 있다.

이렇듯 도박은 돈이나 그 밖의 가치 있는 것을 걸고 더 많은 돈이나 재물을 따기 위해서 결과가 확실한 사건에 내기를 거는 행위를 의미한다(최송식 외, 2015)고 한다. 하지만 일반적으로 놀이와 도박의 경계가 모호하고, 어떤 행위가 놀이이고 도박인지를 구별하는 것이 개인의 주관적인 판단에 의존하게 된다.

그러면서도 도박은 인간이 즐기는 놀이의 하나로, 도전과 경쟁의 일련의 과정을 통해 즐거움을 얻음과 동시에 금전획득이라는 이중의 즐거움을 제공받기 때문에 강력한 중독 효과를 야기하게 되고, 과도하게 몰입되기 쉽다(Lorenz, Politzer, & Yaffee, 1990; 최송식 외, 2015).

다음으로 도박중독(gambling addiction)은 도박자 자신의 신체적 건강과 정신적 건강뿐만 아니라 가정과 직업, 대인관계 및 사회적 관계를 모두 파괴시킬 정도로 자신의 의지로 조절하지 못하고 몰입하는 상태(전석균, 2016)라고 할 수 있다.

그리고 도박중독은 지속적으로 반복되어 나타나며, 도박으로 인해 법적·사회적 문제, 대인관계 등에서 치명적인 결과가 발생함에도 불구하고 자신의 힘으로는 통제할 수 없는 정신적 질환이다(이영호, 2016). 이렇게 도박중독은 도박으로 인하여 도박자 자신은 물론 가족 및 사회적 관계에서 갈등과 문제가 발생함에도 불구하고 자신의 자연의지로 도박행위를 조절하지 못하고 지속적으로 도박을 하게 되는 것을 의미한다.

2) 도박의 유형

도박중독의 유형에는 사교성 도박, 문제성 도박, 병적 도박이 있다. 첫째, 사교성 도박(socia gambler)은 유희성 도박이라고 불리며 제한된 기간 동안 서로 받아들일 수 있는 손실액을 미리 정해놓고 친구나 동료들 사이에서 이루어지는 활동을 말한다. 돈을 따거나 승리를 추구하기 위한 목적이 아니라 즐거움이나 여흥 또는 친목을 목적으로 행해지며, 도박에 대한 보상가치가 적어 대박에 대한 기대 역시 적거나 없는 것이 특징이며 도박에 대한 통제력이 유지된다.

둘째, 문제성 도박(problem gambler) 혹은 습관성 도박으로 불리며, 도박자 자신의 개인생활, 가족, 직업과 관련된 손상이나 해로운 결과를 초래하는 도박행동의 상태이다. 문제성 도박과 병적 도박 간의 차이는 알코올중독과 알코올의존을 구분하는 것과 유사하다고 하겠다.

셋째, 병적 도박(pathological gambler) 혹은 강박적 도박으로 불린다. 가장 심각한 도박행동 수준으로, 억제할 수 없는 압도적인 도박충동에 휩쓸려 도박행동을 하게 되며 많은 시간과 에너지, 정서적·정신적 자원을 소비하게 되는 상태를 의미한다.

이렇게 도박은 인간이 즐기는 하나의 놀이로서 도전과 경쟁의 일련과정을 통해서 즐거움을 얻는 동시에 금전 획득이라는 이중의 즐거움을 제공하기 때문에 중독을 야기하며, 과도하게 몰입되기도 쉽다.

미국정신의학회에서는 다음의 10가지 증상 중 5개 이상이면 병적 도박이라고 진단하고 있다(이향숙 외, 2017).

① 도박에의 집착으로 과거 도박을 할 때 느꼈었던 위로나 안도감에 집착하며, 다음 도전에서의 승률을 예상해 보거나 계획을 세우고, 도박자금을 어떻게 마련할 것인지 궁리한다.

② 도박을 할 때 더 많은 흥분을 맛보기 위해 판돈을 올릴 필요성을 느낀다.

③ 도박을 조절해 보거나 끊어보거나 중단하려고 여러 차례 노력해 보았지만 반복해서 실패한다.

④ 도박을 끊거나 중단하려고 시도할 때 안절부절못하고 초조해한다.

⑤ 문제로부터 도피하거나 기분 나쁜 상태(무력감, 죄의식, 불안, 우울 등)를 완화시키기 위해 도박을 한다.

⑥ 도박에서 돈을 잃은 이후, 때로 더 많은 돈을 딴다(잃은 돈 추적해 내기).

⑦ 가족이나 치료자 및 기타 다른 사람에게 도박과 관련된 사실에 대해 숨긴다.

⑧ 도박에서 잃은 돈을 만회하기 위해 문서위조, 사기, 절도, 횡령 등의 불법적 행동을 저지른다.

⑨ 도박으로 인해 중요한 관계나 직업, 교육기회, 경력 등이 위태로워지거나 잃게 된다.

⑩ 도박으로 인해 생긴 지독한 경제상황을 완화시키기 위해 타인이 제공해 주는 돈에 의존하게 된다.

3) 도박의 종류 및 실태

(1) 도박의 종류

도박의 종류는 이용방식에 따라 구분될 수 있으며, 대상에 상관없이 불확실한 결과에 돈이나 재물을 거는 모든 행위를 말한다. 여기서는 놀이기구 사용, 도박기계 사용, 추첨, 스포츠 경기, 동물경기인지로 구분할 수 있고 도박의 종류를 다음과 같이 설명할 수 있다.

놀이기구 사용에 따른 종류로는 화투, 장기, 바둑, 체스, 주사위, 골패, 트럼프, 마작 등이 있다. 그럼에도 불구하고 오락이나 레저로 하지 않고 도박으로 활용하는 경우에는 불법적인 도박으로 분류할 수 있다.

도박기계를 사용하는 경우에는 우리가 잘 알고 있는 합법적인 도박 카지노가 있고, 불법적인 도박으로 스크린경마, 불법인터넷, 성인오락 등이 있다.

추첨은 합법적인 도박으로 복권, 로또가 있으며, 스포츠 경기는 합법적인 도박으로 경마, 경륜, 경정, 체육진흥투표권인 토토, 프로토가 있다.

또한 동물경기에 있어서 합법적인 도박은 소싸움이 있으며, 불법적인 도박으로는 투견, 투계 등이 있다. 그 외 주식이나 선물, 옵션, 각종 인터넷도박도 실제 이루어지고 있다.

〈표 11-1〉 도박의 종류

구 분	종 류	내 용
놀이기구	화투, 장기, 바둑, 체스, 주사위, 골패, 트럼프, 마작 등	오락이나 레저로 하지 않고 도박으로 활용하는 경우는 불법적인 도박으로 분류
도박기계	카지노(슬롯머신), 스크린경마, 불법인터넷, 성인오락(파친코, 바다이야기 등)	합법적인 도박 : 카지노 불법적인 도박 : 스크린 경마, 인터넷 도박
추 첨	복권, 로또	합법적인 도박
스포츠경기	경마, 경륜, 경정, 체육진흥투표권(토토, 프로토)	합법적인 도박
동물경기	소싸움, 투견, 투계	합법적인 도박 : 소싸움 불법적인 도박 : 투견, 투계 등

출처 : 이영호(2016). 정신건강론, p. 181; 최송식 외(2015). 정신건강론, p. 202 재구성.

(2) 도박중독의 실태

한국도박문제관리센터(2016)의 통계에 따르면 2014년 기준으로 만 20세 이상 인구 약 3,822만 명 중 5.4%인 270만 명 정도가 도박중독의 유병자로 추정되고 있으며, 치유 프로그램에 참여한 사람은 23,000명 정도로 전체 문제성 도박자의 약 1.12%에 그치는 것으로 나타났다. 또한 다음의 〈표 11-2〉에서 보는 바와 같이 중위험 도박이나 문제성 도박에서 여전히 높은 유병률을 보이고 있다. 그것은 우리나라가 도박에 대한 가용성과 접근성이 높기 때문인 것으로 설명될 수 있다.

〈표 11-2〉 주요국의 도박중독 유병률 현황

국가	발표기관/ 저자	연도	측정 도구	도박중독 유병률(%)			비 고
				중위험 도박	문제성 도박	합계	
한국	사행산업통합감독위원회	2016	CPGI[1]	3.8	1.3	5.1	-
	한국마사회	2009		5.3	1.6	5.9	-
	문화체육관광부	2006		4.9	1.6	6.5	-
영국	The Gambling Commission/Wardle et al.	2016		4.9	2.3	7.2	Northern Ireland
		2011		1.8	0.7	2.5	-
프랑스	Baromètre santé	2011		0.9	0.4	1.3	-
호주	Justice Liquor & Gambling NSW	2017		2.9	0.8	3.5	NSW
	National/ N. A. Dowling et al.	2013		1.9	0.4	2.3	
뉴질랜드	National	2012		1.0	0.3	1.3	
미국	National/ Richard R. Massatti	2012		1.4	0.4	1.5	Ohio
	Gonnerman, M. E., & Lutz, G. M.	2011		2.6	0.6	3.2	Iowa

출처 : 사행산업통합감독위원회(2017). 2016년 사행산업관련통계.

도박 유형별 현황을 살펴보면 합법적인 도박에 있어서는 2014년에는 카지노가 12.2%, 2015년에는 9.1%, 2016년에는 6.7%로 가장 높았다. 불법도박으로는 온라인 도박이 2014년에 44.8%, 2015년에 62.3%, 2016년에 67%로 가장 높게 나타났다.

1) CPGI는 9개 문항 4점 척도로 0점은 비문제성 도박, 1~2점은 저위험 도박, 3~7점은 중위험성 도박, 8점 이상은 문제성 도박으로 분류한다.
CPGI는 일반국민에게 적용하기 위해 설계되었으며, 12개월간 유병률을 측정한다. 문항은 도박에 대한 태도, 도박행동 및 결과, 도박형태에 대한 자세 등을 고려한 문항으로, 일반인을 대상으로 타 척도 비교 연구에서 측정의 질이 가장 좋은 것으로 나타났다.

〈표 11-3〉 도박 유형별 현황

(단위 : 명, %)

연도	도박 유형	합법 사행산업							불법 사행행위, 주식 및 기타							합계
		카지노	경마	경륜	경정	복권(로또)	체육진흥투표권	소싸움	카드	화투	성인오락실	투견두계	온라인도박	주식	기타	
2014	빈도	528	294	126	36	14	79	0	462	99	91	0	1,938	211	451	4,329
	비율	12.2	6.8	2.9	0.8	0.3	1.8	0.0	10.7	2.3	2.1	0.0	44.8	4.9	10.4	100
2015	빈도	640	294	106	49	31	144	1	590	177	209	0	4,391	261	157	7,050
	비율	9.1	4.2	1.5	0.7	0.4	2.0	0.0	8.4	2.5	3.0	0.0	62.3	3.7	2.2	100
2016	빈도	446	243	82	21	26	163	0	499	116	205	0	4,471	218	185	6,675
	비율	6.7	3.6	1.2	0.3	0.4	2.4	0.0	7.5	1.7	3.1	0.0	67.0	3.3	2.8	100

※ 중복 응답 허용. 누락 정보는 집계하지 않음

※ 대상자의 도박유형은 최대 2개까지 표기

출처 : 사행산업통합감독위원회(2017). 2016년 사행산업관련통계.

또한 2014년에서 2017년까지 한국도박문제관리센터 Helf-Line의 연도별 치유실적을 보면 2014년 8,879건에서 2015년 11,549건, 2016년 11,404건으로 상담이 지속적으로 늘어나고 있는 것을 알 수 있다.

〈표 11-4〉 연도별 치유실적

(단위 : 건, %)

상담 방법		연 계			자체 처리			정규 상담	계	비율
		지역 센터	민간 기관	기타 기관	일반 상담	인터넷 상담	위기 상담			
2014	본인	802	691	4	1,730	187	0	91	3,505	39.5
	가족 지인	1,021	955	6	3,217	110	0	37	5,346	60.2
	기타	8	3	0	17	0	0	0	28	0.3
	합계 (비율)	1,831 (20.6)	1,649 (18.6)	10 (0.1)	4,964 (55.9)	297 (3.3)	0 (0.0)	128 (1.4)	8,879 (100)	(100)

2015	본인	1,535	698	0	2,276	213	9	115	4,846	42.0
	가족 지인	1,809	795	0	3,801	125	2	127	6,659	57.7
	기타	13	5	0	26	0	0	0	44	0.4
	합계 (비율)	3,357 (29.1)	1,498 (13.0)	0 (0.0)	6,103 (52.8)	338 (2.9)	11 (0.1)	242 (2.1)	11,549 (100)	(100)
2016	본인	1,847	737	3	2,266	175	10	84	5,122	44.9
	가족 지인	2,105	720	0	3,255	123	0	41	6,244	54.8
	기타	8	2	0	26	2	0	0	38	0.3
	합계 (비율)	3,960 (34.7)	1,459 (12.8)	3 (0.0)	5,547 (48.6)	300 (2.6)	10 (0.1)	125 (1.1)	11,404 (100)	(100)

※ 정보제공 실적은 제외 : 2014년 3,747건, 2015년 4,096건, 2016년 5,519건

출처 : 사행산업통합감독위원회(2017). 2016년 사행산업관련통계.

4) 도박의 진행단계

도박의 진행단계를 살펴보면 사람마다 도박에 빠지는 정도나 패턴, 이유, 도박행위에 태도나 문제인식이 다양하지만, 도박중독자들은 통제력을 상실하거나 중독이 점진적으로 진행된다.

도박의 진행단계는 4단계로 승리단계, 패배단계, 절망단계, 포기단계를 거친다. 먼저 승리단계는 우연히 도박을 하였다가 승리했을 때 흥분을 맛보게 되고, 점차 배팅액이 증가되면서 승리를 하는 빈도가 높아지면서 도박에 대한 환상에 빠지는 단계이다.

패배단계는 승리에 대해 과장하며, 실패를 숨기고 거짓말을 하면서도 도박을 멈추지 못하고 가정이나 직장생활, 사회생활에서 문제가 생기게 된다. 부채상환이 늦어지며 상환능력을 상실하게 되며, 초조·불안·허탈감에 빠지면서 성격의 변화가 오게 되고 오직 도박만을 생각하는 단계이다.

절망단계는 도박에 투자하는 시간이 증가되고 신용을 잃게 되며, 가족과 친구로부터 멀어져서도 남의 탓만 하는 단계이고 법적 소송에 연루되기도 한다. 마지막으로 포기단계는 절망, 이혼, 자살을 생각하고 시도하였으나 실패하기도 한다. 또한 약물남용, 감정파괴, 금단현상이나 법적 구속의 문제를 갖게 된다(이영호, 2016).

도박은 성인에게서 많이 볼 수 있는 중독이지만, 요즈음은 청소년들도 도박중독에 빠지고 있다. 청소년의 경우 아직 자아가 미숙하고 판단력과 자제력이 약하기 때문에 성인들보다 더 많은 영향을 받게 된다.

스마트폰의 보급으로 인해 쉽게 도박 사이트에 접촉할 수 있고, 돈을 잃을 경우 또 다른 범죄를 통해 계속적인 중독에 빠지는 등 평소와는 다른 이상행동을 보이기도 한다.

다음은 도박중독에 빠진 청소년들에게서 흔히 나타나는 행동이다(이항숙 외, 2017).

① 귀가 시간이 늦어진다.
② 학교 성적이 떨어진다.
③ 이유 없이 학교나 학원을 빠진다.
④ 부모님이나 선생님과 대화하는 것을 피한다.
⑤ 주의가 산만해지고 불안해한다.
⑥ 거짓말하는 횟수가 늘어난다.
⑦ 딴생각이 잦아진다.
⑧ 엄마에게 자주 짜증을 내고 신경질을 부리는 일이 많아진다.
⑨ 아이가 거친 행동과 말투를 사용하면서 거칠게 변해간다.
⑩ 아이에게 예상치 못한 돈이나 새로 산 물건이 있다.
⑪ 낯선 사람으로부터 전화가 오거나 휴대전화 사용요금이 많아진다.
⑫ 엄마 지갑에서 돈을 훔치거나 귀중품이 사라진다.

2. 도박중독의 원인

1) 개인적 요인

도박의 개인적 요인은 유전적인 요인과 성장기의 외상경험, 그리고 개인의 스트레스 대처방식에 따라 중독에 빠지게 된다. 개인이 사회에서 받는 스트레스를 도박과 같은 유희를 즐김으로써 도박중독에 빠지게 된다.

또한 유전적 요인에서는 병적 도박자 중 공유된 유전자인 D2A1을 가진 경우가 51%에 달하며 통제집단에 비해 두 배 가까이 높은 수치였다고 한다(Comings et al., 1996; 전석균, 2016). 유전적 요인에 의한 도박중독은 도박중독자 자신이나 가족이 가질 수 있는 불합리한 죄의식을 줄여줄 수 있다.

그러나 도박중독자 자신이 갖는 인지적 요인 또한 병적 도박의 발달에 중요한 역할을 하는 것으로 나타났다. 도박자들은 자신이 게임의 결과를 직・간접적으로 통제할 수 있다는 믿음과 결과를 예측할 수 있다는 믿음을 가지고 있다는 것이다.

이런 비합리적 신념은 도박자들을 지속적인 도박중독에 빠져들게 하는 역할을 하게 한다. 또한 마음만 먹으면 언제든지 도박을 그만둘 수 있다는 비합리적인 신념이 지속적으로 도박중독에 빠져들게 한다.

그리고 도박중독에 빠지는 사람들은 내향적인 성격을 가진 사람들이 많은데, 이들은 자신의 스트레스를 잘 풀지 못하고 도박으로 스트레스를 풀려는 경향이 있다.

2) 가족적 요인

가족 중 도박중독자가 있는 경우 관찰이나, 모방학습을 통해 다른 가족 구성원들이 도박중독에 빠질 위험성이 높아지는 것으로 나타났다. 그중에서도 물질남용을 함께 가지고 있는 병적 도박자들은 그 위험성이 훨씬 더 높다(Lesieur & Heineman, 1989).

즉, 병적 도박자들은 대부분 어렸을 때 부모, 형제, 친구와 놀이로 도박을 하다가 더 심각한 도박행동이 시작되는 것으로 나타났다. 이렇듯 모방학습을 통해 도박행동은 습득되며, 돈을 따는 과정에서 느끼는 강한 흥분이 도박행동을 계속하게 만드는 정적 강화물이 되는 것이다(권석만, 2014).

그렇지만 일부 가족은 도박중독으로 벗어나게 하기 위해 도움을 주기도 하는데, 이런 가족체계는 도박중독자에게 중독에서 탈피시킬 수 있는 중요한 자원이기도 하다.

3) 사회적 요인

도박에 대한 사회적 인식과 태도, 도박의 합법화, 도박에 대한 가용성 및 접근성을 사회적 요인으로 꼽을 수 있다. 즉, 사회적인 분위기가 도박에 대해 긍정적인지 부정적인지에 따라서 도박에 대한 접근이 용이하다.

일부에서는 사회적 관점으로 병적 도박은 개인이 사회에 적응하지 못해서 생긴 반응이라고 가정(Raylu & Oei, 2002)하기도 한다. 특히 경제적 위기로 실직자가 많고 건강한 여가를 보내기 어려운 사회환경도 도박중독에 빠질 수 있는 요인으로 자리 잡고 있다.

또한 어릴 때 도박을 접하는 환경도 중요한 요인인데, 인터넷이나 스마트폰이 널리 보급되어 있는 상태에서 쉽게 노출될 수 있기 때문에 중독에 빠질 가능성이 높아진다.

김현주(2009)의 연구에 따르면 청소년의 도박행동에 결정적 영향을 미치는 요인은 사회적 요인 중 친구의 도박행동이 가장 높은 영향을 미치는 변수로 나타났으며, 그 밖에도 개인의 비합리적 신념이나 미흡한 스트레스 대처 행동, 형제자매의 도박행동이 영향을 미치는 것으로 나타났다.

3. 도박중독의 영향

1) 개인에게 미치는 영향

도박중독이 개인에게 미치는 영향은 살펴보면 도박중독자들은 심리·정서적인 문제로 우울 및 불안 그리고 자살과 같은 문제를 가질 수 있다. 도박에 빠진 사람들은 도박에 빠지기 이전부터 우울감이 높고, 자존감이 낮은 사람들이 도박에 깊이 빠진다고 보았다.

또한 도박에 빠진 사람들은 낮은 자존감과 우울감을 피하거나 경감시키기 위해서 도피의 목적으로 도박의 재미와 기대에 몰입하여 불편한 생각과 기분에서 멀어지는 항우울 작용을 경험한다고 한다(이흥표, 2002).

그리고 다른 중독자들보다 자살비율이 높으며, 도박장애로 치료를 받는 사람들 중에서 50% 정도는 자살을 생각하였고, 17%가량은 자살을 시도한 경험이 보고되었다(신희연, 2018). 그러면서도 도박중독은 금전손실 및 채무문제를 가져올 수 있으며, 다른 중독행위와 달리 채무를 변제하지 못해 신용불량자가 되거나 개인파산에 이르기도 한다.

2) 가족에게 미치는 영향

도박중독 행동으로 인해서 가족 간의 의사소통 문제, 자녀문제, 역기능적인 가족 역할은 가족의 안정에 영향을 미치고 있는 것으로 나타났으며, 배우자의 도박 중독으로 이혼하는 경우가 미국의 경우 53.3%(이흥표 외, 2002)에 달한다.

또한 재정적인 위기로 인해 가족 간의 갈등 및 불화가 커져 부부폭력이나 자녀폭력으로 이어지며 결국은 별거나 이혼으로 문제 확산되기도 한다. 이는 업무수행의 저조나 직장에 결근하는 문제로 나타나 직장을 그만두게 되고 결국 가정생활을 영위할 수 없는 지경이 되기 때문이다.

3) 사회 및 국가에 미치는 영향

도박중독은 도박 자금과 관련된 공금횡령, 절도, 문서위조 등의 재물범죄, 도덕적 해이를 비롯한 지역사회 정신건강 문제 등에 영향을 미칠 수 있다(유채영 외, 2008; 최송식 외, 2015). 그러면서도 또한 직업 상실은 경제적 몰락과 사회적 지위 하락으로 사회적 빈곤층으로 전락하게 되고, 개인파산이나 기업부도는 국민생신성을 저하시키고 국가의 부담을 증가시키게 된다.

도박중독 치유를 위한 많은 시간과 비용이 투자되고, 정신건강 증진 및 물질남용 치료비용이 증가하며, 이혼이나 자살, 범죄 등의 사회적 불안 요인이 증가되어 사회나 국가에 미치는 영향은 매우 클 수밖에 없다.

4. 도박중독의 개입과 예방

1) 도박중독의 진단

도박중독은 문제성 도박과 병적 도박(pathological gambling)을 포함하며, DSM-5에서는 아래와 같이 도박장애진단에서 4개 이상의 항목이 지속적이고 반복적인 비적응적인 도박행동이 나타날 때 도박장애로 진단할 수 있다.

A. 도박장애(Gambling Disorder)는 12개월 동안 다음 중 4개 이상의 항목에 해당하는 도박 행동이 지속적이고 반복적으로 일어나서 사회적, 직업적 부적응을 초래할 때 진단된다.

1. 원하는 흥분을 얻기 위해서 점점 더 많은 액수의 돈을 가지고 도박을 하려는 욕구를 지닌다.
2. 도박을 줄이거나 중단하려고 시도할 때는 안절부절못하거나 신경이 과민해진다.
3. 도박을 통제하거나 줄이거나 중단하려는 노력이 거듭 실패로 돌아간다.
4. 도박에 집착한다(과거의 도박경험을 계속 떠올리고, 다음번에 돈을 걸었을 때 승산을 예상하거나 계획하고, 도박을 해서 돈을 벌 수 있는 방법을 생각한다).

5. 정신적인 고통(무력감, 죄책감, 불안감, 우울감)을 느낄 때마다 도박을 하게 된다.
6. 도박으로 돈을 잃고 나서 이를 만회하기 위해 다음날 다시 도박판으로 돌아간다.
7. 도박에 빠져 있는 정도를 숨기기 위해 거짓말을 한다.
8. 도박으로 인해서 중요한 대인관계, 직업, 교육이나 진로의 기회를 위태롭게 하거나 상실한다.
9. 도박으로 인한 절망적인 경제 상태에서 벗어나기 위해 다른 사람에게 돈을 빌린다.

B. 도박행동이 조증삽화로 인한 것이 아니라야 한다.

다음은 도박중독 자가진단 문진표이다.

〈표 11-5〉 도박중독 자가진단

문 항	아니다	가끔 그렇다	자주 그렇다	거의 항상 그렇다
1. 귀하는 잃으면 감당할 수 없는 금액을 걸어본 적이 있습니까?	0	1	2	3
2. 귀하는 도박에서 이전과 같은 흥분을 느끼기 위해 더 많은 돈으로 도박을 해야 할 필요가 있었던 적이 있습니까?	0	1	2	3
3. 귀하는 도박으로 잃었던 돈을 만회하기 위해 다른 날 다시 간 적이 있습니까?	0	1	2	3
4. 귀하는 돈을 마련하기 위해서 돈을 빌리거나 물건을 팔아본 적이 있습니까?	0	1	2	3
5. 귀하에게 도박과 관련된 문제가 있을지도 모르겠다고 느낀 적이 있습니까?	0	1	2	3
6. 도박이 귀하에게 스트레스나 불안감을 포함한 건강상의 문제를 일으킨 적이 있습니까?	0	1	2	3
7. 사실 여부에 상관없이 귀하가 하는 도박에 문제가 있다는 말을 남들로부터 들은 적이 있습니까?	0	1	2	3

8. 귀하의 도박행위로 인해 본인이나 가정에 경제적인 문제가 발생한 적이 있습니까?	0	1	2	3
9. 귀하의 도박하는 방식이나 도박할 때 생기는 일에 대해 죄책감을 느낀 적이 있습니까?	0	1	2	3

진단결과
- 0점 : 비문제 도박
- 1~2점 : 저위험 도박
- 3~7점 : 중위험 도박
- 8~27점 : 문제 도박

출처 : 이향숙 외(2017). 정신건강론, pp. 406-407.

2) 도박중독의 치료 및 예방

현재 우리나라에서 도박중독을 관리하는 사행산업통합감독위원회[2)]가 2007년 발족되어, 사행사업의 총량 조정과 과도한 사행행위 방지, 종합발전계획의 수립・시행, 도박중독의 예방 및 치유 등 사행산업에 대한 총괄적인 관리감독을 하고 있다. 그리고 2013년 8월 한국도박문제관리센터가 설립되었으며, 11개의 지역센터에서 도박문제의 부작용 해소와 도박중독의 예방・치유・재활서비스 제공의 업무를 담당하고 있다.

도박중독은 다른 중독과 마찬가지로 쉽게 치료되지는 않는다. 그렇기 때문에 약물치료와 인지행동치료 등이 병행되어야 한다. 약물치료방안으로는 선택적 세로토닌 재흡수 저해제(SSRIs : Selective Serotonin Reuptake Inhibitors)로 충동적 행동을 억제시킬 수 있으며, 날트렉손(naltrexone)은 갈망이 주가 되는 행동을 감소시키기 위해 사용한다.

2) 사행산업통합감독위원회법은 2007년 1월 제정되어 사행산업을 종합적으로 관리 감독하고 그로 인한 폐해에 효과적으로 대응하기 위해 마련되었으며, 이 법에 의해 사행산업통합감독위원회가 2007년 9월 국무총리 소속으로 발족되어 운영되고 있다.

또한 도박중독은 물질중독이 아닌 비물질중독이기 때문에 심리적인 중독으로 반복된 행동을 보인다. 따라서 왜곡된 인지적 믿음과 신념을 가지고 있기 때문에 잘못된 생각을 치료하고, 행동조절훈련을 통해서 재발방지를 하는 것이 무엇보다 중요하다.

인지행동치료는 도박중독자들의 잘못된 생각을 바로잡아 주는 것으로 병적 도박자들은 인지적 왜곡을 하고 있는데, 이들은 자신이 돈을 따게 될 주관적 확률이 객관적 확률보다 훨씬 더 높다고 스스로를 평가한다. 그래서 자신이 돈을 딸 확률이 현저하게 높다는 비현실적인 인지적 왜곡에서 벗어나게 하여야 한다.

그리고 도박중독에 대한 치료는 도박에 대한 충동이 강하거나 금단증상이 심할 경우 입원치료가 필요하다. 약물치료는 도박으로 인해 이차적으로 정서적 문제가 동반되기 때문에 갈망억제나 심리상담을 통한 성격유형과 우울, 불안증상 등을 파악하여 적절한 약물을 선택하는 것도 필요하다.

자조집단치료로는 도박중독자 모임으로 단도박 모임(GA : Gamblers Anonymous)[3]이 있다. 이 모임은 도박중독이라는 같은 문제를 가지고 있는 사람이 모여서 서로의 경험을 나누고 지지하면서, 회복을 돕는 익명의 중독자 모임이다.

여러 방법들로 도박중독에 대한 치료에 개입할 수 있다. 그럼에도 불구하고 도박충동이 들 때의 대처 방법은 다음과 같다(이향숙 외, 2017).

① 도박충동을 약화시키기 위해 다른 일, 즉 즉각 할 수 있는 것, 계획을 짤 필요가 없는 것, 다른 사람에게 의지할 필요가 없는 일 등에 집중하는 것이다.

② 도박충동이 일어나는 순간, 최소 15분 동안 도박충동에 대해서 어떻게 할 것인지 생각하며 기다려 보면 그동안에 도박충동이 사라지거나 약화된다.

③ 과거에 도박을 하면서 어려웠던 생활을 떠올리고 변화하려는 이유를 되새기거나, 도박을 하지 않고도 얼마나 잘 지내왔는가를 생각해 보는 것이다.

---

3) 단도박 모임은 1957년 미국 캘리포니아에서 개최되었으며, 우리나라는 1984년 결성되었으며, 가입에는 제한이 없다. 2015년 현재 서울 7개, 경기 5개, 경상북도 1개, 경상남도 2개, 대구 8개, 울산 2개, 부산 3개, 광주 1개의 모임이 운영되고 있다(한종원, 2016).

④ 딱 한 판만 더 하고서 얻게 될 즐거움에 비해 나와 내 가족이 치를 대가가 너무 크고 내 삶이 완벽하게 성공적이지는 않지만, 도박을 하는 것이 그 해결책은 아니라는 것이다.

또한 도박 자체뿐만 아니라 스트레스 관리나 가족과의 관계 회복 등 다양한 측면에서의 접근이 필요하며, 이때에도 병원치료와 더불어 단도박 모임을 병행하고, 가족에 대한 치료적 접근도 반드시 필요하다고 할 수 있다.

도박중독의 원인은 다양하고 복잡하므로 개개인의 특성 및 상황을 고려하여 개개인에게 맞는 정확한 치료방법을 선택해야 한다. 도박중독의 예방은 다음과 같다(이향숙 외, 2017).

① 게임시간 및 금액을 정하고 반드시 지킨다.
② 가족 혹은 친구와 함께 오락의 수준으로 즐긴다.
③ 도박과 관련해서 어떠한 거짓말도 하지 않는다.
④ 책임질 수 있는 금액만을 가지고 하며, 도박을 위해 돈을 빌리지 않는다.
⑤ 도박을 하는 것을 가족에게 알린다.

제4부

주요 정신건강과 이슈

12장 재난·외상 후 스트레스 장애와 정신건강

【학습 목표】
◇ 재난의 정의와 종류에 대해 살펴본다.
◇ 재난과 관련된 정신건강과 여러 가지 반응에 대해 살펴본다.
◇ 재난에 대한 대책과 치료적 접근에 대해 살펴본다.
◇ DSM-5의 분류체계에 따라 외상 후 스트레스 장애의 진단기준 및 증상과 원인에 대해 살펴본다.

1. 재난의 이해

재난은 예기치 않게 갑자기 일어난 끔찍한 일로 인해 사람들의 생명과 재산을 위협하는 사건이며 재난을 당한 많은 피해자에게 다양한 신체적·심리적·사회적 장애를 야기한다.

1) 재난의 정의

재난의 어원은 라틴어에서 유래되었으며 재난(disaster)은 'dis(분리, 파괴)'와 'aster(별)'의 합성어이다. 즉, 별의 배열이 맞지 않아 생기는 불길한 모습을 상징하며 이는 '하늘에서 비롯된 것으로, 인간의 힘으로는 통제가 불가능한 해로운 영향'이라고 풀이된다(임경수 외, 2009, 재난정신건강위원회 편, 2015 : 24).

유엔국제재해경감기구(UNISDR : United Nations International Strategy For Disaster Reduction)는 재난을 "갑작스러운 지역사회의 기본 조직과 정상기능을 파괴시키는 불행한 사건으로 인해 일상적인 능력으로 처리할 수 없는 피해를 입고 생명, 재산, 경제, 생활 시설, 주거환경 등에서 외부에 도움 없이는 극복할 수 없는 상태"라고 제시하였다. 세계보건기구(WHO : World Health Organization)에서는 "심각한 파괴로 인하여 피해지역은 생태학적으로나 사회심리학적으로 자신의 대처능력을 초과한 상태"라고 기술하였다. 우리나라 「재난 및 안전관리 기본법」에서는 "국민의 생명·신체·재산과 국가에 피해를 주거나 줄 수 있는 것"이라고 정의한다.

요약하자면, 재난은 예고 없이 갑작스럽게 발생하며 생명과 재산 피해 등 심각한 정신적·물질적 손실을 가져다줄 뿐만 아니라 여러 부분에서 외부의 도움 없이는 피해자 스스로 대처하기 어려운 상태라고 할 수 있다.

2) 재난의 종류

재난은 뜻밖에 일어난 재앙과 고난이며, 재해는 재앙으로 말미암아 받는 피해, 즉 지진, 태풍, 홍수, 가뭄, 해일, 화재, 전염병 따위에 의하여 받게 되는 피해를 말한다(네이버 국어사전). 재난은 자연에 의하여 야기되는 자연재난과, 인간에 의하여 야기되는 인적재난으로 구분한다.

(1) 자연재난

세계보건기구에 따르면 자연재난은 자연 현상으로 유발된 재앙이며, 기후 관련 재난(예 홍수, 산사태, 열대저기압-태풍이나 허리케인 등), 지리물리적 재난(예 지진, 화산, 쓰나미 등), 한발 관련 재난(예 열파, 산불, 가뭄, 곤충 피해) 등으로 구분하기도 한다(Guha-Sapir et al., 2004: 재난정신건강위원회 편, 2015 : 54). 우리나라 「재난 및 안전관리 기본법」에서는 자연재난을 태풍, 홍수, 호우, 강풍, 풍랑, 해일, 대설, 낙뢰, 가뭄, 지진, 황사, 조류대발생, 조수, 소행성·유성체 등 자연우주물체의 추락 충돌 등 그 밖에 이에 준하는 자연 현상으로 인하여 발생하는 재해로 정의하고 있으나 자연재난 역시 인간의 잘못으로 발생하는 경우도 많다.

(2) 인적재난

인적재난 혹은 기술적 재난을 비의도성 재난과 의도성 재난으로 분류하기도 한다. 우리나라 「재난 및 안전관리 기본법」은 최근 개정한 내용에서 과거에 인위적 재난과 비인위적 재난으로 구분하던 것을 사회재난으로 통합하여 소개하고 있다. 이러한 사회재난은 화재·붕괴·폭발·교통사고·화생방사고·환경오염 사고 등으로 인하여 발생하는 것으로 대통령령이 정하는 규모 이상의 피해가 에너지·통신·교통·금융·의료·수도 등 국가기반체계 마비, 「감염병의 예방 및 관리에 관한 법률」에 따른 감염병 또는 가축전염병예방법에 따른 가축전염병의 확산 등으로 인한 피해를 말한다.

3) 재난과 관련된 용어 비교

메이어와 제임스(Myer & James, 2005)는 재난과 관련한 여러 가지 유사한 개념인 심리적 응급, 위기, 외상, 재난으로 구분하였으나 외상과 재난은 각각의 개념이 따로 정의되어 있으므로 여기서는 심리적 응급과 위기에 대해서만 다루고자 한다.

(1) 심리적 응급(Emergency)

심리적 응급이란 개인적 책임을 수행할 수 없는 무능한 상태이며 개인이 정상적인 방법으로 기능하지 못하는 상태를 지칭한다. 심리적 응급 상태에 처해 있는 사람들은 신체적·심리적 손상을 입을 수 있으므로 이들은 자기 자신뿐만 아니라 다른 사람들에게도 해를 입힐 수 있다. 보편적으로 개인이 안전을 위해 당연히 취하게 되는 안전조치나 주의를 기울이지 못하며, 그 결과 자기 자신이나 다른 사람들을 제대로 보살피지 못한다. 이로 인해 즉시적인 위험이 존재할 수 있으며 영구적인 상해를 입을 수도 있다는 것이다. 심리적 응급상태에서는 자발적이든 비자발적이든 입원 조치하여 자신이나 타인을 해치지 못하도록 보호하는 것에 목적이 있다.

(2) 위기(Crisis)

위기란 개인이 어떤 문제에 직면했을 때 평소 방식대로 대처해서 문제가 해결되지 않거나 문제에 압도되어 불균형을 이룬 상태를 말한다. 그러나 응급 상태와는 달리 위험에 처해 즉시적으로 자신이나 다른 사람을 해칠 만큼 취약한 것은 아니다. 위기 상태에 처한 사람들은 대개 4~6주가 지나면 평형상태로 돌아온다. 따라서 이 시기의 개입은 내담자가 위기 이전의 기능을 잘 회복하도록 하는 것이 목적이다.

2. 재난과 정신건강

1) 재난 후 반응

(1) 재난 후 일반적인 심리적 · 신체적 반응

재난을 겪은 후 사람들은 예민함, 불안 · 초조, 분노, 무력감, 우울감과 같은 심리 반응이 흔하게 나타나며, 소화불량, 두통, 면역계 질환과 같은 신체 증상과 집중력 · 기억력 저하도 드물지 않게 나타난다. 악몽과 불면증에 시달리는 경우도 있으며 반대로 밤낮 없이 잠이 오는 경우도 있다. 외상 사건과 관련된 개인적 경험이나 상황에 따라서 죄책감이나 두려움, 분노, 혼란 등의 문제가 두드러지게 나타나기도 한다.

〈표 12-1〉 재난 충격 이후 나타날 수 있는 다양한 증상

범 주	증 상	
정서적 문제	• 불안 • 불안정한 정서 • 죄책감, 수치심 • 좌절에 대한 내성 부족 • 생존자들에 대한 동일시	• 우울 • 예민, 짜증 • 무감각 • 자아도취, 지나친 자신감

신체적 문제	• 불면 • 통증(두통, 복통, 근골격계 등) • 감기, 감염 등 면역력 저하 • 눈가, 입가의 근육 떨림 • 체중 변화	• 악몽 • 식욕 변화, 소화불량 • 만성피로 • 생리주기 변화 • 탈모
인지적 문제	• 기억력 감소 • 우선순위, 의사결정의 어려움 • 새로운 생각에 대한 저항 • 경직된 사고 집중력 부족	• 사고의 속도와 이해 저하 • 반복되는 외상사건 기억 • 의사결정의 어려움
행동 문제	• 외상 사건을 연상시키는 상황 회피 • 활동 감소 • 잦은 지각, 업무 회피	• 위축된 대인관계 • 알코올, 약물 사용 증가 • 분노 폭발, 잦은 다툼
영적 문제	• 자신감 상실 • 소외감	• 의미상실, 회의 • 가치관의 변화

출처 : Pines, A. M.(1993). Burnout : An Existential Perspective. Taylor & Francis.

(2) 급성 스트레스 반응

심각한 스트레스 사건을 경험하게 되면 스트레스가 개인의 적응능력을 넘어서게 될 때 신체적·인지적·정서적·행동적·영적 영역에서 다양한 변화를 경험하게 된다.

① 신체적 변화

유기체가 위협을 느꼈을 때 신체가 재빨리 각성되어 위협대상과 투쟁을 하거나 위협들로부터 도피하게 된다. 이에 우리 몸은 위협에 대응할 수 있도록 신체적 에너지를 방출하게 되어 신체적으로 변화가 일어나는 증상을 말한다. 이때 자율신경계가 각성되어 아드레날린이 방출되고, 심장박동수가 빨라지며, 혈압이 상승하고, 숨이 가빠지며, 땀을 흘리는 반응이 나타난다.

② 인지적 변화

사람들이 스트레스 사건을 경험하게 되면 인지적인 부분에서도 평소보다 생각이 협소해지거나 이성적으로 판단하기 어려우며 집중력도 떨어진다. 머릿속에는 온갖 생각들이 스쳐 지나가고 스트레스가 심한 사람들은 다른 사람들과 의사소통하기를 힘들어하며, 사람이나 사건, 시간, 장소에 대해서도 파악하는 능력이 손상될 수 있다.

③ 정서적 변화

처음에는 재난이 일어난 것에 대하여 현실이 아닌 것처럼 느끼고 부인하며, 쇼크 상태에서 무반응을 보일 수도 있다. 그러나 시간이 지남에 따라 억압하거나 부정했던 감정들, 즉 마음이 괴롭고, 억울한 생각이 들며, 화가 나고, 죄책감이 느껴지는 등 다양하고 복잡한 감정을 경험하게 된다.

④ 행동적 변화

심각한 스트레스를 경험하게 되면 행동적으로 많은 변화가 일어나는데 융통성이 적어지며, 애가 마르고, 쉽게 화를 내며, 자주 분노하게 된다. 이것이 의심으로 이어져 대인관계에 문제가 발생하기도 한다. 일이 잘 풀리지 않을 때는 희생양이나 비난할 대상을 찾기도 하며, 행동이 경직됨에 따라 의사소통에 어려움을 경험하게 되고, 외부로부터 멀어지기도 한다.

⑤ 영적 변화

외상 사건을 경험하고 어떤 사람들은 영적인 의미를 찾으려고 노력하며 신께 매달리기도 하며, 또 다른 사람들은 자신에게 왜 하필이면 이런 일이 일어났는지에 대해 한탄하며 믿음에서 멀어지기도 한다.

(3) 재난 후 시기별 심리적 반응

① 급성기(사고 후 3~7일 이내)

재난 발생 직후의 시기로 신체적 도움이 최우선시되고 심리적인 피해는 아직 파악되기 어려운 상태이다. 이 시기는 생존만으로도 기쁨을 느끼며 완벽하게 회복할 수 있을 것이라는 희망에 젖어 있기도 하고, 판단력이나 현실감을 잃는 등 급성 스트레스 반응을 일으키기도 한다. 자신이 있는 곳이나 사람들이 낯설게 느껴질 수도 있으며 심한 외상적 충격에서 스스로를 보호하기 위해 마치 나쁜 꿈을 꾸고 있는 것 같다거나 극단적인 경우에는 아무 일도 일어나지 않았다고 하는 등 자신을 보호하기 위해 방어적인 반응을 보이기도 한다. 억압이나 부정, 격리 등의 반응이 단기적으로 나타나는 것은 자연스럽고 필요한 반응이지만, 이러한 반응이 장기간 지속된다면 재난을 극복하는 데 방해가 된다.

② 아급성기(사고 후 1~3개월 이내)

가. 불안·공포반응

외상 사건을 실감하게 되면 불안·공포를 느끼게 되어 위협대상과 투쟁하거나 피하게 되는 것은 정상적인 반응이다. 사고가 났다는 사실에 대해 극도로 공포감을 느끼며 불안해하고, 또다시 사고를 당하지 않을까 두려워하게 된다. 사건 장면이 자꾸 떠오르는 악몽을 꾸기도 하고 잘려진 신체 부위나, 낭자하게 흐르는 피, 비명소리, 타는 냄새 등이 플래시백으로 표현되기도 한다. '하필이면 왜 나한테 이런 일이 일어났는가?'라는 분노가 치밀어 오르기도 하며, 가족이나 의료진에게 분노의 감정을 나타내기도 한다.

나. 애도 반응과 우울

외상 후 스트레스 장애와 함께 애도 반응이 나타나는 시기로 함께했던 가족이나 친구의 죽음, 사고로 인한 신체의 손상, 자동차 및 재산의 손실, 사고로 인해 실행하지 못하게 될 일 등 대상 상실로 인해 우울감과 애도 반응이 나타날 수 있다. 아무것도 하고 싶지 않으며, 잠도 오지 않고 식욕도 없어진다. 갑작스러운 사고를 당한 사람은 자기 조절을 하지 못하고 입원 중 신체가 자유롭지 못하여 전문가의 도움을 받을 수밖에 없을 때는 점점 무력감에 빠지게 된다. 또한 이전에 중요하게 생각하고 참여했던 직업이나 가사, 친목활동, 취미생활 등의 활동에 대해서도 흥미를 상실하고 참여하지 않게 된다. 친밀감, 행복, 성적인 감정 등의 긍정적인 감정을 느끼는 데도 어려움이 생기며, 극단적인 경우에는 어떠한 정서도 표현하지 못하게 된다.

다. 죄책감

생존자는 자신이 살아남은 것에 대한 죄책감과 함께 재난현장에서 했던 자신의 행동에 대해 죄책감을 갖게 된다. 자녀를 잃고 자신만 살아난 사람이나 여러 사람 중에 혼자만 생존하게 된 경우에는 죄책감을 더욱 크게 느끼게 된다. 죄책감은 과도한 책임감이나 후회와 관련이 있으며 자신이 어떤 행동을 하지 말았어야 했다든지, 또는 어떤 행동은 했어야 했는데 하고 후회하기도 한다. 그러나 사건 현장에서는 그 일을 막을 수 있었던 여력이나 선택권이 많지 않았으며, 의사결정의 결과를 예측하기 힘든 경우도 많다. 간혹 자신이 현장에서 한 행동이나 하지 않았던 행동을 알게 되면 다른 사람들이 비난하거나 원망할지도 모른다는 두려움 때문에 죄책감을 계속 숨기고 있는 경우도 있다. 생존자가 죄책감을 느끼게 되는 경우 다른 사람에게 도움을 받지 않고 대처하려는 경향이 있으며, 외상후 스트레스 장애로 이어질 가능성이 더 높다(권정혜 외, 2014 : 38).

라. 불신과 고립감

재난 피해자는 자신과 타인, 세상에 대해 비정상적인 부정적 믿음을 가지기도 하며 세상을 매우 위험한 곳으로만 바라보기도 한다. 자신이나 다른 사람을 부정적으로 보고 자신에게 심각한 문제가 있거나 타인은 아무도 믿을 수 없다고 생각하기도 한다. 주변 사람들이 공감과 동정을 갖고 만나러 와주는 시기이지만, 정작 본인은 편견과 선입관을 자신의 행동에 잣대를 비추는 것에 대해 거부감을 가지게 된다. 또한 생존자는 특유의 정체성을 가지고 다른 사람이나 세상에 대해 분노나 집단행동을 보임으로써 통제감을 얻고자 하며, 계속해서 피해자로 살아가게끔 작용하는 부작용을 일으키기도 한다.

마. 인지능력의 변화

외상 사건 전체나 특정한 부분을 기억하지 못할 수도 있는데, 이는 두부 손상이나 기존의 알코올중독 때문일 수도 있고 해리성 기억상실 현상일 수도 있으므로 먼저 과거력을 문진하거나 신체검사를 통해 감별을 해야 한다. 해리는 의식, 기억, 주체성, 환경 지각의 통합적인 기능이 붕괴되는 증상으로 외상 사건 직후 발생할 수 있다. 또한 사건의 순서가 혼동되기도 하고, 시간이 매우 느리게 가는 것처럼 느껴지기도 하며, 기억력이 저하되고, 집중력이 떨어져 사소한 일에도 정신을 집중할 수 없어 일을 할 수 없다고 호소하기도 한다.

바. 신체증상

신체증상은 재난 중 발생한 부상이나 기존 신체 질환이 과도한 스트레스로 인하여 악화되는 경우도 있다. 피로감이나 두통, 위장 관련 증상, 불면증, 식욕 저하, 면역력 저하, 근골격계 증상 등이 흔하게 나타난다(Boscarino et al., 2004; Beckham et al., 1998; McFarlane et al., 1994; 재난건강위원회 편, 2015 : 115). 신체증상이 동반되면 삶을 비관한다든지 우울감을 느껴 심리적 회복에 악영향을 미치며, 활동이 위축되어 사회적 기능의 회복도 늦춰지게 된다.

사. 물질남용

재난을 겪고 난 후 괴로운 기억이나 불안을 해소하려고 술을 마시게 되면 신체적 아픔을 일시적이나마 없애주는 수단이 되기는 하나, 사고 후 음주량이 늘거나 향정신성 약물을 탐닉하는 것이 장기화된다면 남용이나 의존성을 초래할 수 있다. 이러한 약물사용은 개인의 건강에 치명적인 악영향을 미칠 수 있고, 가족 관계에도 손상을 일으켜 사회 문제가 될 수도 있다.

③ 만성기(3개월 이후)

가. 심리적인 문제

피해자가 화를 쉽게 낸다든지 초조함과 불안 증상이 계속되면 스스로 감정조절이 잘 되지 않는다고 볼 수 있으며, 많은 시간이 흘러서도 증상이 회복되지 않는 것을 초조해하며 치료 자체에 대한 의문을 품기 시작한다. 또한 '하필이면 왜 나여야 하는가?'라는 생각으로 분노의 감정을 쏟아낸다. 사고 전의 일상생활로 돌아갈 수 없음을 초조해하며 회복의 희망을 잃기도 한다.

나. 사회 환경적 문제

가까운 사람들은 피해자의 회복이 늦어지는 것에 대해 이해하기 힘들어하며 지치기 시작한다. 피해자가 정신적으로 유약하기 때문이라고 생각한다든지 성격에 문제가 있다고 생각하기도 한다. 그 결과 피해자의 고립감과 불신감은 더욱 심해지며, 이런 반응이 다시 주변의 부정적인 반응을 끌어내는 악순환이 계속되기도 한다. 또는 알코올이나 약물에 의존하는 문제로 표면화되기도 하며 또 다른 반응으로는 기념일 반응이 일어나서 재해 발생의 시간대와 날짜, 요일 등 사고를 떠올리게 하여 많은 피해자들에게 강한 비탄 반응을 일으킬 수 있다.

(4) 재난 후 단계별 반응

심각한 재난이나 외상 스트레스에 노출된 사람들은 대개 다음과 같은 반응 단계를 거친다고 알려져 있으며, 따라서 각 단계에 맞는 초기 심리적 개입이 이루어져야 한다.

① 충격 단계 혹은 급성 단계

이 시기는 사건 직후부터 2일 이내의 시기로 투쟁-도피 반응이 일어나며, 얼어붙거나 항복하는 등의 행동을 보인다. 투쟁-도피 반응은 우리 몸이 신체적 활동을 할 수 있도록 준비시키는데, 자율신경계가 각성되어 아드레날린이 분비되고, 그 결과 심장박동이 증가되며, 혈압이 올라가고, 숨이 가빠지면서 땀이 난다(권정혜 외, 2014 : 34).

사람들은 재난 직후 그 일이 정말 현실에서 자신에게 일어난 일인지 믿지 못하며, 다른 사람에게 일어난 일이나 매스컴에서나 떠드는 소식처럼 여기며 멍하니 정신을 놓게 되는데, 이러한 반응을 일종의 쇼크 상태라고 할 수 있다. 또한 두려움에 얼어붙기도 하지만, 대부분은 살아남기 위해 필요한 행동을 한다.

② 구출 단계 혹은 반응 단계

구출 단계는 사건발생 후부터 1주일 정도까지의 시기를 말하며 이 단계를 영웅기, 밀월기, 환멸기로 나눌 수 있다.

영웅기는 충격에서 벗어난 사람들이 다른 사람들을 돕고, 구조 활동에 참여하며, 생존자들은 자신이 살아 있다는 것에 큰 기쁨을 느끼며 무엇이든 다 할 수 있을 것 같은 전능감을 경험하는 시기를 말한다.

밀월기는 재난 지역과 생존자들에게 사회적 관심이 집중되고, 대중매체가 재난 경험이나 구조 성공담에 대해 보도함으로써 자신이 마치 세상의 중심에 있는 것 같이 느끼게 되는 시기를 말한다.

환멸기는 시간이 지나면서 재난현장에 쏟아졌던 관심이 점점 줄어들고 생존자들은 기대했던 보상이나 보험금을 타는 데 규정과 제한이 따르며, 재난 피해를 복구하는 일이 지연되는 것에 대해 실망과 환멸을 느끼게 되는 시기를 일컫는다.

③ 회복단계

사건 발생 후 1주일에서 4주 이내의 시기로 구출 단계와 비슷한 스트레스 반응이 지속되어 나타난다. 생존자가 괴로워하던 감정과 생각을 정리하는 시기로 스트레스 반응은 점차 약해지는 시기다. 일상생활에 대한 관심을 조금씩 보이며, 미래에 대한 계획을 세우기 시작한다.

④ 재통합단계

사건이 일어난 후 약 2주에서 2년까지의 기간으로, 재통합에 걸리는 시간은 개인마다 다르다. 위버(Weaver, 1995)는 “우리가 재난을 겪었다는 단지 그 이유만으로 손상을 입지는 않는다. 그렇지만 그 일로 우리는 변화한다”라고 말했다. 외상사건을 자신의 삶에 재통합하는 단계로 외상사건을 받아들이고 수용함으로써 더 이상의 스트레스 반응은 나타나지 않는다.

3. 재난에 대한 대책

1) 심리적 응급처치

재난으로 인한 고통과 충격을 완화하고 상실과 변화에 대한 적응 및 기능을 회복하도록 돕는 위기개입을 말하며 기본 가정은 모든 생존자가 심각한 정신적 문제를 겪는 것은 아니라는 것이다. 재난 직후에 생존자들은 다양한 스트레스 반응을 보이지만 스스로 회복할 수 있는 힘을 지니고 있으며 적절한 도움을 받으면 회복이 촉진될 수 있다고 본다.

(1) 심리적 응급처치 원리

미국 National Center for PTSD에서 발행한 『심리적 응급처치 매뉴얼(Psychological First Aid Manual)(2006)』에 제시된 심리적 응급처치의 원리는 다음과 같다.

심리적 응급처치 원리는 재난을 겪은 대부분의 사람들이 정상적으로 회복할 것이라는 믿음을 기본 가정으로 한다. 재난 직후에는 많은 사람들이 일시적인 스트레스 반응을 보이지만, 이것은 예측 가능한 변화이며, 시간이 지나면 특별한 조치 없이도 이런 반응은 사라진다. 정상적인 상태로 돌아오게 되는 내적인 탄력성이나 강인함을 가지고 있다면, 자연적으로 회복할 수 있도록 돕는 것이 초기 심리적 개입에서 이루어져야 할 과정이다.

(2) 심리적 응급처치의 원칙

심리 요원이 명심해야 하는 여러 가지 심리적 응급처치의 원칙은 급성 스트레스 반응을 다루는 데 널리 사용되는 원칙과 같다.

① 근접성

심리적 응급처치는 재난 사건이 발생한 지점에서 가까운 곳에서 이루어질수록 좋다. 또한 심리요원은 생존자들에게 접근 가능한 장소에 있어야 하며 가까운 곳에서 개입함으로써 생존자들이 다시 삶의 현장으로 돌아갈 수 있도록 도와야 한다.

② 즉시성

생존자들이 필요로 할 때 즉시 개입하여야 하며, 즉시적인 개입이 이루어질 때 생존자들은 정상적인 기능으로 되돌아갈 가능성이 높아지게 된다. 심리적 응급처치에서는 계획을 긴박하고 즉각적으로 세우며, 이를 실행에 즉시 옮기도록 한다.

③ 기대성

심리적 응급처치는 생존자가 보이는 반응을 지극히 정상적인 반응이라고 보고, 이들이 곧 원래의 기능으로 되돌아갈 수 있다는 것을 기대하며 행해져야 한다.

④ 전진성

심리요원은 생존자들이 도와 달라고 찾아올 때까지 기다리기보다는 도움을 필요로 하는 사람들을 직접 찾아 나서야 한다. 이것은 생존자에게 심리적 도움을 받으라고 강요하라는 것이 아니라 기본적인 접촉의 가능성을 열어놓는다는 의미이기도 하다.

⑤ 혁신성

새로운 상황에 직면하게 되는 생존자들은 어떠한 선택도 남아 있지 않다고 느끼며, 압도적인 상황으로 인해 기동성이 떨어져 있는 상태라고 생각한다. 이에 다양한 대안과 대처방법이 새로운 상황을 다루는 데 창의적이고 혁신적이어야 하며, 긍정적이고 확산적인 사고로 접근해 볼 필요가 있다.

⑥ 단순성

재난 상황에서는 단순한 개입이 효과적이다. 생존자들은 혼란과 무력감을 느끼며, 주의나 사고의 폭이 상당히 좁아져 있는 상태이므로 전문 용어나 심리 치료적 기법의 사용은 적절치 않다.

⑦ 실용성

개입은 구체적이고 실용적이어야 하며 개입의 방향과 목표는 현실에 맞추어 구체적으로 설정하는 것이 좋다.

⑧ 유연성

재난 현장에서는 예상치 못한 상황과 사건들이 자주 발생한다. 급박하게 돌아가는 상황을 잘 파악하여 이에 유연하게 대처해야 한다.

⑨ 비밀보장

심리요원은 생존자들이 재난 현장에서 보이는 반응이 지극히 정상임을 알려주고, 개입의 내용에 대해 누구에게는 공개하고, 누구에게는 공개하고 싶지 않은지 등을 확인하여 비밀보장을 해주어야 한다. 또한 심리요원이 비밀보장을 존중하고 있음을 알리고 타 기관에 대해서는 사전에 생존자의 동의를 받고 정보를 제공하는 것이 원칙이다.

2) 위기개입모델

다음은 메이어와 제임스(Myer & James, 2005)의 6단계 모델을 보완하여 위기상황에서 나타나는 문제를 해결하는 데 도움이 되는 위기개입방법이다.

① 문제 정의 및 라포 형성하기

심리요원은 먼저 자신의 이름과 소속을 명확히 전달하며 자신을 소개해야 한다. 심리요원은 먼저 생존자를 배려해야 하며 그들에게 긍정적 관심을 보임으로써 라포를 형성한다. 이와 함께 생존자의 문제를 구체적이고 특정하게 정의하는 것이 좋다.

② 클라이언트의 안전 확보하기

재난이나 위기상황에서는 폭력의 위험이 언제 어디서나 존재하기 때문에, 처음부터 끝까지 생존자나 주변 사람, 또 그 자신의 안전을 염두에 두어야 한다. 직접적으로 자살이나 타살 위험이 있는지 평가해야 하며, 안전을 도모하기 위한 즉각적인 조치를 취하도록 해야 한다.

③ 지지하기

보통의 상담 상황에서보다 훨씬 더 직접적인 지지를 제공해야 한다. 특히 심리요원은 생존자를 긍정적으로 수용할 수 있어야 하며, 생존자가 힘을 되찾을 수 있도록 지원해 주는 것이 중요하다.

④ 대안 찾기

생존자들은 심한 스트레스로 인해 무력화되어 있으므로 어떠한 차선책도 없다고 느낀다. 따라서 대안책을 찾기 위해 상황적인 지원이나, 여러 가지 대처방법 시도, 긍정적인 사고 등 다양한 대안들을 시도해 보는 것이 필요하다. '지금-여기'에 초점을 맞추면서 과거에 도움이 되었던 행동이나 환경 자원을 찾아보는 것도 도움이 된다.

⑤ 계획 수립하기

재난 현장에서는 매우 급박하고 구체적인 계획을 세우게 되며, 이를 즉시 실행에 옮기도록 해야 한다. 전통적인 상담에서보다 훨씬 더 적극적인 역할이 필요하다.

⑥ 계획 실행 및 추수 평가

생존자의 체계적인 문제해결에 초점을 두며 계획이 구체적이고 효과적으로 잘 짜였다면, 계획을 실천에 옮기는데, 이때 생존자의 능력과 독립심, 자기존중을 잃지 않도록 해야 한다. 그 후 예상된 결과를 얻었는지를 평가하고, 결과에 따라 추후 계획을 세운다.

3) 외상 후 스트레스 장애의 치료적 접근

(1) 약물치료

여러 연구에서 심리치료적 개입에 비해 약물치료가 덜 효과적이라는 연구결과도 있으나 재난 이후에 나타날 수 있는 외상 후 스트레스 장애의 여러 증상을 완화시키는 데 약물치료가 많은 도움이 되는 것은 분명한 사실이다(재난정신건강위원회 편, 2015 : 293).

PTSD를 치료하는 약물은 선택적 세로토닌 재흡수 억제제(SSRI : Selective Serotonin Reputake Inhibitor), 삼환계 항우울제(TCA : Tricyclic Antidepressant), 모노아민 산화 억제제(MAOI : Monoamine Oxidase Inhibitor)와 같은 항우울 약물을 주로 사용한다. SSRI 계통의 항우울제는 세로토닌의 감소로 충동성, 공격성, 공포, 슬픔, 우울증과 연관되어 있고, SSRI는 세로토닌 기능을 증대시켜 불안, 공포 등의 정서를 호전시키고 충동조절능력을 향상시킨다고 한다. 또한 사고의 재경험, 침습사고, 회피, 과도각성 등의 연구에서도 효과가 입증되었으며, 그중에서도 설트랄린(Sertraline)과 파록세틴(Paroxetine)은 미국 식품의약품안전청에서 외상 후 스트레스 장애의 치료제로 승인받은 대표적인 약물이다. 분노나 과도 각성, 스트레스에 대한 지나친 반응, 과도한 음주 등 기분을 안정시키는 데 효과가 있는 약물은 전통적으로 기분안정제인 리튬(lithium)이 효과적이라고 알려져 있다(재난정신건강위원회 편, 2015 : 297-299). 그리고 불안 증상에 대해서는 벤조디아제핀이나 베타차단제와 같은 항불안제를 사용한다. 환각이나 플래시백, 침습 증상이 심한 환자에게는 항정신병 약물을 사용할 수 있으나 반드시 전문의의 진단과 처방하에 이루어져야 한다.

(2) 노출치료

외상치료의 핵심은 외상경험을 잘 받아들여 소화시키는 것으로 노출 과정에서 외상 경험은 결코 극복할 수 없는 끔찍한 경험에서 조금씩 받아들일 수 있는 경험으로 변화하게 된다.

① 노출법

노출 기법은 크게 실제 노출과 상상 노출로 구분된다. 실제 노출은 불안과 공포를 초래했던 그 사건이나 대상에 실제로 노출시키는 것이며 이때 환자를 충분히 준비시켜야 한다. 또한 환자가 공포를 느끼지 않을 정도의 낮은 수준에서부터 노출을 조심스럽게 시작하는 것이 필요하다. 상상 노출은 사건 당시의 생각이나 감정, 신체반응을 떠올리면서 그 사건이 실제로 일어나는 것처럼 상상해보는 것으로 공포를 초래하는 실제 대상에 직면시키는 것이 아니라 상상과 기억에 의존하는 것을 의미한다.

② 심호흡과 점진적 이완훈련

불안과 공포가 상승할 때 호흡이 가빠지고 근육은 긴장되며, 서로 상반되는 두 가지 상태는 공존할 수 없다는 상호억제원리에 의해 호흡을 천천히 하고 근육을 이완시키면 불안과 공포가 낮아질 수 있으므로 호흡법과 이완훈련이 함께 사용된다.

호흡법은 복식호흡을 하며 외상사건을 경험하거나 목격하면 스트레스를 받거나 흥분하게 되고 감정이 격해지는데, 교감신경계는 이를 막기 위해 신경전달물질인 아드레날린을 분비한다. 이렇게 되면 근육은 바짝 긴장하게 되고 심장박동수가 증가한다. 이런 상황에서 의도적으로 심신을 이완시키면 심장박동수가 떨어지고 집중력이 높아지며 불안감도 서서히 줄어드는데 이를 '이완반응'이라고 한다. 이완 상태에서 자신의 호흡에 주의를 기울이며 들숨과 날숨을 반복하며 느껴보는 것이다. 이와 같은 호흡을 하루에도 몇 차례씩 실시하여 긴장의 이완에 도움을 받는 것이다.

점진적 이완 기법은 긴장된 근육을 이완시키는 데 널리 사용되며 이 기법은 불면증이나 긴장성 두통, 주관적 불안 등의 치료에 효과가 있다. 점진적 근육이완법은 긴장감과 이완감을 구분하여 심장에서 먼 근육부터 시작하여 차츰차츰 가까운 근육들을 서서히 이완시켜서 몸 전체의 근육을 이완시켜 나가는 것을 의미한다. 먼저 조용하고 편안한 장소를 선택하여 운동에 들어가기 전에 복식 호흡으로 호흡을 조절을 하고 점진적 이완 운동을 실시한다.

1. 편안한 자세로 눕는다.
2. 천천히 심호흡을 하고 몸이 편안하게 느껴질 때 눈을 감는다.
3. 자신의 몸에 주의를 기울이며 숨을 내쉴 때 모든 긴장이 사라진다고 생각하며 근육의 긴장과 이완 운동을 차례로 실시한다.
4. 이완 운동은 코로 숨을 깊이 들이마셨다가 내뿜으면서 실시하되 천천히 복식호흡을 하면서 그 느낌을 느껴본다.
5. 10~20분 정도 계속 이완 운동과 호흡을 조절한 후 조용히 앉아 있다가 천천히 눈을 뜬다.
6. 하루에 한두 번 매일 연습한다.

③ 인지행동치료

인지행동치료는 학습이론의 원리를 응용하여 스트레스 관리, 정서조절, 자기관리 등을 돕는 행동수정 기법이다. 인지행동치료에서는 상황에 대한 인식을 변화시켜 비합리적인 사고방식을 합리적 사고로 변화시키는 데 초점을 둔다.

(3) 가족치료

외상 후 스트레스 장애 환자들이 대인관계 기능에서 문제를 나타내는 것은 가족 내에서 의사소통이 경직되어 있는 경우가 많다. 그러므로 가족 간의 의사소통을 촉진시키는 가족치료가 필요하다. 외상 후 스트레스 장애 환자가 있는 가족은 암묵적으로 그 사건에 대해 이야기하지 않으려는 규칙이 있으며, 환자가 보이는 증상에 대해서도 외면하거나 덮어두려고만 한다. 이는 정신적 마비와 회피를 강화시켜 문제를 더욱 악화시키는 역할을 할 뿐만 아니라 가족 전체가 위험해질 수 있으므로 외상 후 스트레스 장애를 가진 환자가 있는 가족에게는 가족치료가 매우 중요하다. 치료과정은 다음과 같다.

1. 가장 먼저 가족이 문제를 외상에 관련된 장애로 규정하느냐 그렇지 않느냐 등을 감별하여 가족의 상태를 평가하고 치료자는 가족과 신뢰관계를 형성해야 한다.
2. 외상에 대해 가족 구성원들이 논의를 하게 되며, 문제에 대해 각자의 관점을 파악하여 가족 간에 자기노출을 하게 되고, 지금까지 말할 수 없었던 가족의 비밀, 즉 외상에 대한 확인을 하며 희생자로부터 전체 가족에게로 관심이 이동하게 된다.
3. 치료자는 가족 내의 구성원들 간의 차이에 '다리를 놓는 것'으로 역할을 수행하며 가족 간의 관점의 차이를 좁혀나간다.
4. 의사소통 기술을 훈련하는 등 교육을 통하여 합의된 새로운 관점으로 가정 내에서의 자가 치료가 이루어지도록 충분히 훈습해야 한다.

4) 외상 후 성장

외상사건에 맞닥뜨려 분투하고 나면 개인은 긍정적으로 변화하거나 부정적으로 변화하는 모습으로 나타난다. 이에 긍정적인 변화를 나타내는 것을 외상 후 성장이라고 한다. 외상 후 경험은 포괄적으로 세 가지 영역인 자기 자신에 대해 변화된 느낌, 타인과의 관계에서 변화된 느낌, 인생철학의 변화 등으로 묶을 수 있다.

(1) 자기 자신에 대해 변화된 느낌

사람들은 고통과 어려움을 겪으면서 변화한다. 그 변화 중 하나는 인생은 예측할 수 없으며 인간이 통제할 수도 없다는 사실에 대해 서서히 깨닫게 되는 것이다. 이런 자각 때문에 외상 사건과 유사한 상황에 직면했을 때 사람들은 더욱 두렵고 불안할 수 있다. 나쁜 일은 또 일어날 수 있고 자신이 잘 견뎌낸 것에 대해 자기 자신을 더 긍정적인 방식으로 생각하게 만든다.

(2) 타인과의 관계에서 변화된 느낌

외상사건을 경험하고 나면 사람들은 누가 자신의 진정한 친구인지 알게 된다. 삶의 위기는 관계의 질을 검증하고, 나아가 불필요한 관계를 정리할 기회를 제공하기도 한다. 고통을 겪은 사람들은 다른 어려움에 처해 있는 주위 사람들에 대한 연민이 깊어지는 경험을 통해서 그들을 더욱 깊이 공감하게 된다.

(3) 인생철학의 변화

외상사건을 겪은 후 삶에 대해 더 많이 감사하게 되며, 삶에서 소소한 일상이 지니는 의미의 소중함이 커지고, 이전에는 당연한 것으로 여기던 관계의 중요성을 깨닫게 되는 것이다.

4. 외상 후 스트레스 장애

1980년 DSM-Ⅲ가 출간되면서 외상 후 스트레스 장애가 진단명으로 확정되어 관심을 갖기 시작했다. 외상이란 전쟁, 사고, 자연재앙, 폭력 등 생명을 위협하는 충격적인 경험을 의미하며, 외상사건을 경험한 후에 공포심과 아무도 도와줄 수 없다는 느낌을 갖게 되고, 반복적으로 사건이 회상되지만 다시 기억하는 것을 회피하려고 애쓴다. 외상 후 스트레스 장애는 심각한 외상사건을 목격하거나 직접 겪은 후에 나타나는 불안장애이다.

1) 외상 후 스트레스 장애의 정의

미국정신의학회의 『정신장애의 진단 및 통계 편람 제3판 : DSM-Ⅲ』에서 처음 '외상 후 스트레스 장애(PTSD : Post Traumatic Stress Disorder)'라는 이름이 사용되었으며, 진단 기준으로 일방적인 경험을 넘어서 누구나 힘들어할 만한 사건을 경험한 이후에 나타나는 재경험, 회피, 각성의 세 가지 증상군을 한 달 이상 갖는 것으로 정의되었다.

트라우마(trauma)는 그리스어인 'Traumat'에서 유래되었으며 상처를 의미하는 외상으로 표현된다. 트라우마는 의학적 용어로 교통사고, 폭행, 화재, 천재지변, 충격에 의한 사고 등 외부의 원인에 의해 발생하는 외상 또는 보상을 뜻하는 단어인데 정신 의학 및 심리학에서는 정신적 외상, 즉 영구적인 정신 장애를 일으키는 충격이나 스트레스를 의미한다(나동석 외, 2015 : 263).

외상, 즉 트라우마는 충격적인 사건을 경험한 사람들에게 남겨진 정신적인 후유증 또는 상처를 의미하며 이 외상 경험 후에 나타나는 여러 가지 정신적・신체적 증상들을 총체적으로 외상 후 스트레스 장애, PTSD라고 한다.

트라우마는 삶이 위협당했거나 압도당하는 경험 후에 일어나는 심신을 약화시키는 증상들에 관한 것으로 우리 자신과 우리의 몸, 우리 가족, 타인, 그리고 우리를 둘러싼 세상에 대한 연결의 상실에 관한 것을 말한다.

트라우마는 빈도와 심각도에 따라 big trauma와 small trauma로 구분한다(나동석 외, 2015 : 265).

big trauma는 신체적 학대, 강간, 아동기 성폭행, 재난, 극단적인 부상, 사고, 폭력 목격, 가족이나 친구의 예기치 않은 죽음과 같은 치명적인 사건으로 생명의 위협이나 삶에 극적인 영향을 미치는 것을 포함한다.

small trauma는 가족의 지속적인 비난, 어린 시절의 방치, 괴롭힘, 따돌림, 알코올중독 및 기타 중독과 정신 질환을 포함한다. 이들 외상은 자존감이나 자신감을 떨어뜨리게 만드는 일상의 경험들이 반복적으로 거듭되며 개인의 정체성의 일부가 되어버린 상처들을 말한다.

2) 외상 후 스트레스 장애 진단기준

외상 후 스트레스 장애 진단 기준은 6세 이상에서 공통적으로 사용되고 있으며 여기서는 6세 이하의 어린 아동의 외상 후 스트레스 진단기준은 생략하기로 한다.

(1) 진단기준

외상후 스트레스 장애의 진단기준(DSM-5, APA, 2013)

주의점 : 이 기준은 성인, 청소년 그리고 7세 이상의 아동에게 적용한다. 6세 또는 그보다 어린 아동의 경우에는 다소 다른 진단기준이 적용된다.

A. 실제적 또는 위협을 당한 것이든 죽음, 심각한 상해 또는 성적인 폭력을 다음 중 한 가지 이상의 방식으로 경험함

1. 외상성 사건(들)에 대한 직접적인 경험
2. 그 사건(들)이 다른 사람에게 일어난 것을 생생하게 목격함
3. 외상성 사건(들)이 가까운 가족, 가까운 친척 또는 친한 친구에게 일어난 것을 알게 됨
4. 외상성 사건(들)의 혐오스러운 세부사항에 대한 반복적이거나 지나친 노출의 경험(예 변사체 처리의 최초 대처자, 아동 학대의 세부 사항에 반복적으로 노출된 경찰관 등)

B. 외상 사건과 관련된 침투 증상이 다음 중 한 가지 이상 나타남

1. 외상성 사건(들)에 대한 고통스러운 기억의 반복적이고 침투적인 경험
2. 꿈의 내용과 정동이 외상성 사건(들)과 관련되는 반복적으로 나타나는 고통스러운 꿈
3. 외상성 사건(들)이 재생되는 것처럼 그 개인이 느끼고 행동하게 되는 해리성 반응(예 플래시백)(그러한 반응은 연속선상에서 나타나며, 가장 극한 표현은 현재 주변 상황에 대한 인식의 완전한 소실일 수 있음)
4. 외상성 사건(들)을 상징하거나 닮은 내부 또는 외부의 단서에 노출되었을 때 나타나는 극심하거나 장기적인 심리적 고통
5. 외상성 사건(들)을 상징하거나 닮은 내부 또는 외부의 단서에 대한 뚜렷한 생리적 반응

C. 외상성 사건(들)이 일어난 후에 시작된, 외상성 사건(들)과 관련이 있는 자극에 대한 지속적인 회피가 다음 중 한 가지 또는 두 가지 모두에서 명백함

1. 외상성 사건(들)에 대한 또는 밀접한 관련이 있는 고통스러운 기억, 생각 또는 감정을 회피 또는 회피하려는 노력
2. 외상성 사건(들)에 대한 또는 밀접한 관련이 있는 고통스러운 기억, 생각 또는 감정을 불러일으키는 외부적 암시(사람, 장소, 대화, 행동, 사물, 상황)를 회피 또는 회피하려는 노력

D. 외상성 사건(들)이 일어난 후에 시작되거나 악화된, 외상성 사건(들)과 관련이 있는 인지와 감정의 부정적 변화가 다음 중 2가지(또는 그 이상)에서 나타남
1. 외상성 사건(들)의 중요한 부분을 기억할 수 없는 무능력(두부외상, 알코올 또는 약물 등의 이유가 아니며 전형적으로 해리성 기억상실에 기인)
2. 자신, 다른 사람 또는 세계에 대한 지속적이고 과장된 부정적인 믿음 또는 예상(예 "나는 나쁘다", "누구도 믿을 수 없다", "이 세계는 전적으로 위험하다", "나의 전체 신경계는 영구적으로 파괴되었다")
3. 외상성 사건(들)의 원인 또는 결과에 대하여 지속적으로 왜곡된 인지를 하여 자신 또는 다른 사람을 비난함
4. 지속적으로 부정적인 감정 상태(예 공포, 경악, 화, 죄책감 또는 수치심)
5. 주요 활동에 대해 현저하게 저하된 흥미 또는 참여
6. 다른 사람과의 사이가 멀어지거나 소원해지는 느낌
7. 긍정적 감정을 경험할 수 없는 지속적인 무능력(예 행복, 만족 또는 사랑의 느낌을 경험할 수 없는 무능력)

E. 외상성 사건(들)이 일어난 후에 시작되거나 악화된, 외상성 사건(들)과 관련이 있는 각성과 반응성의 뚜렷한 변화가 다음 중 두 가지(또는 그 이상)에서 나타남
1. (자극이 거의 없거나 아예 없이) 전형적으로 사람 또는 사물에 대한 언어적 또는 신체적 공격성으로 표현되는 민감한 행동과 분노 폭발
2. 무모하거나 자기 파괴적인 행동
3. 과각성
4. 과장된 놀람 반응
5. 집중력의 문제
6. 수면 교란(예 수면을 취하거나 유지하는 데 어려움 또는 불안정한 수면)

F. 위에 제시된(B, C, D, E의 기준을 모두 충족시키는) 장해가 1개월 이상 나타남
G. 이러한 장해로 인해서 심각한 고통이 유발되거나 사회적, 직업적 또는 중요한 기능에 현저한 손상이 나타남
H. 이러한 장해는 약물이나 신체적 질병에 의한 것이 아니어야 함

(2) 외상 후 스트레스 장애의 유병률

DSM-IV 기준에 따르면 미국 내 75세 기준으로 평생 유병률은 8.7%이다. 미국 성인을 대상으로 12개월 유병률은 약 3.5%에 해당한다. 문화적 집단에 따라 외상성 사건에 노출되는 정도가 서로 다르므로 매우 다양하게 나타나는데 유럽이나 아시아, 아프리카, 라틴 아메리카 등의 지역에서는 0.5%~1.0% 정도로 조금 더 낮게 나타난다(APA, 2013 : 295).

2011년 우리나라에서 한국어판 CIDI(Korean Version Of The Composite International Diagnostic Interview)로 시행한 정신질환 실태 역학조사에서는 외상 후 스트레스 장애 1년 유병률이 0.6%로 나왔고, 이전 연구에서도 국내 평생유병률이 1.2~1.7%로 외국보다 현저히 낮게 나와 외국과 차이를 보였다(재난정신건강위원회 편, 2015 : 136).

(3) 외상 후 스트레스 장애의 경과

외상사건에 노출된 후에 증상이 나타나는 기간에 따라 급성 스트레스 장애와 외상 후 스트레스 장애로 구분한다. 급성 스트레스 장애의 경우, 부적응 증상들이 3일 이상 1개월 이내에 단기간 지속될 때 진단된다. 따라서 1개월 이내에는 급성 스트레스 장애로 진단하고, 1개월이 지나도록 증상이 개선되지 않을 경우에는 외상 후 스트레스 장애로 진단하는 것이다. DSM-5에서는 6개월 이후에 진단 기준을 충족하는 경우를 '외상 후 스트레스 장애, 지연된 표출'이라고 세부적으로 진단한다(김 환, 2016 : 78).

3) 외상 후 스트레스 장애의 주요 증상

(1) 침습 증상

DSM-5에서는 침습 증상에서 사고에 대한 반복적인 꿈에 대해 외상과 관련된 꿈도 포함되어 그 범위가 넓어졌다. 침습 증상이란 원하지 않는 불쾌한 이미지나 생각, 느낌, 감각 등 다양한 것을 의식적으로 막으려고 노력해도 떠오르는 경우를 말한다. 이러한 침습 증상은 외상 후 스트레스 장애의 가장 특징적인 반응으로 의식으로 자꾸 밀려들어 오는 외상적 사건에 대한 생각, 감정, 이미지, 기억은 환자를 매우 괴롭게 한다. 또한 침투적 사고나 정서 및 기억이 떠오를 때마다 불안과 공포를 느끼게 되며 공황 상태에 빠지기도 한다. 침습은 우울장애와 구별되기도 하는데 반추나 인지적 기억과는 다른 감각적이고 현재적인 증상이며 반추는 지속적인 증상으로 인지적 회피 전략이라고 볼 수 있다.

환자들의 꿈에서는 발생 당시의 사건이 여러 측면으로 그대로 나타나기도 하고 종종 왜곡되어 나타나기도 한다. 윌머(Wilmer, 1982)는 외상 후 스트레스 장애 증상을 보이는 환자들에게서 나타나는 악몽을 실제 경험들이 나타나는 반복적 악몽이나 실제 경험은 하지 않았더라도 일어날 수 있었던 사건들에 대한 악몽, 원래 경험과 다르지만 불가능하지 않은 사건들에 대한 악몽, 현실과 완전히 유리된 악몽 등으로 분류하였다.

환자들은 원래의 외상 사건과 비슷하거나 상징적으로 나타내는 사건들을 경험하게 될 때 비슷한 고통을 느낄 수 있으며 상징적 단서에 노출되었을 때도 심리적 고통과 함께 다양한 생리적 반응이 나타날 수 있다.

(2) 부정적인 인지와 감정의 변화

DSM-5에서 새롭게 추가된 증상은 '외상 사건의 원인이나 결과에 대해 자신이나 타인을 비난하게 되는 지속적이고 왜곡된 인지'이다. 이는 치료 과정에서 흔히 나타나며 증상의 만성화, 심각도, 기능 손상 의존도를 예측할 수 있는 중요한 인자로 밝혀졌다(Dunmore et al., 2001; Ehring et al., 2008; Meiser-Stedman et al., 2009).

긍정적인 신념이나 기대가 충격적 외상 경험으로 인해 무너지고 부정적 신념이나 기대가 생기는 것이 외상 후 스트레스 장애의 주요 증상이다. 귀인을 잘못하여 외상 사건에 대해 자책하지 않아도 될 일을 자책하거나 또는 타인을 원망하여 갈등이 증폭되는 경우도 있다. 충격적인 사건을 경험한 사람이 세상을 밝고 긍정적인 정서로 살아가기는 어려울 것이며, 정서적으로 불안정한 상태가 계속되어 공포, 분노, 죄책감이나 수치심 등을 지속적으로 느끼게 된다. 또한 예전에 참여했던 활동들에 대해 흥미를 상실하게 되어 직업이나 가사, 친목활동, 취미생활 등의 주요 활동에도 흥미를 느끼지 못하고 참여하지 않으려고 한다. 대인관계에서도 외상 후 스트레스 장애 환자들은 이질감과 분리감을 느끼면서 사회의 지지를 받지 못하고 다른 사람들과 모호한 관계를 맺게 된다.

긍정 정서 또한 축소되어 친밀감, 부드러움, 성적인 감정과 연관된 느낌들을 상실하게 되며, 극단적으로는 어떤 정서도 표현하지 못하게 된다고 한다.

(3) 각성

각성 증상은 각성과 반응으로 확장되었으며 '무모하거나 자기 파괴적인 행동'이 새로운 항목으로 추가되었다. 이는 외상 후 스트레스 환자에게서 자주 나타나는 공격성, 위험행동, 자살사고 등을 반영하기 위한 것이다(Cavanaugh et al., 2010; Cisler et al., 2012; Friedman et al., 2011; Miller et al., 2004; Nock et al., 2010).

외상 사건을 경험한 환자들에게서 자주 나타나는 신체증상은 자율적 흥분이 증가된다. 이러한 생리적 각성의 증상으로는 심장박동률이나 혈압의 증가, 피부 반응뿐만 아니라 성마름이나 화남, 짜증, 분노, 적대감, 감정 폭발, 무모한 행동, 과도하게 경계하거나 놀람, 집중곤란, 수면장애 등으로 외상 사건을 경험한 사람들에게서 자주 나타나는 특징이다. 또한 자기 파괴적 행동으로는 알코올이나 약물 남용, 자살충동, 무분별한 성관계나 성병 등을 초래할 수도 있는 매우 위험한 행위 등이 있다.

(4) PTSD 아형(subtype)

해리성 증상의 동반은 예후와 뇌 활동성, 치료 반응에서 다른 군과 차이를 보여 아형으로 분류되었다. 해리 증상을 갖는 외상 후 스트레스 장애의 경우 fMRI 연구에서 전전두엽의 활동가와 편도의 활동 감소를 나타내는 양상이 일반 외상 후 스트레스 장애와 다르고 치료 방법도 다른 것으로 보고되었다(Lanius et al., 2012). 해리 증상을 갖는 외상 후 스트레스 장애의 경우 증상의 심각도나 만성화, 기능손상도 보다 더 심하다(Stein et al., 2013).

4) 외상 후 스트레스 장애의 원인

장애의 원인은 심리적·사회적·신체적·환경적 원인 등 매우 다양하다. 정신장애 분야에서는 다양한 원인을 통합적으로 고려하는 것이 중요하다. 그럼에도 외상 후 스트레스 장애는 충격적이고 끔찍한 사건에 초점을 맞추고 있다. 외상 후 스트레스 장애의 원인을 알아보기 위해서는 충격적이고 끔찍한 사건이 인간에게 어떤 영향을 미치는지 살펴보아야 할 것이다.

(1) 학습이론

'자라 보고 놀란 가슴 솥뚜껑 보고 놀란다'는 속담처럼 외상사건을 경험하고 나면 비슷한 상황을 또다시 마주하게 될 때 실제 경험한 사건과 연합되어 증상이 나타나는 것이다. 그리고 외상 후 스트레스 장애를 겪고 있는 사람들은 외상과 연관된 자극을 가하면 회피하려고 한다. 그때의 경험이 생각나면 너무 괴롭기 때문에 그 장소나 관련된 사람, 외상에 대한 대화 등을 피하게 된다. 일단 자극을 받지 않으면 그때의 고통이 그 순간만큼은 되살아나지 않기 때문에 관련 단서를 피함으로써 고통을 느끼지 않으려는 회피행동은 부적 강화의 원리가 작용한 것으로 설명할 수 있다.

(2) 인지주의 이론

인간은 자극에 반응만 하는 존재가 아니라 자극을 처리하는 존재로 보았으며 인간 내부에서 일어나는 심리적 현상, 특히 내부적인 인지적 활동을 강조하였다. 인지주의적 관점에 따르면 외상사건의 정보가 기존 도식과 전혀 다른 새롭고 강력한 정보이므로 이를 처리하기가 어렵다고 본다. 외상사건을 경험한 후 외상사건이 주는 정보의 양도 많을 뿐 아니라, 자신에게 일어나는 변화나 감정, 생각에도 당황하게 될 것이다. 이런 식으로 기존의 틀과는 너무나 다른 새로운 정보가 엄청나게 많기 때문에, 시간이 지나도 처리되지 않은 채로 마음속에 떠도는 정보가 많이 남게 될 수 있다. 호로비츠(Horowitz, 1986)는 이러한 상태를 정보 과부하 상태라고 하였다.

즉, 외상 후 스트레스 장애는 상호 모순되는 과소통제와 과다통제가 동시에 존재하는 특징이 있다. 처리되지 않은 정보들을 억압하려고 과도하게 시도하다 보니 결국 실패하여 과소통제가 특징인 침습 증상이 나타난다고 보았다.

(3) 정신생물학적 이론

강력한 외상사건을 경험하게 되면 과도한 아드레날린이 반응을 촉발시켜 뇌에 깊숙한 신경학적 흔적을 남긴다. 이런 흔적은 공포를 유발한 사건이 끝난 후에도 계속 존재하게 되며, 잠재적 공포에 과민반응하게 만든다. 또 외상사건 경험 중에 엄청난 스트레스 호르몬이 분비되어 시상하부 활동을 위축시키는데, 이것이 외상 후 스트레스 증상 발현의 주요한 요인이 될 수 있다(김 환, 2016 : 133).

(4) 정신분석적 이론

무의식 속에 잠재해 있던 미해결된 사건이 심리적 갈등으로 남아 새로운 외상사건에 의하여 재활성화되어 다시 나타난다. 또한 외상 후 스트레스 장애를 경험한 사람들은 자아의 기능이 약화되어 현실적인 판단을 제대로 하지 못한다거나 현실과 환상을 혼동하여 비현실감을 느끼게 된다. 그리고 충동이나 감정을 적절하게 조절하거나 통제하지 못하여 자주 분노감을 표출하는 등의 특징을 보이는데, 이것은 자아의 기능에 손상을 입은 결과로 보는 것이다. 또한 양심의 역할이 약화되어 초자아도 흔들리는 반사회적 성격 특성을 나타낼 수 있다고 보는 것이다.

(5) 통합적 관점

통합적 관점으로는 행동주의적(학습이론) 입장, 인지주의적 입장, 정신생물학적 입장, 정신 분석적 입장 등 각기 다른 관점을 분석하여 여러 원인을 통합하는 노력이 이루어져야 한다는 주장이 제기되고 있다.

〈사례〉

23세 여자 환자 김 씨는 2개월 전 학교에서 돌아오는 길에 횡단보도를 건너다가 신호를 무시한 자동차에 다리를 치이는 사고를 당하여 넘어지면서 머리와 목을 다쳐 디스크 진단을 받았으며 다리에 골절상을 입었다. 김 씨는 밤에 잠을 못자고 간신히 잠을 자도 악몽을 자주 꾸며 때로는 중국영화에 나오는 것처럼 머리가 분리되어 돌아다니는 꿈을 꾸기도 하며, 낮에는 깜짝깜짝 자주 놀라는 등 고통을 호소하였다. 이 환자는 정형외과에서 입원치료를 받으면서 수 일 후부터 자주 놀라고 불안하여 잠들기가 어려워졌다. 머리가 깨지는 듯한 두통과 함께 때로 멍한 상태에 있기도 했고 불면과 악몽이 계속되었다. 뇌영상촬영 검사 및 기타 신체적 검사 결과 다리에 금이 가고 경추 5번과 6번 사이에 연골이 튀어나온 것(디스크) 이외에 다른 이상은 없었다. 낮에도 가끔 사고 장면이 떠올라 불안하고 차 소리만 들어도 소스라치게 놀라며 저만치 차를 피해야 하는 등 자동차가 무서워 혼자서는 외출을 하기가 어렵다고 하였다.

〈부록〉

외상 후 스트레스 장애 체크리스트(PCL : PTSD checklist)

다음은 스트레스를 경험했을 때 나타나는 문제와 불편함을 모아놓은 것입니다. 각 문항을 잘 읽어보시고 지난 며칠 동안 이곳에 오게 된 계기가 된 사건과 관련하여 얼마나 고통스러웠는지 체크(✓)해 주십시오.

문 항	아님	약간	보통	많이	아주 많이
1. 그 경험에 대한 반복되고 괴로운 기억, 생각 혹은 이미지가 있습니까?					
2. 그 경험에 대한 반복적인 괴로운 꿈이 있습니까?					
3. 그 경험이 다시 일어나는 것처럼 갑자기 행동하거나 느낍니까?(마치 사건을 다시 경험하는 것 같음)					
4. 어떤 것이 그 경험을 생각나게 하면 매우 불쾌합니까?					
5. 어떤 것이 그 경험을 생각나게 하면 신체반응이 있습니까?(예 심장이 두근거림, 숨 막힘, 땀)					
6. 그 경험에 대해 생각하거나 이야기하는 것을 피하거나 혹은 그것과 관련된 감정을 느끼는 것을 피합니까?					
7. 그 경험을 생각나게 해서 어떤 활동이나 상황을 피합니까?					
8. 그 경험의 중요한 부분이 기억나지 않습니까?					
9. 전에는 좋아하던 활동에 흥미가 없어졌습니까?					
10. 다른 사람들로부터 동떨어지거나 고립된 느낌입니까?					
11. 감정이 무감각하거나 가까운 사람에게 사랑의 느낌을 가질 수 없습니까?					
12. 당신의 미래가 어느 정도 줄어들 것 같이 느낍니까?					
13. 자매들과 유지하는 것이 힘듭니까?					
14. 신경질이 나서 화가 폭발합니까?					
15. 집중하기가 어렵습니까?					
16. 정신을 아주 바짝 차리거나 경계하거나 조심스럽습니까?					
17. 안절부절못하고 쉽게 놀랍니까?					

외상 후 스트레스 장애 체크리스트(PCL : PTSD checklist)는 미국의 국립 외상 후 스트레스 장애 센터에서 개발한 도구이다(Weathers, 1993). 1점부터 5점까지 채점하는 17문항으로 이루어져 있어 총 17~85점으로 채점한다. 다만, 외상 후 스트레스 장애를 시사하는 절단점이 일반인은 44점, 군인은 50점으로 다소 차이가 있다.

13장 폭력과 정신건강

【학습 목표】

◇ 가정폭력이 개인과 가족의 정신건강에 미치는 영향에 대해 이해한다.
◇ 가정폭력 문제를 해결할 수 있는 방안들에 대해 고찰한다.
◇ 성폭력이 개인과 가족의 정신건강에 미치는 영향에 대해 이해한다.
◇ 성폭력 문제를 해결할 수 있는 방안들에 대해 고찰한다.
◇ 학교폭력의 문제가 개인의 정신건강에 미치는 영향에 대해 이해한다.
◇ 학교폭력의 문제를 해결할 수 있는 방안들에 대해 고찰한다.

1. 폭력의 개념

폭력은 행동언어 및 기타 수단을 동원하여 한 개인이나 또는 집단이 의도적·강제적으로 다른 개인이나 집단에게 물리적·신체적 손상과 위협을 가하는 부정적인 행위(negative action)로서 단순한 물리력의 행사로 인한 신체적 피해를 포함한다(윤은숙, 2013).

폭력의 개념은 신체적인 공격행위 등 불법한 방법으로 행사되는 물리적 강제력을 말하며, 폭력의 유형에는 신체적 폭력, 정서적 폭력, 언어적 폭력, 방임, 사이버 폭력 등이 있다.

이 장에서는 가정폭력, 성폭력, 학교폭력이 개인과 가족의 정신건강에 미치는 영향에 대해서 살펴보고 각각의 문제를 해결할 수 있는 방안들에 대해 고찰하고자 한다.

2. 폭력의 유형

1) 가정폭력

(1) 가정폭력의 개념

가정폭력은 가족 구성원 사이의 신체적·정신적·재산상의 피해를 수반하는 행위를 말하며, 가족 구성원 사이의 모든 폭력을 말한다. 즉, 가족 구성원 중의 한 사람이 다른 구성원에게 의도적으로 물리적 힘을 사용하거나, 정신적인 학대를 통하여 고통을 주는 행위라고 할 수 있다.

가정폭력은 남편이 아내에게 행하는 폭력이 가장 일반적이며, 우리나라에서는 아내학대와 가정폭력, 아내구타 용어들이 혼용되어 쓰이고 있다. 가정폭력은 이렇게 남편이 아내에게 행하는 폭력, 부모가 자녀에게 행하는 자녀폭력, 자녀가 부모에게 행하는 부모폭력, 형제간의 폭력이 있다.

가정폭력 피해자는 가정폭력 범죄로 인해 직접적으로 피해를 입은 사람을 의미하고, 가정폭력 행위자인 가해자는 가정폭력을 범한 사람과 가족 구성원인 공범을 의미한다(가정폭력처벌법 제2조 제4호).

폭력의 내용은 물리적인 힘이나 도구를 이용하여 직접적으로 때리는 것 외에 밀치기, 꼬집는 행위, 뺨을 때리는 행위, 담뱃불로 지지는 행위, 경멸하는 말투로 모욕을 주는 행위, 임의로 재산을 처분하는 행위, 무시하고 업신여기는 행위, 열등하고 무능하다고 비난하는 행위, 큰소리를 지르거나 비난하는 행위 등이 있다.

여성가족부에서 발표한 부부폭력의 유형과 구체적인 행동은 다음과 같다.

〈표 13-1〉 부부폭력 유형 및 구체적인 행동

유형		행동
정서적 폭력		• 모욕을 하거나 욕을 하는 행동 • 때리거나 위협하는 행동 • 상대방의 물건을 부수는 행동
신체적 폭력	경한 폭력	• 물건을 집어던지는 행동 • 밀치거나 어깨나 목 등을 꽉 움켜잡는 행동 • 손바닥으로 뺨이나 몸을 때리는 행동
	중한 폭력	• 목을 조르거나 고의로 화상을 입히는 행동 • 칼이나 흉기 등으로 배우자를 위협하거나 다치게 하는 행동 • 주먹으로 때리거나 맞으면 다칠 수 있는 물건으로 때리는 행동
경제적 폭력		• 생활비를 주지 않는 행위 • 동의 없이 재산을 임의로 처분하는 행동 • 수입과 지출을 독점하는 행동
성적 폭력		• 상대방이 원치 않음에도 성적 관계 강요 • 상대방이 원치 않는 형태의 성관계를 강요

출처 : 여성가족부(2016). 2016 가정폭력 실태조사. 한국여성정책연구원.

(2) 가정폭력의 실태

배우자 폭력에 대한 정의는 각 국가나 문화의 차이가 있으나 국가 간 폭력 발생률을 비교하는 국제 연구에서는 일반적으로 신체적 폭력, 성적 폭력의 두 가지 유형으로 제한하는 경우가 많다(WHO, 2005; 이인선 외, 2017). 우리나라에서는 신체적, 정서적, 경제적, 성적 폭력으로 구분하고 있다.

여성가족부는 「가정폭력방지 및 피해자 보호 등에 관한 법률」 제4조의2에 따라 가정폭력에 대한 실태를 파악하여 가정폭력예방을 위한 정책을 수립하기 위해 3년마다 실태조사를 하고 있다. 2016년 조사는 전국에 일반국민 6,000명(여자 4,000명, 남자 2,000명)을 대상으로 조사되었다. 부부폭력률을 살펴보면 사실혼이나 유배우자가 있는 상태에서 여성이 지난 1년간 배우자의 폭력행위를 경험한 피해율은 12.1%였으며, 폭력유형으로는 신체적 폭력이 3.3%, 정서적 폭력이 10.5%, 경제적 폭력이 2.4%, 성적 폭력은 2.3%로, 여성의 배우자 폭력 가해율은 9.1%로 나타났다.

또한 남성이 지난 1년간 배우자로부터 경험한 폭력 피해율은 8.6%였으며, 폭력 유형으로는 신체적 폭력이 1.6%, 정서적 폭력이 7.7%, 경제적 폭력이 0.8%, 성적 폭력이 0.3%였으며, 남성의 배우자 폭력 가해율은 11.6%인 것으로 나타났다.

첫 폭력 발생 시기는 여성이 62.3%가 결혼 후 5년 내에 폭력을 경험하였으며, '결혼 후 1년 미만'이 18.1%이다. 또 결혼 전 교제 기간에 처음 폭력을 경험한 여성도 2.0%에 이른다. 부부폭력 시 폭력을 먼저 시작한 사람은 주로 남편이 먼저 폭력행동을 시작했다는 응답이 48.4%이며, 아내가 먼저 시작했다는 응답은 15.8%로, 남성이 먼저 폭력행동을 시작한 비율이 훨씬 높은 것으로 나타났다.

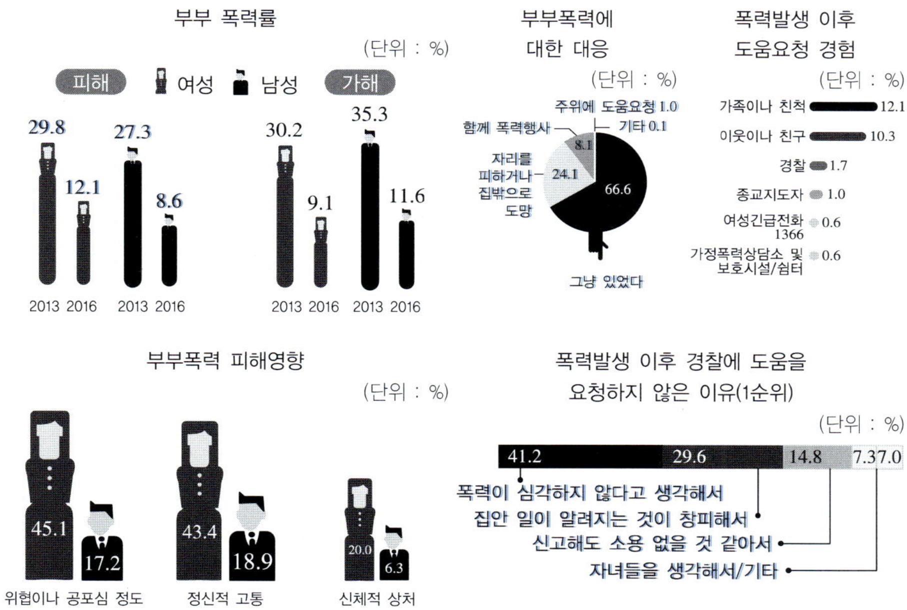

|그림 13-1| 2016년도 가정폭력 실태조사

출처 : 여성가족부(2016).

실제 경찰청의 2016년 가정폭력 신고건수는 264,528건으로 2014년의 227,608건보다 36,920건이나 늘었으며, 검거건수도 2016년에는 45,614건으로, 2014년 17,557건보다 28,057건 늘어났다. 검거인원도 2016년은 53,476명으로 2014년의 18,666명에 비해 34,810명 늘어났다.

〈표 13-2〉 가정폭력 발생 현황

(단위 : 건, 명)

연도	전 국				경 기			
	신고건수	인구 10만명당 신고건수	검거건수	검거인원	신고건수	인구 10만 명당 신고건수	검거건수	검거인원
2014	227,608	443.4	17,557	18,666	73,100	591.5	5,394	5,880
2015	227,727	441.9	40,822	47,549	71,236	568.9	13,777	16,540
2016	264,528	511.7	45,614	53,476	80,430	632.5	14,539	17,529

자료 : 경찰청, 경기지방경찰청.
출처 : 경기도가족여성연구원(2017). 경기도 가정폭력 가해자 개입모델 운영실태 및 발전방향.

(3) 가정폭력의 개입 및 예방

가정폭력의 개입은 가정폭력 피해자에 대한 상담 및 보호로 위기개입서비스와 의료서비스가 있으며, 가정폭력 가해자의 재발방지를 위한 교육, 가정폭력 방지 및 예방을 위한 홍보 등이 있다.

① 가정폭력 피해자에 대한 서비스

가정폭력 피해자를 위한 서비스로는 여성긴급전화 1366센터가 운영되고 있다. 여성긴급전화 1366은 여성폭력 피해자의 초기 지원체계로 전국에 18개소가 운영되고 있다. 1366이란 '위기에 처한 여성에게 1년 365일에 하루를 더하여 충분하고 즉각적인 서비스를 제공'한다는 의미이고, 여성들의 인권향상을 위해 연중 24시간 운영되는 곳이다.

가정폭력이나 성폭력, 성매매, 데이트 폭력 등 위기상황에 처한 여성들에게 긴급 전화 상담, 전화상담, 긴급보호[1]를 실시하고 있으며, 전문상담기관, 보호시설, 의료기관, 교육기관, 법률기관, 검・경찰, 행정기관 등과 네트워크를 구축하여 즉각적이고 통합적인 서비스를 제공하고 있다.

다음은 여성긴급전화 1366의 시설현황이다.

〈표 13-3〉 여성긴급전화 1366 시설현황

연 도	운영방법(개소)			종사자 수(명)	
	계	위 탁	직 영	계	상근직
2010	16	13	3	181	181
2011	17	14	3	192	192
2012	18	15	3	224	224
2013	18	15	3	222	222
2014	18	15	3	235	235
2015	18	15	3	253	253
2016	18	15	3	269	269

출처 : 여성가족부(2017). 2016년도 가정폭력 피해자 지원시설 운영실적.

여성긴급전화 1366 이외에도 상담소 및 보호시설이 운영되고 있다. 가정폭력상담소는 피해자 및 가족 구성원에 대한 전문상담을 하면서 의료 및 수사와 재판 등의 법률지원을 알선・제공하는 역할을 하고 있다.

2017년 1월 1일 기준으로 전국에 가정폭력상담소는 205개소가 운영되고 있으며, ( )로 표기된 곳은 가정폭력, 성폭력이 함께 이루어지는 통합상담소이다.

---

1) 긴급피난처는 여성긴급전화에서 운영하고 있으며, 가정폭력 발생 시 긴급보호가 필요한 여성과 동반자녀가 일시적으로 거주하면서 식사와 생활용품, 약품, 교통비를 제공받을 수 있으며, 피해자들은 3일에서 최대 7일까지 머무르다 피해자 보호시설이나 쉼터, 타 기관 등으로 연계된다.

〈표 13-4〉 가정폭력상담소 시설현황

구분	합계	서울	부산	대구	인천	광주	대전	울산	경기	강원	충북	충남	전북	전남	경북	경남	제주	세종
가정폭력 상담소	205 (27)	34 (2)	11 (4)	4 (2)	6 (1)	7	5	4 (2)	42 (1)	11 (5)	7 (2)	13 (1)	9	10 (1)	22 (5)	15	4	1 (1)
예산 지원	93 (10)	8 (1)	7 (1)	3 (2)	4 (1)	3	2	2	15 (1)	8 (2)	4 (1)	5	7	7	9 (1)	7	2	

출처 : 여성가족부(2017). 2016년도 가정폭력 피해자 지원시설 운영실적.

가정폭력 피해자 보호시설로는 긴급피난처와 보호시설이 운영되고 있다. 가정폭력 피해자 보호시설은 2017년 1월 1일 기준 전국에 67개소가 있으며, 일반시설은 47개소, 가족보호시설은 20개소가 있다. 이 중 장애인 시설은 서울에 1개소 15명이 입소할 수 있으며, 광주 1개소 10명, 경기 1개소 30명이 입소할 수 있다. 그리고 법률지식의 부족으로 소송에서 자신의 권익을 지키지 못할 때, 법률구조를 통해 기본적 인권을 옹호해 주고 여성권익을 신장시켜 주는 무료 법률구조사업을 실시하고 있다.

가정폭력 피해자 보호명령제도는 가정폭력 피해자가 수사기관을 거치지 않고, 직접 거주하는 관할 가정법원에 가정폭력행위자를 주거자로부터 격리하고, 접근금지 시키는 등의 보호명령을 청구하는 절차이다.

또한 의료지원서비스를 실시하고 있는데, 지정병원에서 폭력 피해여성에 대한 치료를 지원하고 있다. 가정폭력은 인간의 생명과 정신에 치명적인 결과를 초래하는데, 신체적인 상처뿐만 아니라 정신증을 치료하기 위한 종합적인 의료서비스가 필요하다.

남편의 폭력으로 인해 우울증의 증상들이 공통적으로 나타나고 있고, 가정폭력에 장기간 노출될 경우 폭력이 중단된 상황에서도 '외상 후 스트레스 장애(PTSD)'[2]를 겪게 될 가능성이 높으므로 이에 대한 정신과적 치료를 병행해야 하는 경우가 많다(임 혁・채인숙, 2015).

2) 외상 후 스트레스증후군(PTSD : Post-Traumatic Stress Disorder)은 통상적인 경험에서는 겪을 수 없는 극심한 위협적 사건에서 심리적인 충격을 경험한 다음 일으키는 특수한 정신과적 증상으로, 폭행, 강간, 테러 및 폭동, 전쟁의 영향, 홍수, 폭풍, 지진 등을 말한다(최송식 외, 2015).

〈표 13-5〉 가정폭력 피해자 보호시설

구분	합계	서울	부산	대구	인천	광주	대전	울산	경기	강원	충북	충남	전북	전남	경북	경남	제주
전체	67	12	3	3	1	4	1	1	12	5	3	4	4	4	2	6	2
일반시설	47	10	2	2	1	3		1	12	4	1	2	2	2	2	3	
가족보호시설	20	2	1	1		1	1			1	2	2	2	2		3	2

출처 : 여성가족부(2017). 2016년도 가정폭력 피해자 지원시설 운영실적.

② 가정폭력 가해자 교정·치료 프로그램

가정폭력 가해자 교정·치료 프로그램은 가해자의 왜곡된 사고를 전환시키고, 공격적인 행동을 개선할 수 있도록 문제행동 극복과 사회화의 기술 교육을 통해 더 이상 폭력을 사용하지 않게 하는 데 프로그램의 목적이 있다.

그렇기 때문에 교정·치료 프로그램을 통해서 가정폭력 성행 교정을 기대하는 것은 당연한 사실인데도 불구하고, 가해자 상담은 표준화된 프로그램[3]을 모든 대상자들에게 일괄적으로 사용하고 있어서, 가해자의 개별성을 다루지 못하고 있다고 밝힌 바 있다.

프로그램의 대상자는 「가정폭력범죄의 처벌 등에 관한 특례법」에 의해 가정보호사건으로 처리되어 검찰로부터 상담조건부 기소유예 또는 법원의 보호처분 결정인 상담위탁, 수강명령 등을 받은 가정폭력 가해자들과 상담소의 상담권유를 받은 임의적 참여자들을 대상으로 하고 있다(경기도가족여성연구원, 2017).

최근에는 가정폭력사건을 형사사건으로 처리하는 것보다는 보호사건으로 처리하여 가정폭력 피해자 상담소에 상담위탁을 하는 경우도 많아지고 있다.

3) 여성가족부는 2004년부터 표준화된 가정폭력 가해자 교정·치료 프로그램을 개발하였고, 가정폭력 가해자 치료지원을 위한 복권기금을 마련하였다. 2006년부터는 가정폭력 가해자들의 성행교정을 통한 가정폭력 재발방지를 위한 가정폭력 가해자 교정·치료 프로그램을 운영하고 있다.

③ 가정폭력 방지 및 예방을 위한 홍보

여성가족부에서는 가정폭력에 대한 건전한 가치관 함양과 가정폭력 방지 및 인권보호와 폭력예방교육 의식 제고와 자율적 추진을 의지 강화를 위해 예방교육을 실시하고 있다. 교육의 내용은 다음과 같다.

- 정상적인 가정생활의 영위와 가족 구성원 관계의 유지 및 발전에 관한 사항
- 가정폭력 방지를 위한 법령의 소개 및 홍보에 관한 사항
- 그 밖에 정상적인 가정생활을 위한 건전한 가치관 함양과 가정폭력 예방에 필요한 사항
  - 부모교육, 아동안전교육, 아동학대예방교육 등 아동복지법 안전교육(성폭력 및 아동학대 예방 등)도 예방교육으로 형식적 요건을 충족할 경우에는 동일하게 인정
  - 교육대상자가 아동인 경우에는 가정폭력 위기 상황에 대응할 능력을 향상시킬 수 있는 교육 내용이 포함되어야 함

2) 성폭력

(1) 성폭력의 개념

성폭력[4]은 '자발적 동의가 없는 상태에서 상대방에게 가해지는 성적 행위'로, 사전상의 의미로는 '성적인 행위로 남에게 육체적 손상 및 정신적·심리적 압박을 주는 물리적, 강제력'을 말한다. 즉, 성폭력은 남성과 여성 중 어느 한 성이 다른 성을 지배하고 인간으로서의 존엄성을 말살하는 일체의 행위를 말한다.

보통 협의의 성폭력은 형법에서 규정하고 있는 강간·강제추행 등이 주가 되며, 폭행·협박 등을 수반한 성적 행위를 강제적으로 상대방의 의사에 반한 성교라고 보

---

4) 성폭력 개념이 처음 제기된 것은 1983년 여성의 전화가 아내구타 및 성폭력의 문제를 사회문제로 제기하면서 형성되었다.

고 있다. 광의의 성폭력은 상대방의 의사에 반하여 가해지는 성과 관련된 신체적·정신적·언어적 폭력을 의미하고 사람의 의사를 무시한 채 저질러지는 성과 관련된 표현이라고 할 수 있다(오삼광, 2011).

그러나 한국성폭력상담소에서는 성폭력을 성적인 폭력(sexual violence)으로 정의하면서 강간뿐만 아니라 추행, 성적 희롱, 성기노출, 어린이 추행, 윤간, 아내강간, 강도강간 등 여성에게 가해지는 신체적·정신적 폭력까지 포괄하는 광범위한 개념으로 보았다(정은경, 2017).

2013년 6월 개정 시행된 성폭력 관련 법률에서는 고소 및 공소제기와 관련된 규정에서 친고죄 규정을 폐지하였고, 인적사항을 제시하지 않고 고소장 및 진술서 제출이 가능하도록 하여 피해자 신변보호방안이 도입되었다. 또한 피해자 범위 확대에서는 강간죄 대상에 남성을 포함하였으며, 장애인 준강간죄의 구성요건에 '항거곤란', 친족강간에 '동거친족'도 포함, 아동, 청소년에 대한 강요 행위 수단에 '위력'을 추가하였다.

성폭력의 피해 유형은 다음과 같다(여성가족부, 2017).

① **PC, 핸드폰 등을 이용한 음란메시지 등** : PC, 핸드폰, 일반 전화 등을 통해 원치 않는 성적 메시지 또는 음란물을 받거나, 성적으로 희롱/ 비하/ 공격하는 댓글, 쪽지, 문자 등을 받은 행위(단, 다수의 사용자에게 일방적, 대량으로 전달되는 광고성 스팸문자나 메일 제외)

② **몰래카메라** : 카메라 등을 이용해 수치심을 유발할 수 있는 신체 일부 또는 성 행위를 몰래 촬영하거나, 동의하에 촬영했더라도 무단으로 유포하거나 유포하겠다고 협박하는 행위

③ **스토킹** : 상대방의 의사에 반하여 지속적 또는 반복적으로 접근, 미행, 연락 등을 하며 정신적·신체적 피해를 입히는 행위

④ **성희롱** : 직접적인 신체적 접촉 없이 말이나 몸짓으로 상대방을 성적으로 괴롭히거나 모욕을 주는 행위

⑤ 성추행(폭행/ 협박 미수반) : 상대방이 고의로 나의 가슴, 엉덩이 등을 건드리거나 일부러 몸을 밀착시키는 등의 성추행을 하는 행위

⑥ 강간미수 : 상대방이 나의 뜻을 무시하고 강제로 성관계를 하려고 했으나 실패한 경우

⑦ 강간 : 상대방이 나의 뜻을 무시하고 강제로 성관계(성기삽입)를 하거나 구강, 항문 등 신체 내부(성기 제외)에 성기를 넣거나, 항문에 손가락 등 신체 일부 혹은 도구를 넣는 행위

(2) 성폭력의 실태

경찰청(2017)이 발표한 경찰백서에 따르면 최근 5년간 성범죄는 2016년 28,993건으로 2012년의 22,933건에서 약 6% 증가한 것으로 나타났다. 그러면서도 카메라 등 이용 촬영 성범죄는 2016년 5,185건으로 2015년 7,623건보다 5.4% 감소한 것으로 나타났다. 전반적으로 살펴보면 성범죄는 2015년에 비해 소폭 증가한 것으로 보인다. 이에 경찰청은 관계부처(여성가족부, 법무부 등) 간의 성범죄 근절을 위한 노력으로 보고 있으며, 피해자보호와 함께 성범죄 가해자에 대한 처벌을 강화하고 성범죄 고위험군에 대한 관리·감독을 강화한 것으로 보고 있다.

〈표 13-6〉 성범죄 발생현황

연 도	2012년	2013년	2014년	2015년	2016년
합 계	22,933	28,786	29,517	30,651	28,993
강간·강제추행	19,619	22,342	21,172	21,352	22,229
카메라 등 이용 촬영	2,400	4,823	6,623	7,623	5,185
통신매체이용 음란	914	1,411	1,257	1,135	1,109
성적 목적 공공장소 침입	–	210	465	541	470

출처 : 경찰청(2017). 경찰백서.

이 중에서도 아동과 장애인을 대상으로 한 성폭력 발생건수는 비교적 안정화 추세에 있지만 노인성폭력은 피해자, 피의자 모두 꾸준히 증가하고 있다. 사회적 약자에 대한 성범죄는 그릇된 성문화로 인해 나타날 수도 있지만, 치안사각지대에서도 발생하기 때문에 지역사회안전망 구축이 필요하다.

〈표 13-7〉 아동・장애인 대상 성범죄 발생 현황

구 분	2012년	2013년	2014년	2015년	2016년
장애인	656	852	927	857	807
아 동	1,086	1,123	1,161	1,118	1,083
노인 (60세 이상)	320	427	493	560	599

출처 : 경찰청(2017). 경찰백서.

(3) 성폭력의 개입 및 예방

모든 범죄의 피해대상이 그렇지만 성폭력 피해여성은 신체적・정신적 심한 충격으로 일생을 살아가는 데 깊은 상처와 광범위한 후유증을 갖게 된다.

여성가족부(2017)의 2016년 전국성폭력 실태조사 보고서에 의하면 정신적 고통에 내용에서 수치심과 모욕감을 느낀다는 응답이 59.5%로 가장 높았으며, 다음으로 폭력 행위자에 대한 적대감이나 분노가 24.6%, 성폭력을 다시 당할 것 같은 두려움이 18.5%, 계속 성폭력 피해 당시의 생각이 난다는 응답이 17.3%를 차지하고 있다. 이런 응답에서 볼 수 있듯이 성폭력 피해자의 정신적 고통은 일반인이 상상하기조차 힘든 고통을 인내하고 있다.

성폭력은 비단 여성에게만 일어나는 일은 아니다. 눈여겨볼 사항은 성폭력을 당한 남성도 1.2%에 달하며, 성희롱 피해도 0.8%인 것으로 나타났다. 또한 '2016년도 아동・청소년 대상 성범죄 동향분석'을 보면 남자 아동・청소년 강제추행 피해가 7.3%이며, 음란물 제작도 9.8%에 이른다(송효진 외, 2016). 또한 군대 내 성폭력 직접 피해 경험도 심각한 수준에 이르는 것으로 알려졌다.

이렇게 남성의 성폭력 피해는 우리나라뿐만 아니라 외국에서도 벌어지는 현상인데, 미국의 경우 남성 성폭력 피해자를 대상으로 한 조사에 의하면 남성피해자의 46.3%가 자살을 생각한 적이 있으며, 이들 중 76%가 실제로 자살을 시도했다는 (Isely & Gehrenbeck-Shin, 1997) 통계를 가지고 있다.

① 성폭력 피해자에 대한 서비스

성폭력피해자통합지원센터(해바라기센터)는 여성 경찰관, 상담사, 간호사 등이 24시간 상주하면서 성폭력·가정폭력·성매매 사건 피해자들에게 의료·상담·수사·법률 등의 통합서비스를 제공하고 있다. 또한 피해자 치료 및 증거채취를 위해 최첨단 의료 장비를 갖춘 영상진료실이 있으며, 센터 내 진술녹화실[5]이 있어서 피해자가 병원진료 후에 조사를 받기 위해 경찰서에 가지 않아도 된다.

여성긴급전화 1366과 마찬가지로 365일 24시간 상담, 의료, 법률, 수사 지원을 원스톱(one-stop)으로 제공하여 피해자가 위기상황에 대처할 수 있도록 지원하고 2차 피해를 예방하고자 한다.

해바라기센터는 위기지원형, 아동형, 통합형 세 가지 유형으로 위기지원형은 성폭력, 가정폭력, 성매매 피해자 및 그 가족에게 위기상황 상담 및 의료·법률·수사지원서비스를 하고 있다. 또 아동형은 성폭력 19세 미만 아동·청소년 및 모든 연령의 지적장애인에게 일반 상담 및 의료·법률·심리평가 및 치료, 출장 수사지원서비스를 지원하고 있다. 마지막으로 통합형은 성폭력·가정폭력·성매매 피해자 및 그 가족에게 위기상황 상담 및 일반 상담, 의료·법률·수사지원서비스, 심리평가 및 치료를 지원하고 있다.

5) 현행 성폭력범죄의 처벌 등에 관한 특례법 제30조와 아동·청소년의 성보호에 관한 법률 제26조에서는 성폭력 범죄 피해자가 19세 미만이거나 장애인인 경우 진술내용과 조사 과정을 비디오 녹화기 등 영상물 녹화장치로 촬영·보존하도록 규정하고 있다.

〈표 13-8〉 해바라기센터 운영실적

구 분	방문자(명)					
	계	성폭력	가정폭력	성매매	아동학대	기타
2014년	19,870	14,187	4,163	145	–	1,375
2015년	20,414	14,340	3,727	101	812	1,434
2016년	19,135	12,904	2,924	170	1,899	1,238

출처 : 경찰청(2017). 경찰백서.

해바라기센터의 서비스 내용은 다음과 같다.

- 상담지원 : 피해자 및 가족에 대한 긴급상담 및 지속 상담
- 의료지원 : 성폭력 증거채취를 위한 응급키트 조치, 산부인과·정신건강의학과·응급의학과 등 다양한 진료과목에 대한 전문의 진료(외상 및 후유증 치료, 성병 감염 여부 검사 등), 피해자 진료 및 진단서 발급
- 수사·법률 지원 : 수사 및 소송절차에 대한 정보제공, 피해자 진술서 작성, 진술녹화 실시, 무료법률지원 사업, 국선변호사 연계 등
- 심리치료 지원 : 피해자 가족에 대한 상담 및 성폭력으로 인한 외상 후 스트레스 장애(PTSD) 등 심리적 후유증 치유를 위해 정신건강의학과 진료, 심리평가 및 심리치료 지원

성폭력 피해자를 지원하는 성폭력 상담소는 2016년 현재 전국에 167개소가 있으며, 성폭력피해자통합지원센터인 해바라기센터, 여성긴급전화 1366과 함께 성폭력과 성매매, 가정폭력상담을 진행하고 있다. 성폭력 상담은 매년 꾸준히 증가하고 있으며, 2011년 65,922건에서 2016년 101,028건으로 35,106건이나 늘어난 것으로 나타났다.

〈표 13-9〉 성폭력 상담소

(단위 : 개소, 명, 건)

구 분	개소수	상담실적			개소당 평균 실적
		계	성폭력상담	기타상담	
2011년	163	129,983	65,922	64,061	797
2012년	172	144,692	77,099	67,593	841
2013년	169	145,446	83,981	61,465	861
2014년	154	146,750	89,975	56,775	953
2015년	159	158,188	98,729	59,459	995
2016년	167	158,029	101,028	57,001	947

출처 : 이미정 외(2017). 성폭력. 가정폭력 남성피해자 지원현황 및 정책과제. 한국여성정책연구원.

② 성폭력 가해자 교정·치료 프로그램

1988년 보호관찰법 제정과 함께 도입된 성폭력 가해자 교정·치료 프로그램은 초기 소년범에 한정되었으나, 1997년부터 성인범에게까지 확대되었다. 성폭력 가해자 교정·치료 프로그램은 재발위험성 평가에 따라 기본교육기관, 집중교육기관, 심화교육기관에서 수강치료를 받는다.

치료 프로그램은 법무부와 여성가족부 등에서 개발한 매뉴얼을 적용하는데, 비슷한 성범죄를 저지른 다른 범죄와 집단을 이루어 집단상담 및 다양한 심리치료를 받게 된다. 외국의 사례에서는 성범죄자 치료 프로그램에 참여한 대상자들은 법원의 명령을 받고 프로그램에 참여하는 것으로 치료에 대한 동기가 매우 낮다고 설명하고 있다(정유희, 2014).

우리나라 성폭력 가해자 교정·치료 프로그램에서는 인지왜곡의 수정이나 공감능력, 사회기술, 사회적 효능감 등을 포함하고 있다. 성폭력 가해자 치료 프로그램의 내용은 다음과 같다(정유희, 2014).

- 성폭력 가해자 재범방지를 위한 프로그램 매뉴얼(민우회)

  자신/ 사건 이해, 성인식 점검, 계획성 인정, 피해자 공감, 분노조절, 재범방지, 의사소통

- 성폭력 범죄자 치료 프로그램(법무부)

  법교육, 재발방지, 인지왜곡, 성교육, 약물남용, 피해자 이해와 공감

- 성폭력 가해자 교정・치료 프로그램 매뉴얼(여성가족부)

  희망의 고취/ 자존감, 성인식 수정/ 양성평등, 인지 재구조화/ 인지왜곡, 상처공감, 재발 방지

- 성범죄 고위험 청소년과 부모를 위한 예방 프로그램(여성가족부)

  자존감, 성교육, 피해자 공감, 인지 왜곡, 재발방지/ 술/ 분노/ 스트레스 관리, 대인관계, 진로 탐색

- 성폭력 가해자의 가족통합 및 지역사회 복귀를 위한 통합적 지원 프로그램(법무부)

  인지왜곡, 분노조절, 가족통합, 지역사회 복귀-사회기술, 지역사회복귀-직업탐색

- 폭력 범죄자 초기분류를 통한 유형별 치료 프로그램(법무부)

  성인식/ 성역할, 대인관계, 피해자 공감, 가족관계/ 가족의사소통

- 아동・청소년 대상 성범죄자 재범방지 프로그램 : 교정인지행동심리치료 및 향기치료(여성가족부)

  변화 동기 부여, 인지 재구성, 공감 능력, 성교육, 분노조절/스트레스, 사회기술, 재범 방지, 자기조절

- 새날/ 솔트 프로그램(여성가족부)

  자기 이해, 사건에 대한 책임 인정/ 원인 파악, 성폭력 원인 수정, 공감능력 향상, 재발 방지/ 사회적응능력 향상, 개별상담, 자아존중감 확대, 의사소통 훈련, 아동・청소년 성폭력 심각성, 양성평등교육

③ 성폭력 방지 및 예방을 위한 홍보

성폭력 방지를 위해서는 예방교육을 통해 왜곡된 성 인식 및 문화 개선 및 안전한 사회 조성이 필요하다. 그러기 위해서는 성폭력 방지를 위한 예방교육이 필요한데, 성폭력 교육의 목표는 성폭력 방지와 대응을 위한 인식개선을 통해 사

회안전망을 확보하는 것이며, 성폭력 예방교육 의무대상기관 실적 점검을 통한 예방교육 내실화를 목표로 하고 있다.

폭력 예방교육 의무대상기관은 국가기관, 지방자치단체, 각급 학교(초등학교, 중학교, 고등학교, 대학교 포함), 유치원 및 어린이집(성폭력 예방교육만 해당), 공직유관단체가 포함된다.

성폭력 예방교육의 목표는 성폭력 교육의 목표보다는 세분화되어 성에 대한 건전한 가치관 함양과 성폭력 방지 및 인권보호, 공공기관 성폭력 예방교육 내실화, 공공기관 성폭력 예방교육 관리체계 효율화, 아동·청소년 성교육 및 성폭력 예방교육 내실화에 있다.

또한 기관들은 성폭력 예방교육 계획 수립 시 다음의 내용을 포함하여야 한다.

- 성폭력 예방교육의 실시 시기·내용·방법 등
- 성폭력 예방 자체 홍보 및 교육자료 제작
- 예산이 소요되는 항목(강사초빙, 위탁교육, 홍보자료 제작 등)은 예산과목, 금액, 예산조달방법을 포함하여 수립

3) 학교폭력

(1) 학교폭력의 개념

최근 학교 안이나 그 주변에서 학교의 동료나 선배들에 의해 학생들의 폭력에 의한 피해가 자주 발생하여 사회문제로 떠오르면서 자연스럽게 생겨난 용어이며, 학교폭력이라는 개념은 '학교폭력예방시민모임'에서 처음으로 사용되었다.

학교폭력은 학교 내외에서 피해자와 가해자가 모두 학생인 경우에 발생하는 폭력, 협박, 따돌림 등에 의해 신체적·정신적·재산상의 피해를 수반하는 행위로 정의할 수 있다. 또한 학교폭력과 유사한 개념으로 청소년폭력은 19세 미만의 청소년이 타인의 신체나 재산에 해를 끼치는 행위로 학교폭력, 학생폭력을 포괄하는 용어이다(이

희자 외, 2014).

한편 「학교폭력예방 및 대책에 관한 법률」에서는 학교폭력을 '학교 내외에서 학생 간에 발생한 상해, 폭행, 감금, 협박, 약취, 유인, 명예훼손, 모욕, 공갈, 강요, 성폭력, 따돌림, 정보통신망을 이용한 음란 폭력 정보 등에 의해 신체적·정신적·재산상의 피해를 수반하는 행위'라고 규정하고 있다(윤은숙, 2013).

청소년폭력예방재단(2008)에서는 학교 안과 밖에서 학생들 사이에 신체폭행 및 금품갈취 등 신체적·재산적 피해와 따돌림, 괴롭힘을 당하고 협박과 같은 정신적인 폭력뿐만 아니라 인터넷상에서 근거 없는 소문을 퍼뜨리거나 사이버머니게임 아이템을 뺏는 행동, 성별이나 다른 성별 간의 성적인 모욕감을 주는 행동, 추행과 같은 성적인 폭력 등의 피해를 학교폭력이라고 정의하고 있다.

또한 학교폭력이 되기 위한 세 가지 성립요건으로 첫째, 실수나 고의로 해를 입히는 말과 행동이 있어야 하며, 둘째, 반복적으로 되풀이되는 행동과, 셋째, 힘이 센 학생이 약한 학생을 또는 상급생이 하급생을, 다수의 학생이 한두 명의 학생을 괴롭히는 것을 들고 있다(Coloroso, 2003).

학교폭력에 해당하는 구체적 행위 유형은 관련 법률 개정을 통해 점점 확대되어 가는 추세인데, 이는 학교폭력이 점점 더 다양한 형태를 띠고 있으며, 더불어 학교폭력이 발생하는 공간의 확대, 매체의 확대, 학교폭력 양태의 변화를 반영하고 있다고 본다.

(2) 학교폭력의 실태

교육부(2017)의 제2차 학교폭력 실태조사는 17개 시·도 교육감 공동으로 전국 초·중·고 학생을 대상으로 학교폭력 관련 경험·인식 등을 조사 결과를 발표하였다. 2012년부터 실시해 오던 학교폭력 실태조사는 최근 늘어나고 있는 사이버 폭력 증가와 변화하는 학교폭력 양상에 적극 대응하기 위해 실시되었다.

이번 조사는 초등학교 4학년부터 고등학교 2학년 재학생 360만 명이 참여하였으며, 학교폭력 피해·가해·목격 경험 및 학교폭력에 대한 인식 정도는 지난해 같은 기간과 유사한 것으로 나타났다. 조사 결과에서 '학교폭력 피해를 경험했다'는 학생은 지난해 같은 기간과 유사한 2만 8천 명으로, 0.8%에 달하는 것으로 나타났다.

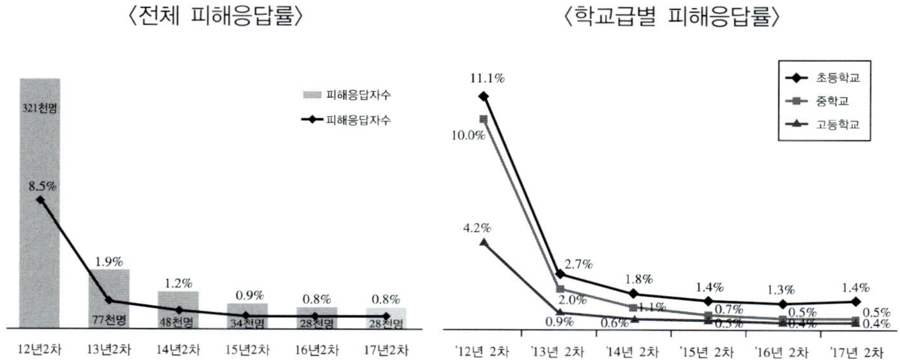

|그림 13-2| 학교폭력 피해응답률

출처 : 교육부(2017). 2017년 제2차 학교폭력실태조사.

피해유형별 비중은 언어폭력이 35.6%, 집단따돌림이 16.4%, 스토킹 11.1%, 신체폭력이 11%로 나타났다. 피해 장소는 주로 학교 안에서 이루어졌는데, 학교 안에서 69.6%, 교실 안에서 32.6%, 복도 14%, 급식실이나 매점에서 9.5%로 나타났다. 또한 학교폭력 피해시간은 쉬는 시간이 63.1%, 점심시간 18%, 하교 이후 13.6%, 수업시간이 10.5% 순으로 나타났다.

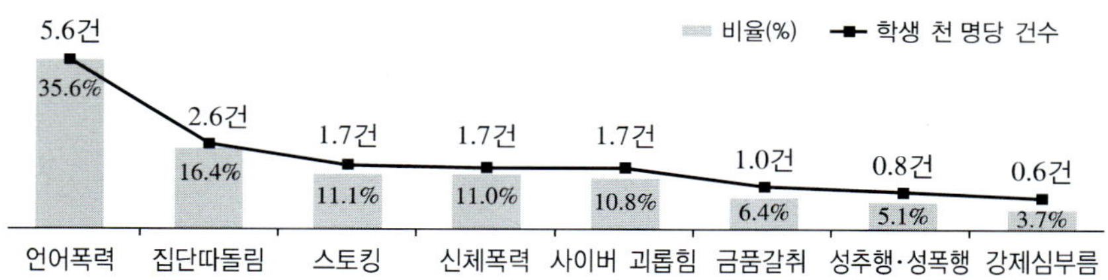

|그림 13-3| 학교폭력 피해응답 건수 및 피해유형별 비율

출처 : 교육부(2017). 2017년 제2차 학교폭력실태조사.

실제 경찰청(2017)의 경찰백서에 따르면 학교폭력으로 인한 범죄자의 검거율을 다음과 같이 발표하고 있다. 이 중 폭행이 9,396명으로 가장 높았으며, 다음으로 성폭력이 1,364명, 금품갈취가 1,161명 순으로 나타났다.

〈표 13-10〉 학교폭력 검거 현황

(단위 : 명)

구 분	계	폭 행	금품갈취	성폭력	기 타
2012년	23,877	14,637	5,912	509	2,819
2013년	17,385	11,048	2,603	1,067	2,667
2014년	13,268	8,974	1,582	1,295	1,417
2015년	12,495	9,188	1,153	1,253	901
2016년	12,805	9,396	1,161	1,364	884

출처 : 경찰청(2017). 경찰백서.

(3) 학교폭력의 유형

교육부에서는 학교폭력의 유형을 학교 안·밖에서 신체폭행 및 감금(일정한 장소에 가두는 것을 말함), 돈이나 물건을 빼앗음, 강제 심부름, 심한 욕설과 놀림·협박, 성추행 및 성폭행, 지속적인 따돌림, 인터넷이나 스마트폰에서의 심한 욕설 및 험담, 스토킹 등 신체적·정신적 또는 재산상의 피해를 주는 행동이라고 제시했다.

또한 청소년폭력예방재단에서는 신체폭행, 위협 및 협박, 괴롭힘, 사이버 폭력, 성폭력, 따돌림, 금품갈취, 언어폭력으로 나누고 있다.

위의 내용들을 종합해 볼 때 학교폭력의 유형은 신체적 폭력, 언어폭력, 금품갈취, 괴롭힘, 집단따돌림, 성폭력, 사이버폭력으로 구분할 수 있다. 먼저 신체적 폭력은 학교폭력의 전형적인 형태로 꼬집거나, 장난을 가장하여 때리거나 밀치는 행위, 다른 사람을 시켜서 때리는 행위, 건드리거나 치는 등의 시비를 거는 행위, 학용품이나 흉기를 이용하여 상해를 입히는 행위, 신체 부위에 침을 뱉는 행위, 운동장에 불러내서 기합을 주는 행위, 성폭력 등이 여기에 속한다. 신체적 폭력은 심각한 부상뿐만 아니라 정신적 충격도 줄 수 있어 공포감뿐만 아니라 정신질환, 신체적 장애까지 가져올 수 있다.

다음 언어폭력은 말로써 협박을 하거나, 욕설을 하는 행위, 험담이나 조롱 또는 비웃는 행위, 다른 사람 앞에서 모욕을 주는 행위, 본인이 싫어하는 별명을 부르거나 나쁜 소문을 퍼뜨리는 행위 등이다. 언어폭력을 당하게 되는 학생들은 심리적 위축뿐만 아니라 불안장애, 분노 등의 피해를 앓게 된다.

금품갈취는 폭행을 통해 금품을 갈취하거나, 소액의 갈취, 가방절취, 입고 있는 의류나 신발의 절취, 부모의 돈을 훔쳐오게 하는 행위, 급우나 후배들의 금품을 갈취하는 행위 등이 여기에 속한다. 피해 학생들은 지속적인 강요에 의해 절도를 하거나 또 다른 범죄로 빠질 확률이 높아진다.

괴롭힘은 신체적 폭력과는 조금 구분하여 설명할 수 있다. 의도적으로 빈정거리거나, 겁을 주는 행동, 비웃기, 다른 학생들과 어울리지 못하게 하기, 골탕 먹이기, 강제로 심부름을 시키거나 숙제를 대신 해가지고 오게 하기 등이 있다.

집단따돌림은 일명 '왕따'라고 불리기도 하는데, 법률에서는 2명 이상의 학생들이 특정인이나 특정 집단의 학생들을 대상으로 지속적·반복적으로 신체적·심리적 공격을 가해 상대방이 고통을 느끼도록 하는 일체의 행위를 말한다. 대화를 거부하거나 모함, 약점 들추기, 공개적인 비난이나 시비 등의 방법뿐만 아니라 물리적인 폭력도 행사한다.

성폭력은 폭행이나 협박을 하여 강제로 성행위를 하거나, 유사 성교행위, 이물질을 삽입하는 행위, 또는 상대방에게 모멸감을 느끼도록 신체적 접촉을 하거나 성적인 말과 행동으로 상대방에게 성적 수치심을 느끼도록 하는 행위를 말한다. 2016년 학교폭력 중 성폭력으로 검거된 인원을 앞서 밝힌 바 있다.

사이버폭력은 인터넷이나 휴대전화 등 정보통신기기를 이용하여 특정 학생을 대상으로 지속적이고 반복적으로 심리적 공격을 하거나, 특정 학생의 개인정보나 허위사실을 유포하여 상대방이 고통을 느끼도록 하는 일체의 행위를 말한다. 폭행의 장면을 동영상으로 찍어 인터넷이나 SNS에 올리는 행위, 악플을 다는 행위, 근거 없는 사실을 유포하는 행위, 욕설이 담긴 문자를 지속적으로 보내는 행위 등이다. 사이버 폭력은 인터넷이나 휴대전화 사용이 급증하면서 범죄가 지속적으로 늘어가고 있다.

(4) 학교폭력에 대한 대책

학교폭력에 대한 대책은 학교폭력이나 학생위험이 없는 환경을 조성하고, 안전한 학교생활을 할 수 있는 현실을 만들어 주는 것이 무엇보다 중요하다. 학교폭력은 계속적으로 증가하고 있고, 또한 저연령화되면서 심각한 사회문제로 대두되고 있기 때문이다. 또한 학교폭력의 문제는 학생 개인뿐만 아니라 가정, 학교, 사회의 총체적인 시스템 속에서 생겨난 문제이기 때문에, 학교폭력을 해결하기 위한 방안도 가정, 학교, 사회의 모든 노력이 함께 이루어져야 한다.

먼저, 학교폭력에 대한 예방을 위해서 대상에 맞는 눈높이 교육을 하는 것이 바람직하다. 2013년부터 유치원 어린이에게까지 학교폭력 예방교육을 실시하는 만큼, 폭력에 대한 예방 의식을 어릴 때부터 심어주는 것이 효과적이라는 것은 누구나 주지하는 사실이다. 그렇기 때문에 대상에 맞는 컨텐츠 개발과 강사 양성을 통해 폭력에 대한 인식개선을 해 나아가도록 해야 한다.

둘째, 117 학교폭력 신고센터의 운영 활성화가 필요하다. 2012년 학교폭력 근절을 위한 종합대책 발표 이후 부처별로 분산되어 있던 학교폭력 신고 전화번호가 117로 통합되었다. 경찰청의 통계에 따르면 신고건수는 학기 초에는 급증하였다가 방학 동안에는 감소하는 형태이고, 신고건수도 감소하는 추세라고 한다. 그러나 여전히 폭력은 늘어나고 있고 보복이 두려워 신고하지 못하는 경우도 있다. 본인의 신고가 어렵다면 또래친구들의 도움으로라도 대신 신고할 수 있는 분위기를 만들어 가는 것도 한 방편이라 할 수 있다.

셋째, 학교 밖 청소년의 발굴·지원이다. 여성가족부(2015)의 2015년 학교 밖 청소년의 실태조사에 따르면, 학교 밖 청소년은 절반 이상이 학교를 그만둔 것을 후회하고 있고 비행집단 청소년은 더 많이 후회하고(70.2%) 있는 것으로 나타났다. 학교 밖

청소년 중 53.5%는 학교를 그만둔 후 집 이외에서 생활한 경험이 있으며, 주로 거주한 장소는 친구 집(34%), PC방(25.8%), 모텔(13.9%) 등 주거상태가 불안한 것으로 나타났다.

청소년의 탈선을 조장할 수 있는 유해환경은 지속적으로 증가하고 있고, 유해약물이나 폭력매체, 신・변종업소에 쉽게 노출될 수 있는 환경에 처해 있는 청소년들이 또 다른 범죄에 빠지지 않게 하기 위해 청소년의 유해환경을 정화하고 이들에 대한 지속적 관심과 관리가 필요하다.

제5부

정신건강과 사회환경

14장 자살과 정신건강

【학습 목표】
◇ 자살의 개념과 자살의 종류를 이해한다.
◇ 자살의 문제와 현황을 살펴보고 이를 이해한다.
◇ 자살의 예방대책과 위기개입을 이해한다.

1. 자살의 개념

세계보건기구(WHO)는 자살을 '죽음의 의도와 동기를 인식하면서 자신에게 손상을 입히는 행위'라고 정의한 바 있으며, 뒤르켐(Durkheim)은 1897년 발표한 저서 『자살론(Le suicide)』에서 '자신의 행위가 어떠한 결과를 낳으리라는 것을 알면서 희생자 자신이 행하는 긍정적 또는 부정적 행위로부터 직접적인 또는 간접적으로 초래되는 죽음'을 자살이라고 정의하였다. 프로이트는 '자살은 자기 자신에게 항해 있는 죽음의 본능의 활동요소가 극적으로 표현되는 것이라 하고, 융은 '자살이란 이미 생의 모든 의미를 상실했다고 사무치게 느끼는 사람에게 정신적인 재생을 갈구하는 소원'이라고 정의하였다.

자살에 대한 정의는 다양하지만 자살의 개념은 다음과 같은 속성과 의미를 지니고 있다(김용분・이정섭, 2003).

① **번민성** : 내외적 문제로 정신적인 고통을 받으면서 계속되는 어려움의 악순환을 반복한다.

② **해방성** : 현실의 고통으로부터 벗어나기 위해 주변을 정리하고 무의 상태로 돌아감으로써 자유로움을 얻으려 한다.

③ **표출성** : 자신의 내부로 향한 분노의 폭발로서 이러한 심리는 외부에 도움을 요청하는 절박한 표현이다.

④ **충동성** : 흥분한 순간에 이루어지는 충동적인 표현이다.

⑤ **위협성** : 자살할 의도 없이 주변을 놀라게 하려는 시도의 행위이다.

⑥ **기대성** : 죽음으로 세상을 끝낸다기보다는 다음 세상에서의 삶을 동경하면서 자살행위를 한다.

죽음은 자살에 대한 생각이나 신념 그리고 행동으로 나타날 수 있는 여러 결과들 중 하나이며, 자살행동은 자살에 대한 생각, 동기 그리고 행동의 연속선상에서 이해될 수 있다(Cohen et al., 1996).

2. 자살의 종류

뒤르켐(Durkheim)의 의견에 의하면, 자살의 종류는 다음의 네 가지로 정리된다고 한다(임 혁 외, 2016 : 325-326).

1) 이기적 자살

한 개인이 자기가 속한 사회와 상호관계를 맺지 못하여 사회 속으로 올바르게 통합되지 못한 채 오직 자기 자신에게만 의지하게끔 고립되어 있을 때 발생한다.

2) 이타적 자살

개인이 집단과 대단히 강하게 통합되어 있는 실태에서 일어나는 자살로서, 제2차 세계대전 당시 일본 포로의 자살이나 한국의 노사분규 등의 시위현장에서 발생하는 분신자살, 2차 세계대전 당시 진주만 습격을 수행했던 가미가제 특공대의 자살공격 등이 이에 속한다.

3) 아노미적 자살

개인의 사회적 위치가 급격히 변화하여 그 새로운 변화에 대처할 수 없게 된 결과로서 나타나는 자살로서, 경제적 파산, 공황상태 또는 갑작스러운 벼락부자가 된 경우에 나타나는 심리적 갈등과 부적응 상태로 인한 자살이 이에 해당된다.

4) 숙명론적 자살

개인이 선택하거나 통제할 수 없는 강력한 사회적 속박하에 개인의 삶이 종속되어 있어 자포자기적으로 살아가는 노예나 포로의 자살, 원하지 않는 결혼에 얽매여 살기를 거부하며 자살하는 경우 등이 이에 해당된다.

3. 자살의 문제와 현황

2016년 자살에 의한 사망자 수는 총 1만 3,092명으로 2015년보다 421명(3.1%) 감소했으며, 10만 명당 자살 사망률은 25.6명으로 2015년 전보다 0.9명(3.4%) 줄었다. 10년 전인 2006년에 비해서는 3.8명(17.5%) 감소했다. 10대와 20대를 제외한 모든 연령층에서 자살 사망률은 감소했다. 남자 자살 사망률은 36.2명, 여자 자살 사망률은 15.0명이었다.

통계청 관계자는 "70대 자살 사망률은 2015년에 비해 13.5% 감소해 모든 연령층 중에서 가장 크게 줄었다"라면서 "한국의 고령 인구 자체가 늘어나면서 비율이 줄어들었다"라고 설명했다. 이어 그는 "고령층은 생애전환기에 적응하지 못해 자살을 선택하는 경우가 많은데 한국의 고령층에 대한 사회 보장제도가 강화하면서 고령층 자살률 감소에 영향을 미쳤다고 볼 수 있다"고 덧붙였다.

다만, 자살은 10대부터 30대까지 사망 원인 1위로 나타났다. 10대의 경우 인구 10만 명당 30명, 20대는 43.8명, 30대는 35.8명이 고의적 자해로 인해 사망했다. 40대와 50대는 각각 29.6명, 32.5명으로 자살이 사망 원인 중 2위를 차지했다.

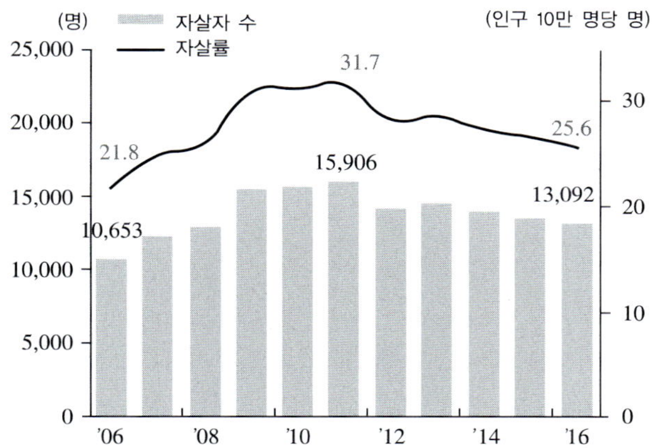

|그림 14-1| 2006~2016년 자살자 수 및 자살률 추이

출처 : 통계청(2017).

경제협력개발기구(OECD) 회원국 중에서 우리나라 자살 사망률은 여전히 가장 높은 수준이다. OECD 비교를 위해 자살 사망률을 표준화한 결과, 2016년 기준 표준인구 10만 명당 자살 사망률은 한국이 24.6명으로 OECD 평균(12.0명)의 2배가 넘었다. 2위인 헝가리(19.4명)보다 5.2명 많았고, 일본(17.6명)보다도 7명 많았다.

직업군별로 특성을 살펴보면, 무직, 가사, 학생인 경우가 가장 많고, 서비스 및 판매 종사자, 사무종사자의 순으로 자살사망자 수가 많은 것으로 나타나고 있다. 자살수단은 목맴(45%), 음독(33.2%), 투신(13.3%) 등의 순으로 조사되고 있으며, 자살장소로는 주거지에서의 자살(58.9%)이 가장 많고, 강이나 공원, 공공장소 등 명시된 장소(11.7%), 상업 및 서비스구역(5%) 등의 순인 것으로 보고되고 있다(권진숙 외, 2009).

4. 자살예방 대책과 위기개입

1) 자살예방 대책

자살은 예방적인 차원에서의 대책이 매우 중요하며, 자살위험이 높거나 자살시도를 하는 경우에는 위기개입 대책이 마련되어 있어야 한다.

청소년과 노인에 대한 예방적인 차원의 대책을 살펴보면 다음과 같다. 청소년의 경우 가족해체나 가족 간 역기능적 의사소통, 가족문제, 학교교육 등의 문제가 자살의 원인을 제공하는 요인이므로 1차적인 예방 차원에서 청소년들을 존중하고 건강한 의사소통을 할 수 있도록 하는 부모교육이나 상담적 접근이 매우 중요하다. 또한 입시 위주의 현행 교육제도의 변화가 필요하며 가르치는 교사뿐만 아니라 학교사회복지 차원에서 상담과 2차적인 예방서비스로서 부적응학생, 교사뿐만 아니라 학교사회복지 차원에서 상담과 2차적인 예방서비스로서 부적응학생, 고위험 가족문제 학생 등에 대한 프로그램을 활성화할 필요가 있다. 노인의 경우 1차적인 예방대책으로 경제적 안정을 위한 지원대책이 마련되어야 하며, 건강보호서비스의 강화, 사회적인 지지망의 구축 등이 필요하다. 또한 자살예방을 위한 프로그램, 건강하고 존엄한 죽음을 준비할 수 있도록 하는 교육 프로그램 등이 필요하다고 할 수 있다(김형수, 2006).

일반적으로 자살의 위험성을 사정하고 이에 대한 위기개입 차원에서 전문가가 개입하기 위해서는 다음과 같은 내용의 실제적인 절차와 방법이 필요하다(권진숙 외,

2009 : 291-299 재인용)

자살과 관련한 위기개입은 대상자가 안전한 환경에서 희망과 해결대안들을 인식하며, 지지적인 자원들을 활용할 수 있도록 하는 것이 목표이다. 자살과 관련한 위기개입의 상담에서는 다음과 같은 절차에 따라서 개입하는 것이 중요하다.

첫째, 직접적 질문을 통해 자살에 대한 생각과 경험, 구체적인 자살계획과 방법을 자세히 물어야 한다. 이러한 주제로 질문하는 것을 주저하거나 미안해하는 것보다는 명확하고 담담하게 질문을 할 필요가 있다.

둘째, 자살과 관련된 그간의 생각과 경험을 경청하면서 위험도를 평가한다. 상대방의 말을 경청하면서 자살의 위험도를 평가하기 위한 추가질문(자살의 의도, 방법, 준비, 시도계획 등)을 해나가면 자살의 위험 정도를 평가할 수 있다. 위험도를 평가하는 방법으로 FACT를 활용하면 유용하다. 이는 대상자의 감정의 상태(Feeling)를 살피고, 선행사건이나 행동 특성(Action)을 파악한 다음, 최근의 변화들(Changes)을 알아보고, 자살과 관련된 직접적인 표현들과 위협들(Threats)을 파악함으로써 자살의 위험 정도를 사정하는 것이다.

셋째, 위의 방법들을 사용하면서 도움을 제공할 수 있다는 의지를 적극적으로 표현함으로써 대상자가 편안하고 안전하다는 느낌을 받을 수 있도록 하는 것이 중요하다. 즉, 더 이상 혼자가 아니며 문제해결에 도움을 주고 싶다는 것을 말로 표현하는 것이다.

넷째, 안전한 환경을 확보하기 위해 대상자 주변의 위험한 물건과 상황을 제거해야 한다. 약물이나 칼 등과 같은 소지품을 없애고 위험한 장소에 있다면 빨리 안전한 장소로 옮기는 것이 좋다. 만약 대상자가 이에 동의하지 않아 위험한 환경에 노출된다면 정신과적 입원을 통해 보호조치를 하는 것이 필요하디.

다섯째, 클라이언트의 표현을 격려하여 자살을 통해 문제해결이 되지 않음을 알도록 한다. 표현을 격려하기 위해서는 대상자의 표현에 주의를 기울이기, 자살에 대해 일상적인 이야기처럼 개방적으로 이야기하기, 자살에 대해 비난이나 긍정을 하지 않기, 지나친 상투적 공감 표현하지 않기 등의 상담기술이 필요하다.

여섯째, 예방적 차원에서의 안전망을 형성하도록 한다. 이를 위해 자살의 위험과 관련한 정보를 좀 더 얻고 전문가의 자문과 가족의 도움을 구하도록 한다. 또한 삶과 죽음의 대차대조표를 작성하는 것도 유용하다. 대상자는 삶과 부정적인 요인은 과대평가하고 긍정적인 요인은 무시하는 경향이 있는데, 대차대조표를 통해서 우선 살아서 얻는 이익을 열거하고 죽어서 초래되는 이득과 손해를 열거하도록 한다. 이 과정을 통해 대상자는 자신의 삶을 객관적으로 평가할 수 있게 된다.

일곱째, 생존계획을 수립하도록 한다. 안전성을 확보하고, 전화연락처를 확보한다. 또한 상황의 악화 시 위기대처법 등을 자세하게 마련하는 것이 중요하다.

2) 위기개입

대부분의 경우에 자살위기는 자원을 활용하는 데 있어서 다음의 몇 가지 단계를 거친다. 초기 단계에서는 우선 가족, 친척 그리고 친구의 관심의 대상이 된다(김기태, 1995 : 298-303). 다음 단계에서는 학교, 경찰 그리고 병원 등의 자원을 활용하게 된다. 자살위기와 관련되는 전문가는 자살위기 개입을 전화로 할 경우 다음과 같은 다섯 단계의 자살위기 개입이 필요하다.

(1) 관계 확립과 접촉의 유지 및 정보수집

자살위기 개입의 당면 목표는 자살 잠재성을 평가하는 데 사용되는 정보를 수집하는 것이다. 전화로 상담을 할 경우 클라이언트의 이름과 전화번호를 우선적으로 파악해야 한다. 가족, 가까운 친구, 관련된 전문가 등의 이름과 전화번호도 알아두는 것이 도움이 된다. 그리고 질문을 할 때에는 클라이언트의 자살감정과 계획에 대한 직접적이고 구체적인 질문을 하면서 필요한 정보를 수집하는 것이 좋다.

(2) 초점적인 문제의 파악과 명료화

자살을 생각하고 있는 클라이언트는 종종 심한 혼란감과 해체현상을 나타내며, 자신의 주된 문제에 대하여 불명확하고 자세한 설명을 하지 못한다. 그러므로 이때에는 클라이언트가 현재 처해 있는 문제들 중 가장 중심이 되는 문제와 이차적인 문제를 구별하여 인식하고 순서를 정하도록 돕는 것이 필요하다.

(3) 자살 잠재성의 사정

자살 잠재성이란 클라이언트가 가까운 장래에 스스로 죽을 가능성의 징조를 의미한다. 자살 잠재성의 사정에는 연령과 성, 자살계획, 스트레스, 증상, 자원, 생활유형, 커뮤니케이션, 클라이언트와 주요한 관계를 하고 있는 사람의 반응, 의료상태 등이 포함되어야 한다.

(4) 클라이언트의 강점과 자원의 사정

클라이언트는 종종 심한 부정적 감정과 행동을 나타낼 수 있다. 그러나 이러한 것들은 그 상황에 있는 긍정적 요소들을 잘 활용함으로써 완화될 수 있기 때문에 클라이언트의 강점과 자원을 사정하는 것은 매우 중요하다.

(5) 치료계획의 설정과 자원의 동원

치료계획은 클라이언트의 자살상태의 평가 및 클라이언트 자산과 자원에 대하여 수집한 정보의 평가에 의해 결정된다. 자살위험이 높고 통제하기 힘들면 즉시 입원치료를 하는 것이 바람직하다. 그리고 필요하면, 클라이언트의 심리적 안정을 돕기 위한 다양한 자원을 동원하고 지원하는 것도 필요하다.

15장 정신건강서비스와 정신보건 전달체계

【학습 목표】
◇ 정신건강사업의 추진방향을 살펴보고 이를 이해한다.
◇ 정신질환에 대한 편견해소 및 인식개선들을 살펴보고 이를 이해한다.
◇ 지역기반 정신건강서비스 운영체계를 살펴보고 이를 이해한다.

1. 추진방향

우리나라 정신건강사업의 추진방향은 범국민적인 정신건강 서비스를 바탕으로 건전한 정신과 함께 웃는 행복한 사회를 궁극적인 목표로 하고 있으며, 정신질환에 대한 편견해소 및 인식개선, 다양한 정신질환의 예방, 중증정신질환 치료 및 재활체계 구축, 자살예방을 위한 조기개입 구축을 목표로 하고 있다.

2. 추진목표

정신건강 서비스의 주요 추진목표는 국민정신건강 증진, 중증정신질환자 지역사회 통합, 중독으로 인한 건강 저해 및 사회적 폐해 최소화, 자살위험 없는 안전한 사회구현의 네 가지로 이루어진다. 추진방향의 내용은 |그림 15-1|과 같다.

비 전	행복한 삶, 건강한 사회

⬆

정책목표	Ⅰ. 국민 정신건강 증진 Ⅱ. 중증정신질환자 지역사회 통합 Ⅲ. 중독으로 인한 건강 저해 및 사회폐해 최소화 Ⅳ. 자살위험 없는 안전한 사회구현

⬆

정책목표	전 략
국민 정신건강 증진	1. 인식개선을 통한 정신건강서비스 이용 제고 2. 정신건강 문제 조기발견 및 개입 강화 3. 생애주기별 정신건강 지원체계 구축
중증정신질환자 지역사회의 통합	1. 조기 집중치료로 만성화 방지 2. 중증·만성 정신질환자 삶의 질 향상 3. 정신질환자 인권 강화
중독으로 인한 건강 저해 및 사회적 폐해 최소화	1. 중독 예방을 위한 사회적 환경 조성 2. 중독문제 조기선별·개입체계 구축 3. 중독자 치료·회복 지원 강화
자살위험 없는 안전한 사회 구현	1. 전 사회적 자살예방 환경 조성 2. 맞춤형 자살예방 서비스 제공 3. 자살예방정책 추진기반 강화

|그림 15-1| 우리나라 건강사업의 추진방향

출처 : 보건복지부(2017). 정신보건사업 안내.

3. 지역기반 정신건강 서비스 운영체계

1) 정신건강복지사업지원단 설치 · 운영

(1) 사업목적

급격한 사회변화에 따라 국민의 정신건강수준이 악화되고 정신질환자의 사회지지체계가 약화되는 상황에서 보다 전문적이고 효과적인 정신건강사업을 수행하기 위하여 보건복지부에는 중앙정신건강사업지원단을 설치 · 운영하며, 각 시 · 도에는 지방정신건강사업지원단을 설치 · 운영하도록 하였다.

(2) 법적 근거

「정신건강증진 및 정신질환자 복지서비스 지원에 관한 법률」 제12조(국가와 지방자치단체의 정신건강증진사업 등의 추진 등)에 근거한다.

(3) 정신건강사업지원단의 직무범위와 운영[1)]

① 중앙정신건강사업지원단

가. 직무범위

- 국가가 행하는 지역사회정신건강사업의 기획 및 조정에 대한 지원
- 지역사회정신건강사업에 대한 평가
- 정신건강 관련 기관 · 단체 또는 정신건강시설 간의 연계체계 구축지원
- 정신건강사업의 현황파악 및 통계
- 그 밖에 지역사회정신건강사업과 관련하여 보건복지부장관이 지시하는 사항

나. 구성

- 단장 1명을 포함하여 10인 이상 15인 이내의 단원으로 보건복지부장관이 임명 또는 위촉(임기 : 2년)

1) 정신보건법 시행규칙 제6조 및 제7조

- 보건복지부에서 정신건강업무를 담당하고 있는 4급 또는 5급 공무원
- 정신과 전문의 및 정신건강전문요원 그 밖에 정신건강분야에 관한 전문지식과 기술을 가진 자

다. 사업계획 승인 및 실적보고

- 중앙정신건강사업지원단장은 매 회계연도 개시 1개월 전까지 당해 연도 사업계획을 수립하여 보건복지부장관에게 제출하고 승인을 받아야 함
- 사업실적은 매 회계연도 종료 후 2월 이내에 보고하여야 함

※ 중앙정신건강사업지원단 설치・운영에 관한 규정 개정(2012. 1. 12)

라. 예산집행 및 변경 승인

- 사업예산의 집행은 매년 승인된 사업계획서상에 반영된 예산집행계획에 맞춰 집행하고, 부득이한 사정으로 예산배정계획상 변경이 필요한 경우 또는 예산 비목간 조정 등이 필요한 경우 보건복지부의 승인을 받아야 함

마. 정례회의 운영 및 보고

- 중앙정신건강사업지원단장은 정신건강사업 지원 및 지원단 운영을 위해 필요한 정례회의를 개최하고, 주요 사항은 분기별로 보건복지부에 보고함

② 지방정신건강사업지원단

가. 직무범위

- 지방자치단체에서 행하는 지역사회정신건강사업에 대한 업무개발 및 기술지원
- 지역건강의료계획과 연계하여 지역사회정신건강사업계획안 수립
- 지방자치단체의 지역사회정신건강사업 및 정신건강시설에 대한 평가(연 1회)
- 지방자치단체의 정신건강 관련 기관・단체 또는 정신건강시설 간의 연계체계 구축 지원

- 지방자치단체의 정신건강사업의 현황파악 및 통계
- 그 밖에 지역사회정신건강사업과 관련하여 시・도지사가 지시하는 사항

나. 구성

- 단장 1명을 포함하여 5인 이상 10인 이내의 단원으로 시・도지사가 임명 또는 위촉
- 시・도에서 정신건강업무를 담당하고 있는 4급 또는 5급 공무원
- 정신과 전문의 및 정신건강전문요원 그 밖에 정신건강분야에 관한 전문지식과 기술을 가진 자

다. 예산

- 시・도 건강증진사업지원단 예산에서 집행 가능(2013년부터는 지방자치단체별로 자체 예산을 편성・확보하여 운영)

라. 행정사항

- 지방정신건강사업지원단 반기별(상반기 : ~7. 30.까지, 하반기 : ~익년 1. 30.까지) 운영실적을 보고

2) 중앙자살예방센터 설치, 운영

(1) 사업목적

우리 사회의 자살률 증가를 막고 생명존중 문화 조성을 위해, 중앙정부 및 지방자치단체의 자살예방사업을 전문적으로 지원하고, 민관협력 네트워크를 구축하여 사회 각계의 자살예방 활동을 지원한다.

(2) 법적 근거

「자살예방 및 생명존중 문화 조성을 위한 법률」 제13조(자살예방센터의 설치)에 근거한다.

(3) 운영체계

① **설치자** : 보건복지부 장관이 설치하고 지도·감독한다.

② 업무의 위탁

「자살예방 및 생명존중문화 조성을 위한 법률」 시행령 제5조에 근거하여,

- 「정신건강증진 및 정신질환자 복지서비스 지원에 관한 법률」 제3조 제4호에 따른 정신건강증진시설
- 고등교육법 제2조에 따른 학교
- 사회복지사업법 제16조 제1항에 따라 설립된 사회복지법인
- 그 밖에 자살예방에 관한 전문 인력과 능력을 갖춘 비영리법인 및 단체 중 하나에 해당하는 민간기관 및 단체에 위탁할 수 있다.

중앙자살예방센터 수탁기관은 공모를 통해 선정하는 것을 원칙으로 하나 사업의 효과적인 수행을 위해 객관적이고 정당한 사유가 있을 경우 보건복지부장관 승인을 얻어 수의계약도 가능하다. 재계약하는 경우 1회에 한하여 공모 절차를 거치지 않을 수 있다.

위탁계약기간은 계약사항 위반, 법적 분쟁이나 기타 계약을 유지할 수 없는 중대한 상황 발생 시를 제외하고는 3년을 기본으로 한다.

사업의 연속성을 고려하여 수탁기관의 변경은 신중하게 추진하고 사업수행 인력은 고용승계 하도록 한다.

③ 운영위원회 설치·운영

센터 운영위원회는 사업을 기획·총괄하고 조정하는 기능을 수행하며 전 분기의 사업 보고와 차 분기의 사업계획을 검토한다. 운영위원회는 센터장, 자살예방사업 관련 보건복지부 공무원, 자살예방 관련 전문가, 협력기관 관계자 등으로 구성하고, 센터장을 운영위원장으로 하며 운영위원회는 분기별로 개최한다.

(4) 인력관리

① 인력기준 및 자격요건

인력기준과 자격요건은 광역정신건강증진센터 요건에 준하되, 이와 관련한 세부사항은 매년 보건복지부에 보고하고, 운영위원회에서 승인한다. 중앙자살예방센터는 자살예방법상 부여되어 있는 업무를 수행하기 위해 전문성이 요구되는 특정 분야의 경우 해당 전문가를 보건복지부장관의 승인을 거쳐 채용 및 팀장으로 임면할 수 있다.

② 인력관리

센터장은 센터종사자를 공개적으로 채용하여야 한다[신규 종사자 채용 시 저소득 무직 가구 구성원(특히 여성) 우선 채용]. 센터장은 종사자 자질 향상을 위하여 자체 교육을 실시하거나 국가 또는 지방자치단체가 실시하는 교육에 적극 참여토록 하여야 하며, 자살예방 및 정신보건 등 해당 전문분야의 보수교육 이수를 위하여 센터 직원의 참여를 지원할 수 있다.

센터장은 근로기준법 및 남녀고용평등법을 준수하고, 임신, 육아, 출산, 퇴직 등 불가피한 사유로 사업 수행 인력의 결원이 발생 시, 대체인력 등을 활용하여 업무에 공백이 없도록 하여야 한다. 재직기간별 휴가일수는 직영인 경우 공무원 복무규정, 위탁운영인 경우 수탁기관의 복무규정에 준한다.

③ 인건비

인건비와 호봉산정 기준은 해당 기관의 예산 범위 내에서 지급하며 원칙적으로 〈정신건강증진센터 종사자 인건비 국비 보조 기준〉을 준용한다. 자살예방법상 전문성이 특히 필요한 분야의 호봉 인정을 위한 팀장 근무경력 인정범위는 보건복지부와 협의한다.

(5) 주요 사업

사 업	사업내용
국가 자살예방 정책 사업 지원	• 〈응급실 기반 자살시도자 지원 사업〉 사업 수행 기관 모니터링 • 자살예방 인증 프로그램 시스템 관리 및 보급 • 자살예방백서 발간
자살예방 네트워크 구성	• 자살예방사업 기관 네트워크 구성 • 민간 자살예방 사업 수행 기관 지원 • 자살예방 유관기관 협력
자살예방 교육	• 자살예방 교육 및 강사 양성 • 보건복지콜센터 자살예방 교육 지원 • 자살예방 교육 프로그램 개발 및 보급
자살 관련 통계 분석	• 자살 관련 DB 구축 및 통계자료 연구 분석 • 자살예방사업 현황 및 실적관리
자살예방 인식 개선 및 홍보	• 자살예방 캠페인 진행 및 확산 • 공익광고 제작 및 송출
자살유해정보 및 미디어 모니터링	• 유관기관 협조를 통한 자살유해정보 차단 · 언론의 자살보도 권고기준 준수 모니터링

(6) 사업계획 승인 및 실적보고

중앙자살예방센터장은 매 회계연도 1개월 전까지 당해 연도 사업 계획을 수립하여 보건복지부장관에게 제출하고 승인을 받아야 한다. 사업 실적은 매 회계연도 종료 후 2개월 이내에 보고하여야 한다.

(7) 예산의 집행 및 변경 승인

사업 예산의 집행은 매년 승인 사업계획서상에 반영된 예산집행계획에 맞춰 집행하고 부득이한 사정으로 예산 배정 계획상 변경이 필요한 경우 또는 예산 비목 간의 조정이 필요한 경우 보건복지부장관의 승인을 받아야 한다.

3) 자살예방민간사업

(1) 중앙심리부검센터

① 필요성

자살예방대책 수립을 위해 자살 사망자 원인 규명 분석을 목적으로 심리부검을 시행하고 있다. 이를 체계적으로 실시하기 위해 2014년부터 중앙심리부검센터를 위탁운영하고 있다. 심리부검(psychological autopsy)이란 주변인들의 진술을 통해 고인의 사망 전 일정 기간 동안의 심리적 행동 양상 및 변화, 상태를 재구성하여 높은 가능성을 지닌 자살의 원인을 추정하는 것이다.

② 사업 내용

- 한국형 심리부검 도구(K PAC 2.0) 개발, 유가족 심리부검 사례 발굴 및 면담 진행, 대외협력 및 유가족 지원 사업을 수행한다.
- 한국형 심리부검 도구(K PAC 2.0)는 기존에 시행되었던 국내·외 심리부검 도구 및 선행 연구 등을 참고하여 반구조화된 면담 형식으로 제작되었으며, 성인을 대상으로 실시한다.
- 심리부검 면담은 정신건강증진센터(자살예방센터), 경찰서 등을 통해 의뢰되며, 홈페이지를 통해 유가족의 직접 신청도 가능하다.
- 유가족 지원 사업은 유가족 상담과 지역사회 실무자를 위한 자료 개발로 구분된다. 유가족 상담은 심리부검 면담에 참여한 유가족 중 원하는 대상에 한하여 단기 상담으로 제공한다. 지역사회 실무자를 위한 자료는 애도 개입 안내서와 유가족 집단 상담 동영상을 제작한다.

※ 자료는 센터로 신청하면 무료로 제공. 유가족 집단상담 동영상은 미국 자살예방협회(American Foundation for Suicide Prevention)에서 제작, 무료 배포한 영상을 번역하여 자막 및 편집 작업을 진행한 자료로서, 유가족 개인 상담 혹은 집단 상담 시 교육용으로 활용 가능

(2) 노인자살예방

① 필요성

2015년 65세 이상 자살사망률(58.6명/ 10만 명)이 평균 자살사망률(26.5명/ 10만 명)보다 2배 이상 높아, 노인 계층 특화된 자살예방대책 추진이 요구되고 있으나 사회복지와 보건 영역의 노인 자살 예방 관련 프로그램이 연계·체계화되지 못하고 개별 영역별로 운영되고 있어 노인자살예방 프로그램의 필요성이 대두되고 있다.

② 사업 내용

지역정신건강증진센터와 노인사회복지기관을 연결하여 보건복지 통합 서비스를 제공하는 지역 사회 기반 노인자살예방 사업을 수행한다. 또한 노인의 접근성과 유대감이 높은 지역사회를 기반으로 한 노인 자살예방 사업모형을 지방자치단체로 확산(2017년)시킨다.

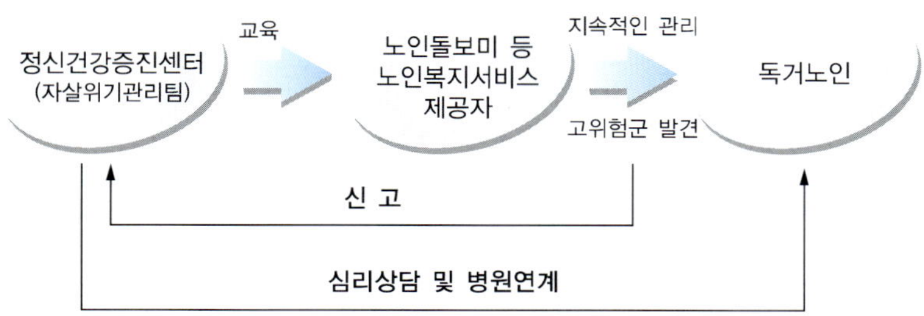

|그림 15-2| 정신보건-복지 연계 노인자살예방 체계

출처 : 보건복지부(2017). 정신건강사업 안내.

지역사회 기반 노인자살예방 사업 모델 개발을 위해 농촌형·도시형 자살예방 시범사업을 수행하고 있으며(2013. 8월~), 노인사회복지기관과 협력하여 노인 정신건강을 위한 집단 참여 프로그램을 실시하고, 자살고위험군에 대한 지속적인 사례관리서비스를 제공한다.

(3) 응급실 자살시도자 사후관리사업

① 필요성

2013년 자살실태조사에 따르면 자살시도자의 자살사망률은 일반 인구 자살사망률의 약 25배로 나타나, 자살시도자에 대한 자살예방사업이 요구된다. 응급실로 내원한 자살시도자에게 정서적 안정성을 회복시키고 재활을 촉진하며 자살 재시도를 방지하기 위한 지원체계를 마련할 필요가 있다.

② 사업 내용

- 응급실 기반 자살시도자 관리사업은 '응급실 사례관리팀 정신건강의학과 지역사회'를 유기적으로 연계하여 자살시도자에 대한 심리치료 및 사회복지 서비스를 제공한다. 또한 정신건강증진센터는 자살시도자에 대한 응급실 초기 개입 이후 자살시도자가 지역사회 연계 서비스를 받을 수 있도록 협조한다.
- 응급실기반 자살시도자 관리 사업은 2017년부터 전국 27개 기관에서 42개 기관으로 확대하여 진행하고 있다.

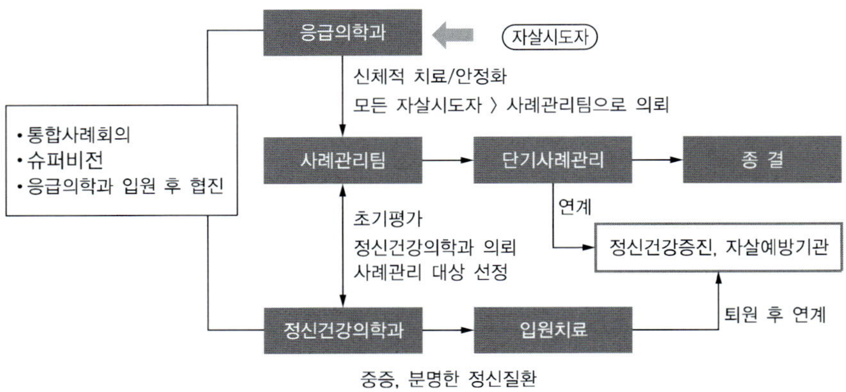

|그림 15-3| 응급실 기반 자살시도자 관리사업 프로세스

출처 : 보건복지부(2017). 정신건강사업 안내.

4) 광역정신건강복지센터

(1) 사업목적

광역정신보건센터는 시와 도의 레벨에서 수행하는 사업으로서 서비스 대상과 사업의 목표가 표준형 정신건강복지센터와 구분되어 서로 협력관계를 유지하며 정신건강사업의 효율성을 높이는 데 목적이 있다.

(2) 주요 사업

① 자살예방사업

광역정신건강증진센터는 해당 지역의 자살률 감소와 생명존중문화 조성을 위하여 다음과 같은 업무를 추진하도록 하였다.

영 역	기본적 서비스 내용
연구/ 기획	• 해당 지역의 자살사망통계 세부분석을 통한 현황 제시
연구/ 기획	• 심리부검 사업 추진 및 중앙심리부검 사업 협조체계 구축
연구/ 기획	• 프로그램 및 지역특성화 자살예방시스템 효과성 평가 연구
연구/ 기획	• 기타 자살예방과 관련한 기초조사 – 기초단위 자살예방서비스 제공현황 분석 – 자체조사 또는 이차데이터를 활용한 DB 구축 운용
연구/ 기획	• 법률에 기반한 광역단위의 자살예방계획 수립에 참여
프로그램 개발	• 생애주기별 자살예방 프로그램 개발 1, 2, 3차 예방적 관점 – 자체개발 또는 중앙 차원의 프로그램을 지역상황에 맞춰 적용
마케팅	• 생애주기별 대단위 자살예방교육 및 인식개선 사업 수행 – 온라인 컨텐츠 개발 또는 대단위 오프라인 교육 및 캠페인 수행
마케팅	• 자살예방 서비스 인지도 향상을 위한 광고 및 홍보사업
교 육	• 게이트키퍼 교육
교 육	• 게이트키퍼 Trainers training 운영을 통한 게이트키퍼 확산
교 육	• 자살예방 First Aid 또는 전문가 양성 교육
네트워킹	• 지역특화적 자살고위험군 발견, 평가, 사례관리, 치료연계체계 구축 – 프로토콜, 매뉴얼 개발 보급 및 모니터링 체계 구축 – 경찰, 119 네트워킹/ 보건복지서비스 제공주체와의 네트워킹

네트워킹	• 민관협력 자살예방서비스 제공체계 구축 – 마케팅, 교육 및 직접서비스 영역에 걸친 협력체계 구축, 적용
직접서비스	• 24시간 핫라인 상담 및 고위험군 위기대응체계 조정업무 수행

② 중증정신질환관리사업

광역정신건강증진센터는 해당 지역의 중증정신질환자 재원기간 감소와 사회통합 촉진을 위하여 다음과 같은 업무를 추진하도록 하였다.

영 역	기본적 서비스 내용
연구/ 기획	• 해당 지역 중증정신질환자 치료 및 관리현황자료 분석 – 의료기관 입퇴원 및 치료현황, 심판위원회 운영현황 등 – 기초센터 및 사회복귀시설 서비스 제공현황 및 세부내용 분석 – 지역 내 정신장애인 등록 현황 분석
	• 지역특성화 중증정신질환관리시스템 효과성 평가 연구 – 회복지향적 프로그램 효과성 평가 – 사회복귀 촉진을 위한 전달체계 시스템 효과성 평가
	• 기타 중증정신질환 관련 기초조사 및 모형개발 – 자체조사 또는 이차데이터를 활용한 DB 구축 운용 예 지역특화적 상황에 따른 초발정신질환자 관리 모형 예 지역특화적 주거(직업재활)서비스 체계 모형 개발 연구
프로그램 개발	• 회복지향적 관점의 서비스 공급자/ 소비자 대상 프로그램 개발 – 자체개발 또는 중앙, 타 지역 프로그램을 지역상황에 맞춰 적용
마케팅	• 정신장애인 편견해소 및 차별방지 컨텐츠 개발 및 캠페인
교 육	• 중증정신질환자 사례관리 및 회복지원 역량강화 교육체계 구축
	• 광역 지역 협력형 당사자(가족) 역량강화 교육 체계 운영
	• 정신보건법에 의한 인권교육기관으로서의 업무 수행
네트워킹	• 정신의료기관 지역사회 퇴원환자 연계체계 구축 및 조정
	• 지역사회 서비스 기관 간 연계체계 구축 및 조정업무 수행 – 프로토콜, 매뉴얼 개발 보급 및 모니터링 체계 구축
	• 당사자 권익옹호를 위한 네트워크 개발 및 운영
직접서비스	• 광역정신보건심판위원회 평가 업무 지원

③ 아동청소년정신건강증진사업

광역정신건강증진센터는 해당 지역의 정서행동문제 경험 아동청소년의 서비스 이용률 향상을 위하여 다음과 같은 업무를 추진하도록 하였다.

영 역	기본적 서비스 내용
연구/ 기획	• 해당 지역 아동청소년 정신건강 관리현황자료 분석 – 기초센터 서비스 제공현황 및 세부내용 분석 – 심리지원서비스 기관 등 유관 기관의 서비스 제공 현황 조사
	• 기타 아동청소년 관련 기초조사 및 모형개발 – 자체조사 또는 이차데이터를 활용한 DB 구축 운용
프로그램 개발	• 아동청소년 정신건강증진 프로그램 개발 – 자체개발 또는 중앙, 타 지역 프로그램을 지역상황에 맞춰 적용
마케팅	• 아동청소년 정신건강인식 개선을 위한 지역사회 홍보 및 인식 개선사업 수행
교 육	• 아동청소년 정신건강서비스 실무자 역량강화 교육 체계 구축
	• 광역 지역협력 교사, 학생, 학부모 대상 교육 체계 구축 운영
네트워킹	• 지역특화적 상황에 따른 아동청소년 정신건강 네트워크 개발 예 지역아동센터–정신건강증진센터 연계체계 모형
직접서비스	• 치료연계체계 활성화를 위한 정신의료기관 네트워킹 조정

④ 정신건강증진사업

광역정신건강증진센터는 해당 지역의 성인기 우울감 경험률 감소 및 다빈도 정신질환 치료율 향상을 위하여 다음과 같은 업무를 추진하도록 하였다.

영 역	기본적 서비스 내용
연구/ 기획	• 해당 지역 다빈도 정신건강문제 관리현황자료 분석 – 기초센터 서비스 제공현황 및 세부내용 분석 – 국가데이터를 활용한 치료율 등 기초적 데이터 생산
	• 기타 성인기, 노년기 정신건강 관련 기초조사 및 모형개발 – 자체조사 또는 이차데이터를 활용한 DB 구축 운용
프로그램 개발	• 우울증 관리 등 정신건강증진 프로그램 개발 – 자체개발 또는 중앙, 타지역 프로그램을 지역상황에 맞춰 적용

마케팅	• 다빈도 정신건강문제에 대한 인식개선을 위한 지역사회 홍보 및 인식개선 사업 수행
교 육	• 정신건강증진 서비스 제공자 역량강화 교육 체계 구축
	• 광역 지역협력 특정 직업군별 정신건강증진 교육체계 구축 운영
네트워킹	• 사회복지전담공무원 상담컨설팅 체계 구축 및 운영
	• 치료연계체계 활성화를 위한 정신의료기관 네트워킹 조정

⑤ 중독관리사업

광역정신건강증진센터는 해당 지역의 중독문제 감소 및 중독자 회복 촉진을 위하여 다음과 같은 업무를 추진하도록 하였다.

영 역	기본적 서비스 내용
연구/ 기획	• 해당지역 중독문제 관리현황자료 분석 – 기초센터 서비스 제공현황 및 세부내용 분석 – 국가데이터를 활용한 치료율 등 기초적 데이터 생산
	• 기타 중독 관련 기초조사 및 모형개발 – 자체조사 또는 이차데이터를 활용한 DB 구축 운용
교 육	• 지역 서비스 제공자 대상 중독문제 조기선별 및 단기치료 프로토콜 교육
	• 중독 관련 서비스 제공자 대상 사례관리 역량강화 교육
네트워킹	• 중독문제의 효과적 관리를 위한 지역사회 연계망 구축 운영
	• 치료연계 및 퇴원 후 지역서비스 연계체계 활성화를 위한 정신의료기관 네트워킹 조정

5) 기초정신건강증진센터

(1) 중증정신질환관리

① 시·군·구 차원

방문보건팀, 지역주민센터, 지역사회 복지관, 의료급여사례관리사 등과의 신규 발견 및 등록 체계를 활성화하고, 지역 내 의료기관과의 상호 협력적 의뢰연계 체계 개발로 신규 발견 체계의 활성화 및 사례관리 서비스의 질적인 향상을 도모한다.

또한 전문적 사례관리 서비스를 제공하고, 전문성 향상을 위한 내·외부 슈퍼비전 체계를 운영하며, 위기상황에 대한 일차적 책임성을 구현한다(광역센터와의 협력체계 구축).

사회재활 및 직업재활 프로그램은 지역사회 자원현황에 따라 달라질 수 있는데, 지역자원이 없는 경우 환자와 가족의 요구(need)를 외면하기보다는 필요 서비스를 직접 수행하는 것을 권고하며 기획을 통해 필요 인프라를 설치할 수 있도록 한다. 지역자원이 있는 경우 상황에 따라 부분적 혹은 전체적으로 재활 프로그램 네트워크를 운영하도록 하며 정기적으로 네트워크 운영회의를 개최함으로써 서비스 포괄성을 향상시킬 수 있도록 한다.

② 중증정신질환 조기개입체계 구축

중증정신질환의 조기발견과 조기개입을 통한 만성화 예방 및 회복을 촉진 도모한다.

- 초발중증정신질환자 조기발견을 위하여 지역유관기관에 필요한 관련 정보 제공
- 임상적 고위험군에 대한 일차적 평가 체계 구비
- 임상적 고위험군의 평가에 대한 정신건강의학과 전문의 자문체계 운영
- 미등록 중증정신질환자의 서비스 등록 촉진을 위한 정신의료기관과의 연계체계 가동
- 초발중증정신질환자에 특화된 사례관리서비스 또는 프로그램 운영

③ 개별적 서비스 계획의 수립과 제공

중증정신질환자의 욕구에 기반 한 개별적 서비스 계획을 수립 및 제공한다.

- 등록 중증정신질환자에 대한 개별적 서비스 요구도 평가를 연 1회 이상 실시하고, 개별 서비스 계획을 연 1회 이상 수립
- 개별서비스 계획 수립은 서비스 요구도 평가에 기반하여 수립하여야 하며, 입·퇴원, 증상 및 기능의 변화 시점에 수립하되 최소 연 1회 이상 수립

- 개별서비스 계획의 수립에는 증상 및 기능평가적 요소가 포함되어야 하며 서비스 욕구를 해결하기 위한 구체적 전략이 제시되어야 함

등록 중증정신질환자에 대한 주기적인 사례회의를 실시하는데, 사례회의에는 정신건강의학과 전문의의 참여가 권장된다.

또한 사례관리 등록, 퇴록 및 운영 전반에 대한 매뉴얼을 구비하는데, 사례관리 매뉴얼은 자체개발 또는 광역 단위에서 개발하여 공통 적용한다.

④ 위기개입 서비스 제공 및 위기대응체계 구축

중증정신질환자의 증상과 연관된 자・타해 위험상황에 대한 위기개입 서비스를 제공하고 중증정신질환자 위기개입을 위한 대응체계를 구축하며 매뉴얼을 구비한다. 이를 위해 지역사회와의 연계 및 경찰 및 소방대와의 협조체계를 구축해야 한다. 또한 사례관리 중 위기개입으로 입원 연계된 대상자의 재원관리와 퇴원계획 수립에 참여한다.

⑤ 포괄적 서비스 제공과 지역사회 네트워크 구축

중증정신질환자의 다양한 서비스 요구도 충족을 위하여 사례관리 과정에서 다양한 지역 유관기관과의 긴밀한 협력체계를 구축한다.

- 영역별 지역사회 자원기관 현황 목록화
- 정신의료기관과 퇴원환자 지역연계 촉진을 위한 정기적 활동 수행

등록 회원의 직업재활 욕구, 신체건강관리, 독립적 생활(주거 훈련 등)을 위한 유관기관 연계체계를 가동한다. 지역유관기관과의 연합사례회의는 분기별로 1회 이상 개최한다.

⑥ 정신보건심판위원회 업무 지원

계속입원청구대상자에 대한 면접 평가를 지원하며, 퇴원명령 대상자에 대해 지역사회와 연계하고 사례관리를 제공한다(시・도와 시・군・구의 업무 수행체계 구성에 따라 광역정신건강증진센터와 협력해서 수행할 수 있음). 또한 외래치료명령 대상자를 집중적으로 사례관리한다.

시·도는 [별지 제 II-3-7호]의 서식에 의하여 해당 분기 시·군·구 정신보건 심판 위원회 운영 실적을 취합하여 매 분기 말 보건복지부장관에게 보고하여야 한다.

[별지 제 II-3-7호]

2017년 ( )분기 정신보건심판위원회 운영 실적

시·군·구명	심판위원회 개최건수	심사대상자 수		계속입원 판정 수		퇴원 판정 수		퇴원율
		보호의무자에 의한 입원	기타	보호의무자에 의한 입원	기타	보호의무자에 의한 입원	기타	
○○시	1	10	5	7	4	3	1	26.7

퇴원율 : 퇴원 판정 수 / 심사대상자 수 × 100%

– 광역 및 기초 정신건강증진센터는 심판위원회 운영 실적 제출 시 업무지원을 하여야 함

⑦ 긴급지원 대상자 발굴

센터 이용대상자가 생계곤란 등의 위기상황에 처한 경우 시·군·구에 신고하여 긴급 지원 등 복지서비스를 받을 수 있도록 조치한다.

(2) 자살예방 및 정신건강증진

① 인식개선 사업

가. 시·군·구 차원

- 선택적(selective) 집단을 대상으로 하는 예방 및 교육 사업
- 지식수준(knowledge) 향상을 위한 교육 및 계몽 사업
  - 시·군·구 차원의 인식개선 사업은 위험군을 대상으로 질환의 조기발견과 개입을 위해 필요한 지식을 전달하고 편견을 감소시킴으로써 서비스 진입

장벽을 낮추는 것을 주 목적으로 함

② 고위험군 조기발견 및 치료연계 사업

가. 아동청소년

- 지역사회 네트워크 구축을 통한 고위험군 의뢰체계 구축
- 교사 및 학부모 교육을 통한 의뢰체계 구축
- 고위험군 및 의뢰받은 아동청소년 대상 심층사정평가 수행
- 지역 내 사회복지시설(고위험군) 대상 집단개입 프로그램 수행
- 치료서비스를 필요로 하는 대상(임상군)에 대한 정신의료기관 연계 및 치료비(검사비) 지원
- 준 임상군 및 임상군에 대한 사례관리서비스 제공

나. 성인 및 노인 정신건강(우울, 불안 등)

- 지역사회 네트워킹을 통한 조기발견체계 구축
- 유관기관 대상 서비스 홍보를 위한 자료 배포
- 지역주민을 대상으로 한 정신건강증진사업 수행을 통한 고위험군 발견 및 연계체계 구축
- 우울, 불안 등의 다빈도 정신질환 조기발견을 위한 체계 구축
- 특히 노인 우울증에 대한 적극적인 홍보와 발견체계를 구축하여 서비스 범위를 확대
  - 노인돌보미, 맞춤형방문간호사를 통해 의뢰된 노인에게 정신건강증진센터에서 선별검사 실시 및 필요 시 사례관리와 정신의료기관 연계서비스를 제공
- 심층사정평가에 대한 전문적인 교육과 학습을 통한 사정평가 수행
- 치료를 필요로 하는 대상(임상군)에 대한 정신의료기관 연계
- 임상군에 대한 등록관리서비스 제공

(3) 중독

가. 중독관리통합지원센터가 있는 경우

- 지역사회 네트워크에 참여함으로서 발견 및 의뢰연계의 한 축으로서 역할

나. 중독관리통합지원센터가 없으면서 추가적 예산 지원이 되지 않는 경우

- 지역사회 네트워크 구축을 통한 의뢰 연계체계 활성화
- 적절한 평가 도구에 대한 전문적 이해와 경험을 통한 사정 평가
- 치료 연계 및 모니터링

다. 시·도 혹은 시·군·구 차원의 추가적 예산지원이 있는 경우

- 지역사회 네트워크 구축을 통한 의뢰 연계체계 활성화
- 적절한 평가 도구에 대한 전문적 이해와 경험을 통한 사정 평가
- 치료 연계 및 모니터링
- 사례관리 서비스
- 지역 네트워크를 통한 연속적 관리체계 구축 운영

(4) 아동·청소년 정신건강증진

① 사업 목적

지역사회 내 아동·청소년 정신보건서비스 제공체계를 구축함으로써 아동·청소년기 정신건강문제의 예방, 조기발견 및 상담·치료를 통하여 건강한 사회 구성원으로의 성장·발달을 지원한다.

② 사업 대상

- 지역 내 만 18세 이하 아동·청소년(미취학 아동 포함)
- 지역사회 내 취약계층 아동청소년[북한이탈주민, 다문화가정, 조손가정, 한부모가정, 청소년 쉼터(가출청소년 일시보호소), 공동생활가정, 아동복지시설 아동청소년 등]
- 아동·청소년 정신건강 관계자(부모, 교사, 시설 종사자 등)

③ 추진체계

가. 아동청소년 정신보건사업예산이 지원되는 정신건강증진센터(또는 보건소)

- 사업 대상자 발견, 등록, 상담, 집단 프로그램, 치료연계, 치료비(진료비) 지원 등
- 유관기관 연계 협조체계 구축, 교육·홍보·자문, 지역 내 정신보건자원 파악 및 활용 등(인근 소아·청소년 정신건강의학과 전문의 등 전문가의 협조 유도)
- 지역 내 유관기관(학교 및 아동·청소년 관련 시설 등)으로부터 정신건강서비스에 대한 요청이 있을 경우 정신건강 프로그램 제공

나. 아동청소년 정신보건사업 예산이 미지원되는 정신건강증진센터(혹은 보건소)

- 자체 예산 범위 내에서 기본적인 아동청소년 정신보건사업을 선택적으로 실시

④ 사업 수행인력

자격기준은 정신보건전문요원, 간호사, 임상심리사, 사회복지사, 기타 아동·청소년 분야에 전문성이 있는 사람으로, 정신건강영역의 심리검사 및 평가가 가능한 사람을 우선 선발한다.

상근 1인, 예산 가능범위에 따라 상근 또는 비상근 인력 추가가 가능하며, 종사자 근무 기준은 〈정신건강증진센터 설치·운영 및 기금보조〉와 동일하다. 소아청소년 정신건강의학과 전문의, 아동·청소년 관련학과 교수 등 관련 전문가를 자문위원으로 위촉하여 사업을 수행한다.

⑤ 지역사회 현황 파악 및 연계체계 구축

지역 내 교육 관련 부서(교육청, 학교 등) 등 유관기관 간 연계·협력을 통하여 통합적인 아동·청소년 정신보건서비스 제공체계를 구축 추진한다. 지역 내 아동·청소년 정신건강 관련기관(정신의료기관 소아청소년정신건강의학과 교육청, 학교, 복지시설, 지역아동센터, 청소년상담센터, 시·군·구 아동·청소년 복지담당 등)을 중심으로 한 아동청소년 정신건강협의체를 구성하며, 지역 내 교사, 학부모,

유관기관을 대상으로 연 2회 이상 간담회를 개최한다.

또한 관내 및 인근 아동・청소년 정신건강관련 자원, 각급 초・중・고등・직업・특수학교 현황을 파악하고, 청소년 상담센터, 청소년수련관, 아동복지시설, 특수아동을 위한 시설(쉼터, 입소시설, 장애인시설, 의료기관 등), 사법기관(소년원 등), 직업시설, 아동・청소년 근로시설, 놀이 및 유흥시설, 기타 유해 장소를 파악하며, 기타 아동・청소년 정신보건 관련 전문인력 등 자원 현황을 파악한다.

학교, 사회복지시설 등에서 정신건강증진 서비스 관련 협조 요청이 있는 경우 적극적으로 협력・지원하며, 협조 요청에 따른 사업량이 과도하거나, 정신건강증진센터 사업 우선순위 고려 시 직접 제공하기 어려운 경우에는 협력・지원 방식을 조정해야 한다. 필요한 경우 대상 기관에 인력 파견이나 사업비 지원을 요청할 수 있다.

⑥ 교육 및 홍보

가. 아동・청소년 대상

- 정신건강증진 및 정신질환 예방교육 등 실시
  ※ 스트레스 대처훈련, 인성개발 프로그램, 생명존중, 정신질환의 이해 및 집단따돌림 예방교육 등

나. 교사 및 학부모 대상

- 아동청소년 정신건강문제의 조기발견, 예방 및 대처방법에 대한 교육으로 정신건강 문제의 이해를 돕고 아동청소년의 정신건강증진을 위한 파트너십 구축
- 선별검사 관련 안내 교육 및 정신과적 문제가 있는 아동청소년의 조기발견을 위한 관찰, 특이사항, 대면 기술, 아동청소년 우울 및 자살예방 교육 등
- 관할 교육청과 협의하여 아동・청소년 정신건강증진사업을 정부 차원에서 보건복지부와 교육부가 협의 추진하는 것이며 지역단위에서 교육청과 정신건강

증진센터가 연계 협력하여 추진하는 것임을 교사 및 부모가 알 수 있도록 공동안내문을 작성·홍보· 협의

다. 지역사회 유관기관 대상 교육 및 정보 제공

- 아동청소년 관련시설 종사자를 대상으로 시설을 직접 방문하거나 공동장소에서 교육
- 아동청소년 정신건강에 대한 예방 및 관리 등
- 위험군 발견 시 정신건강증진센터로 의뢰할 수 있는 체계 안내

(5) 정신건강문제 조기발견 및 사후관리 서비스

① 기본 원칙

정신건강증진센터에서 제공하는 서비스에 대한 교육·홍보 실시로 지역사회 주민이 정신건강조기검진 및 조기중재사업의 취지를 잘 이해하고 참여할 수 있도록 한다. 여기에는 취약계층 대상자[북한이탈주민, 다문화가정, 조손가정, 한부모가정, 청소년 쉼터(가출청소년 일시보호소), 공동생활가정, 아동복지시설 아동청소년 등]를 포함하여 사업을 추진한다.

선별검사는 학교, 심층사정평가 및 사후관리는 정신건강증진센터에서 담당하며, 학교 선별검사 결과 기준 점수 이상인 경우 학생 및 학부모의 요구, 지리적 인접성을 고려하여 교육부 Wee센터, 정신건강증진센터 등 지역 전문기관과 연계한다.

또한 교육청, 학교, 지역사회복지시설 등 유관기관과 유기적인 협력체계를 유지해야 하며, 정신건강증진센터는 학교 선별검사 후 학부모 동의하에 센터로 통보되는 위험군 이상 학생에 대해 사후서비스를 제공한다. 개인정보 보호를 위하여 선별검사결과는 철저히 관리하고, 상담·치료 목적 이외의 용도로 사용할 수 없다.

② 사례관리(개인상담, 집단 프로그램 등)

가. 사례관리 대상 및 기본 원칙

- 대상 : 심층사정평가를 통해 정신보건서비스(사례관리 및 정신의료기관 연계 등)가 필요하다고 확인된 대상자
- 해당 시설(학교) 및 부모의 요구와 아동·청소년 정신건강 문제의 종류, 심각성 등을 고려하여 제공 서비스 결정
- 증상이나 어려움의 악화 여부에 대해 지속적인 개입을 통해 관리해야 하며, 증상 악화 시에는 적절한 치료연계가 이루어질 수 있도록 함
  - 정신건강증진센터, 정신의료기관 및 사회복지시설(학교) 간 연계를 통해 개별상담, 집단 프로그램 운영
  - 사례관리는 아동·청소년 본인과 보호자(시설 교사 또는 부모)의 동의를 얻은 후 실시
  - 심층사정평가 수행 이후 사례관리 서비스가 제공된 아동청소년을 대상으로 서비스 제공 전과 등록 이후 6개월마다 SDQ Kr(별지 제II3 16호) 점수 변화를 측정

[별지 제Ⅱ3 16호]

아동청소년 정신보건사업 서비스 참여현황

※ 아동청소년 정신보건사업 국비지원 정신건강증진센터만 작성함

	이름	정신보건서비스 참여 여부*		SDQ-Kr**						
		정신건강증진센터 직접서비스	정신의료기관 치료서비스	도구 종류***	1차 검사			2차 검사		
					점수		시행일	점수		시행일
					난점	강점		난점	강점	
1										
2										
3										
4										
5										
6										
7										
8										
9										
10										
11										
12										
13										

*정신보건서비스 참여 여부는 참여한 경우 "1"로 기재하고, 참여하지 않은 경우는 비워두면 됨. 정신건강증진센터 직접서비스 : 매뉴얼에 의한 집단 프로그램 등에 참여한 것을 의미함. 정신의료기관 치료서비스 : 정신의료기관에서 치료서비스를 제공받도록 연계한 경우를 의미함

**SDQ Kr(강점 난점 설문지)는 1차(초기) 검사 이후 서비스 제공 기간 6개월마다 재평가하여 기입함. 서비스 제공기간이 6개월이 되지 않았더라도 퇴록할 시에 재평가를 실시함

***부모·교사 보고형 설문지를 사용하였을 경우는 "1"로 기재하고, 자기보고형 설문지를 사용하였을 경우에는 "2"로 기재함. 또한 1차(초기) 검사에서 사용한 도구유형을 계속 사용하도록 함

※ 작성 엑셀양식은 국립정신건강센터 홈페이지(www.ncmh.go.kr) 참조

- 사례관리 수행 방법 및 내용
  - 사업요원이 시설(학교)을 방문하거나, 대상 아동·청소년을 정신건강증진센터로 내소시켜 개별상담, 집단 프로그램 등 사례관리 서비스를 제공, 전화관리, 가정방문, 지역사회 방문 등도 실시
  - 개입 프로그램은 필요에 따라 자체개발 또는 기존 프로그램을 활용하여 집단 프로그램을 자율적으로 운영함
- 중·고등학생 : 보건복지부 개발 사례관리 프로그램 4종 등
  - 자살예방 및 우울·섭식장애 중재 프로그램
  - 온라인게임중독 중재 프로그램
  - 생활기술훈련 프로그램
  - 학교폭력 중재 프로그램
- 초등학생 : 각 센터에 적합한 프로그램 선택·적용

16장 정신건강증진을 위한 정책과 과제

【학습 목표】
◇ 정신건강증진의 정책과제를 고찰한다.

1. 정책과 과제

1) 법의 명칭 변경

2017년 5월 30일부터 시행된 이번 전부개정안에서는 '정신보건법'에서 '정신건강증진 및 정신질환자 복지서비스 지원에 관한 법률(이하 정신건강복지법)'로 명칭을 변경했다. 1995년 제정된 정신보건법은 정신병원, 정신요양시설 등의 관리, 중증 질환자의 입원, 치료 등을 중심으로 구성했으나 개정안에서는 모든 국민을 대상으로 정신질환의 예방・치료, 정신질환자의 재활, 복지, 권리보장과 정신건강 친화적인 환경 조성에 필요한 사항을 규정함으로써 정신건강 증진 및 정신질환자의 인간다운 삶을 영위하는 데 초점을 두고 있다.

우리나라의 정신건강보건정책은 1997년 정신보건법의 시행과 함께 '정신보건발전 제1차 5개년 계획'을 수립하면서 활성화되었고 ① 정신건강증진사업의 활성화, ② 정신보건자원의 적정육성, ③ 지역사회 정신보건사업의 확대, ④ 정신장애인에 대한 편견 해소, ⑤ 인권보호 및 사회복귀 촉진, ⑥ 정신보건 연구조사의 강화 등으로 기본 정책방향이 구성되었다.

그 후 2002년 보건복지부에서 미국의 Health 2010을 모델로 한 건강증진 관련 정책의 중장기계획의 초석을 세우고 2005년, 2010년에 걸쳐서 “국민건강증진종합계획 Health Plan 2010”을 세우게 되었으며, 첫째, 정신증진 및 정신질환의 예방, 둘째, 지역사회 중심의 포괄적인 정신보건사업 체계 구축, 셋째, 효과적이고 형평성 있는 치료재활 거주 서비스 체계 구축, 넷째, 정신질환자 권익보호 및 인식개선을 들고 있다. 2017년 정신건강복지법으로 법이 전면개정되면서 입원과 관련된 조치사항들이 정신질환자의 인권 중심으로 개정되었으며, 국가 입・퇴원제도의 개선과 정신건강증진사업의 범위를 정하고 있다.

2) 정신건강증진 정책 추진의 국가계획 수립 의무 규정

보건복지부장관은 5년마다 정신건강증진 및 정신질환자 복지서비스 지원에 관한 국가의 기본계획을 수립하여야 하고, 특별시장, 광역시장, 특별자치시장, 도지사, 특별자치도지사는 국가 계획에 따라 각각 지역 단위의 정신건강증진 및 정신질환자 복지서비스 지원에 관한 계획을 수립해야 한다.

또한 보건복지부장관과 시・도지사는 국가 계획 및 지역 계획의 수립과 시행에 필요한 자료의 제공 및 협조를 관계 행정기관, 정신건강증진시설 및 관련 기관, 단체 등에 요청할 수 있다. 이 경우 요청받은 기관, 시설, 단체 등은 자료의 제공이 법령에 위반되거나 정상인 업무 수행에 뚜렷한 지장을 초래하는 등의 정당한 사유가 없으면 그 요청에 따라야 한다.

3) 정신건강복지센터 및 정신건강연구기관의 설치 및 운영

보건복지부장관은 필요한 지역에서의 소관 정신건강증진사업 등의 제공 및 연계사업을 전문적으로 수행하기 위하여 지역보건법에 따른 보건소에 기초정신건강복지센터를 설치・운영할 수 있다.

정신건강복지센터의 장은 정신건강증진사업 등의 제공 및 연계사업을 수행하기 위하여 정신질환자를 관리하는 경우에 정신질환자 본인이나 보호의무자의 동의를 받아야 하고, 보건복지부장관은 정신건강복지센터의 설치, 운영에 필요한 비용의 일부를 부담해야 한다. 또한 뇌 신경과학에 관한 연구, 정신질환 치료 및 재활을 위한 중개와 임상연구, 정신건강증진 서비스 전달체계 개선에 관한 연구, 정신질환과 관련된 정보와 통계의 분석 및 제공, 정신건강증진 전문가 양성 및 정신건강증진시설 종사자 훈련, 국가 계획의 수립 및 실태조사의 지원 등을 위한 정신건강연구기관을 설치하고 운영하기 위하여 보건복지부장관은 국립정신건강연구기관을 둘 수 있도록 하였다.

4) 정신건강서비스

(1) 성인 대상 정신건강서비스

우리나라의 정신건강서비스는 지역정신건강복지센터를 중심으로 심각한 정신질환의 대상 발굴과 지역 연계에 초점이 맞추어져 잇는 상황이다. 정신질환은 발병 후 사회적응이 되기까지 장시간의 시간을 통한 재활치료가 필요한데, 실제로 지역에서 정신장애인들이 이용할 수 있는 시설에는 한계가 있는 상황이다. 정신질환에 재활에 대한 욕구와 문제가 다른데, 현재 지역의 정신재활시설은 증상에 대한 선별이 없이 동시에 진행되고 있어 상대적으로 사회적 기능이 좋은 정신장애인들은 정신재활시설을 기피하는 현상을 보이기도 한다. 고령화시대를 맞이하여 평균수명이 늘어나면서 정신장애인들의 평균수명도 늘어나는 상황이다. 망상이나 사고장애, 환청 등이 있는 정신장애노인의 경우 일반노인복지시설에서는 관리에 한계가 있으므로 정신장애노인을 위한 재활시설도 필요하다.

(2) 아동·청소년 대상 정신건강서비스

아동·청소년의 정신건강의 문제행동은 장기적인 발달단계와 맞물려 다양하게 나타나고 소멸되고, 또 다른 문제행동으로 나타나기도 한다. 일상적인 생활 안에서 치료기관의 문턱이 높다는 인식은 상대적으로 아동·청소년의 정신건강상의 문제행동을 진단과 병이라는 스티그마(stigma)를 만들어 더욱 치료기관 방문을 꺼리게 되는 결과를 만든다. 따라서 아동·청소년들의 정신건강의 문제행동에 대해 필요하면 그때그때 찾을 수 있고, 그러한 문제들이 나타날 때 문제의 원인을 아동·청소년 당사자뿐만 아니라 환경적 개입도 가능한 기관이 필요하며 그 기관들에 대한 문턱을 없애는 작업은 정신건강서비스에 있어서 중요한 부분이다.

참고문헌

강경호(2002). **중독의 위기와 상담**. 경기 : 한사랑가족상담연구소.

경기도가족여성연구원(2017). 경기도 가정폭력 가해자 개입모델 운영실태 및 발전방향 : 가정폭력 가해자 교정·치료 프로그램을 중심으로.

경찰청(2017). 경찰백서.

고명수·남흔화·신경희·이레지나·이연순·임수선·한명순(2016). **정신건강론**. 서울 : 동문사.

교육부(2017). 2017년 제2차 학교폭력실태조사.

권석만(2013). **현대 이상심리학**. 서울 : 학지사.

______(2014). **이상심리학의 기초**. 서울 : 학지사.

권정혜·안현의·최윤경·주혜선(2014). **재난과 외상의 심리적 응급처치**. 서울 : 학지사.

권준수 외(2015). **DSM-5 정신질환의 진단 및 통계편람**(제5판). 서울: 학지사.

권중돈·김동배(2006). **인간행동과 사회환경**. 서울 : 학지사.

권진숙·김정진·전석균·성준모(2009). **정신보건사회복지론**. 경기 : 공동체.

김 환(2016). **외상후 스트레스 장애**. 서울 : 학지사.

김경숙(2016). 탈북여성의 가정폭력 경험과 트라우마에 관한 연구. 연세대학교 연합신학대원 박사학위논문.

김규수(1999). **정신보건사회사업실천론**. 서울 : 형설출판사.

김기태(1995). **위기개입론**. 경기 : 대왕사

김기태·성명옥·박봉길·이은희·최송식·최희경·박미진(2009). **노인복지론**. 경기 : 공동체.

김동배·권중돈(1998). **인간행동이론과 사회복지실천**. 서울 : 학지사.

김영호·양은심·이순영·주수길(2007). **인간행동과 사회환경**. 경기 : 양서원.

김용분·이정섭(2003). 자살개념 분석. **정신간호학회지, 12**(4), 394-401.

김유숙·박승호·김충희·김혜련(2007). **자기실현과 정신건강**. 서울 : 학지사.

김재은(1996). **아동의 심리치료**. 서울 : 배영사.

김정미·박희숙(2016). **정신건강론**. 경기 : 공동체.

김정희(2010). **스트레스 다스리기**. 서울 : 학지사.

김태련·장휘숙(1996). **발달심리학**. 박영사.

김현주(2009). 청소년 도박행동에 영향을 미치는 요인에 관한 연구. 충남대학교 대학원 석사학위논문.

김형수(2006). 생애주기별 자살현황과 예방대책 : 노인과 청소년 자살의 비교를 중심으로. **노인복지연구, 통권 34**, 271-292.

김혜금・송영주・임양미・김현자・김진숙(2015). **정신건강론**. 경기 : 정민사.

김호진(2016). 도박중독 자녀의 회복과정에 있어 부모역할의 다의성 : 부모와 자녀의 인식 비교를 중심으로. 경기대학교 대학원 박사학위논문.

김희철(2005). 노년기 정신질환의 예방적 접근. 한국정신보건사회사업학회 2005년 추계학술대회 자료집.

나동석・서혜석・이대식・강희양・곽의향・김미혜・신경애(2015). **정신건강론**. 경기 : 양서원.

대한노인정신의학회(2004). **노인정신의학**. 서울 : 중앙문화사.

__________(2017). 노인 정신건강 정보. http://www.kagp.or.kr/caller/intro.html.

류종훈(2004). **최신정신건강론**. 서울 : 청목출판사.

민성길 외(2016). **최신신경의학**. 서울 : 일조각.

박선환 외(2011). **정신건강론**. 경기 : 양서원.

박선환 외(2017). **정신건강론**. 경기 : 양서원.

박선환・박숙희・이주희・정미경・김혜숙(2008). **정신건강론**. 경기 : 양서원.

백형의(2013).약물중독자의 지역사회 내 회복경험. 이화여자대학교 대학원 박사학위논문.

보건복지부(2016). 대한민국 치매현황 2016.

__________(2017). 2016년 정신질환실태조사.

__________(2017). 정신건강복지법 법령.

__________(2017). 정신보건사업 안내.

사행산업통합감독위원회(2017). 2016년 사행산업관련통계.

사회복지교육연구센터(2014). **인간행동과 사회환경**. 경기 : 나눔의집.

설진화(2013). **정신건강론**. 경기 : 학현사.

송효진 외(2016). 2016년도 아동, 청소년 대상 성범죄의 발생추세와 동향분석. 여성가족부.

신경희(2016). **통합스트레스의학**. 서울 : 학지사.

신희연(2018). 도박중독자의 사회관계망에 관한 연구. 가톨릭대학교 대학원 석사학위논문.

양병환(2010). **정신병리학 총론**. 서울 : 중앙문화사.

여성가족부(2011). 가정폭력 가해자 교정・치료 프로그램 운영실태 조사 및 개선방안.

__________(2017). 2016년도 가정폭력피해자 지원 실적.

오삼광(2011). 성폭력범죄의 대응 방안에 관한 연구. 건국대학교 대학원 박사학위논문.

오창순・신선인・장수미・김수정(2010). **인간행동과 사회환경**. 서울 : 학지사.

유수현・서규동・유명이・이봉재・이종하(2017). **정신보건사회복지 총론**. 서울 : 신정.

유수현 · 천덕희 · 이효순 · 성준모 · 이종하(2017). **정신건강론**. 경기 : 양서원.

유채영 외(2008). 도박중독예방교육 프로그램 개발. 사행산업통합감독위원회.

이규태(1998). **정신건강을 위한 심리치료**. 서울 : 하나의학사.

이근홍(2006). **인간행동과 사회환경**. 경기 : 공동체.

______(2013). **인간행동과 사회환경**. 경기 : 공동체.

이선영(2012). **정신보건사회복지론 수련교재**. 경기 : 양서원.

이영실 외(2011). **정신건강론**. 서울 : 창지사.

이영실 · 유영달 · 조명희 · 홍성희 · 고은주(2016). **정신건강론**. 서울 : 창지사.

이영실 · 나임순 · 유해종 · 이재용 · 정창훈 · 이은경 · 이형진 · 조명희 · 홍성희(2008). **인간행동과 사회환경**. 서울 : 창지사.

이영실 · 이윤로(2008). **정신건강론**. 서울 : 창지사.

이영실 · 이윤로 · 강윤경(2010). **정신보건사회복지론**. 서울 : 창지사.

이영호(2009). **정신건강론**. 경기 : 공동체.

______(2016). **정신건강론**. 경기 : 공동체.

이은희(2016). **인간행동과 사회환경**. 경기 : 공동체.

이익섭 · 김근식(1998). 청소년 비행화 과정에 관한 연구. 한국사회복지학회.

이인선 외(2017). 가정폭력실태와 과제 : 부부폭력과 아동학대를 중심으로. 한국여성정책연구원.

이종복 · 전남련(2012). **인간행동과 사회환경**. 경기 : 학현사.

이진우 · 손덕순(2007). **정신보건사회복지론** 경기 : 서현사.

이진향 · 강이근 · 김태연 · 맹두열 · 서연숙 · 석말숙 · 안우상 · 허정철(2016). **인간행동과 사회환경**. 서울 : 창지사.

이향숙 외(2017). **정신건강론**. 경기 : 양서원.

이현주 외(2014). **정신건강론**. 경기 : 공동체.

이흥표(2002). 비합리적 도박신념, 도박 동기 및 위험감수 성향과 병적 도박의 관계. 고려대학교 대학원 박사학위논문.

이희자 외(2014). **정신건강론**. 경기 : 공동체.

임 혁 · 채인숙(2015). **정신건강의 이해**. 경기 : 공동체.

임경수 · 황성오 · 안무업 · 안희철(2009). **재난의학**. 서울 : 군자출판사.

임선영(2006). **청소년문제와 보호**. 서울 : 구상.

임은희(2008). **인간행동과 사회환경**. 경기 : 양서원.

임정원(2016). **정신건강론**. 서울 : 신정.

장미경・Z. Maoz・이상희・정민정・김유진・신현정・김미경・손금옥・유미성・김경남(2013). 정신건강론. 서울 : 태영출판사.

장미경・양숙미(2005). 어머니의 장애인식, 양육태도 및 자아존중감이 주의력결핍과잉행동장애 아동의 자아존중감과 또래관계에 미치는 영향. 정서행동장애연구.

장수한・김현주・임 혁(2012). 인간행동과 사회환경. 경기 : 공동체.

__________(2014). 인간행동과 사회환경. 경기 : 공동체.

재난정신건강위원회 편(2015). 재난과 정신건강. 서울 : 학지사.

전석균(2013). 정신건강론. 경기 : 공동체.

______(2015). 정신건강론. 경기 : 공동체.

______(2016). 정신건강론. 경기 : 공동체.

정옥분(2000). 성인발달의 이해. 서울 : 학지사.

정유희(2014). 좋은삶 모형을 적용한 성인 성범죄자 치료 프로그램의 효과. 고려대학교 대학원 박사학위논문.

정은경(2017). 성폭력피해여성의 무고피소경험에 관한 연구. 성공회대학교 시민사회복지대학원 석사학위논문.

조대경・이관용・김기중(1994). 정신위생. 서울 : 중앙적성출판사.

조성남(2009). 마약류 중독의 치료 및 재활정책, 정신건강정책포럼, 3.

조흥식・김혜래・신은주・우국희・오승환・성정현・이지수(2010). 인간행동과 사회환경. 서울 : 학지사.

최덕경・박연옥・박주현・전영록・안우상・박서춘・장갑수(2014). 정신건강론. 서울 : 창지사

최송식 외(2015). 정신건강론. 서울 : 학지사.

최옥채・박미은・서미경・전석균(2015). 인간행동과 사회환경. 경기 : 양서원.

최윤경(2007). 양극성 장애의 치료 : 대인관계 및 사회적 리듬치료. 2007년 한국심리학회 학술대회 자료집, 162-163.

통계청(2017). 2006~2016년 자살자 수 및 자살률 추이. 인구동태.

한국도박문제관리센터(2017). 지역사회 기반 도박문제 예방사업의 실천방안연구. 건국대 학교 글로컬 산학협력단.

한국여성정책연구원(2017). 성폭력. 가정폭력 남성피해자 지원현황 및 정책과제.

한국정신보건사회복지사협회 편(2012). 정신보건사회복지의 이론과 실제. 경기 : 양서원.

한국정신보건사회복지학회(2000). 정신보건사회복지사 수련교재. 경기 : 양서원.

한국청소년개발원(2005). 청소년복지론. 경기 : 교육과학사.

한상원(2009). 약물중독 : 평가 및 치료.

한종원(2016). 도박중독자의 처우에 관한 연구 : 도박범죄자를 중심으로. 명지대학교 대학원 박사학위논문.

허정철·김 병·류동수·정정란·황동섭(2017). **인간행동과 사회환경**. 경기 : 공동체.

홍강의(2006). **소아정신의학**. 서울 : 중앙문화사.

______(2016). **소아정신의학**. 서울 : 학지사.

홍봉선·남미애(2004). **청소년복지론**. 경기 : 양서원.

홍준표(2001). **건강 길잡이**. 신성문화사.

APA(2016). **정신질환의 진단 및 통계 편람**. 서울 : 학지사.

Beck A. T.(2005). 원호택 역. **우울증의 인지치료**. 서울 : 학지사.

Beckham, J. C., Moore, S. D., Feldman, M. E., Hertzberg, M. A., Kirby, A. C., & Fairbank, J. A.(1998). Health status, somatization, and severity of posttraumatic stress disorder in Vietnam combat veterans with posttraumatic stress disorder. *Am J Psychiatry, 155*, 1565–1569.

Boscarino, J. A.(2004). Posttraumatic stress disorder and physical illness : results from clinical and epidemiologic studies. *Ann N Y Acad Sci, 1032*, 141–153.

Bronfenbrenner U.(1993). The ecology of cognitive development : Research models and fugitive findings. In Woziak, R. H., & Fischer, K. W.(Eds.), *Development in Context : Acting and Thinking in Specific Environments*(pp. 3–44). Hillsdale, NJ : Erlbaum.

Cavanaugh, C. E., Hansen, N. B., & T. P. Sullivan(2010). HIV sexual risk behavior amarg low-income women experiencing intimate partner violence : The role of posttraumatic stress disorder. *AIDS Behav, 14*, 318–327.

Ciser, J. M. et al.(2012). Exposure to interpersonal violence and risk for PTSD, depression, delinquency, and binge drinking among adolescents : Data from the NSA-R. J. *Trauma, Stress, 25*, 33–40.

Cohen, Y., Spirito, A., & BROWN, L. K.(1996). Suicide and Suicidal Behavior. In DiClenente, R. J., Hansen, W. B., & Ponton, L. E.(Eds.), *Handbook of Adolescent Risk Behavior*. Plenum Press, 193–224.

Coloroso, B.(2003). *The Bully, the Bullicd, and the Bystander*. New York : Harper Collins.

Comings, D. E., Rosenthal, R, Lesieur, H. R, Rugle, L. J., Muhleman, D., Chiu, C., Dietz, G., & Gade, R.(1996). A Study of the Dopamine D2 Receptor Gene Pathological Gambling. *Pbatmacogenetics, 6*(3), 223–234.

Dunmore, E., D. M. Clark, & Ehlers, A.(2001). A prospective investigation of the role of cognitive factors involved in the onset and maintenance of posttraumatic stress disorder(PTSD) after physical or sexual assault. *Behav. Res. Ther. 39,* 1063-1084.

Ehring, T., A. Ehlers, & Glucksman, E.(2008), Do cognitive models help in predicting the severity of posttraumatic stress disorder, phobia, and depression after motor vehicle accidents A prospective longitudinal study. *J. Consult. Clin. Psychol, 76,* 219-230.

Epetein J. L.(1983). Longitudinal effects of family-school-person interactions on student outcomes. *Research in Sociology of Education and Socialization, 4,* 101-107.

Flanagan C. A., & Eccles J. S.(1993). Changes in parents' work status and adolescents' adjustment at school. *Child Development, 64,* 246-257.

Friedman, M. J., et al.(2011). Considering PTSD for DSM-5. *Depress Anxiety 28,* 750-69.

Glen, O., & Gabbard, M. D.(1994). *Psychodynamic Psychiatry in Clinical Practice*(pp. 413-438). Washington, D.C. : American Psychiatric Association.

Goodman R., & Stevenson J.(1989). A twin study of hyperactivity : I. An esamination of hyperactivity scores and categories derived from Rutter Teacher and Parent Questionnaires. II. The aetiological role of genes, family relationships, and perinatial adversity. *J Child Psychol Psychiarty.*

Guha-Sapir, D., Hargitt, D., & Hoyois, P.(2004). *Thirty years of natural disasters 1974-2003 : The numbers.* CRED, Louvain, Belgium, UCL Presses Universitaires de Louvain.

Horowitz, M. J.(1976). *Stress Response Syndromes.* New York : Aronson.

Isely, P. J., & Gehrenbeck Shin, D.(1997). Sexual assault of men in the communtiy, *Journal of Connumity Psychology, 25*(2),

Jeffrey S. Nevid, & Spencer A. Rathus.(2013). *Psychologh and the Challenges of Life : Adjustment and Growt*h. Wiley & Sons, Inc. 오경자・강성록・김현수・양재원・이주은 공역(2016). **심리학과 삶의 도전 적응과 성장.** 서울 : 시그마프레스.

Lanius, R. A. et al.(2012). The dissociative subtype of posttraumatic stress disorder : Rationale, clinical and neurobiological evidence, and implications. *Depress. Anxiety, 29,* 701-708.

Lawrence G. Calhoun・Richard G. Tedeschi(2013). *Posttraumatic Growth in Clinical Practice.* 강영신・임정란・장안나・노안영 공역(2015). **외상후 성장.** 서울 : 학지사.

McFarlane, A. C., Atchison, M., Rafalowicz, E., & Papay, P.(1994). Physical symptoms in post-traumatic stress disorder. *Journal of Psychosomatic Research, 38*(7), 715-726.

Meiser-Stedman, R., et al.(2009). Maladaptive cognitive appraisals mediate the evolution of posttraumatic stress Reactions : A. 6-month follow-up of child and adolescent assault and motor vehicle accident survivors. *J. Abnorm. Psychol, 118*, 778-787.

Miller, M. W., et al.(2004). Externalizing and internalizing subtypes of combat-related PTSD : a replication and extension using the PSY-5 scales. *J. Abnorm. psychol, 113*, 636-645.

Murphy M. J., & Cowan R. W.(2001). *Blueprints Psychiatry.* 강시현 역(2008). **블루프린트 정신과.** 서울 : 이퍼블릭코리아.

Myer, R. A., & James, R. K.(2005). *CD-ROM and Workbook for Crisis Intervention.* Belmont : Thomson.

Nock, M. K. et al.(2010). Mental disorders, comorbidity and suicidal behavior : results from the National Comorbidity Survey Replication. *Mol. Psychiatry, 15*, 868-876.

Peter A. levine(2008). *Healing Trauma : A Pioneering Program for Restoring the Wisdom of Your Body.* 서주희 역(2014). **트라우마 치유.** 서울 : 학지사

Raylu, N., & Oei, T. P. S.(2002). Pathological Gambling : A Comprehensive Review. *Clinical Psychology Review, 22*, 106-109.

Stein, D. J. et al.(2013). Dissociation in posttraumatic stress disorder : Evidence from the world mental Health surveys. Biol. *Psychiatry, 73*, 302-312.

Wakefield J. C.(1996). Does social work need the eco-systems perspective?. *Social Service Review*(March), 1-32.

Wasser, E.(1979). *Creative Approaches in Casework with the Aging.* New York : Family Service Association of America.

Wilmer, H. A.(1982). Posttraumatic stress disorder. *Psychiatric Annuals, 12*(11), 995-1003.

찾아보기

[인명]

[내용]

저/자/약/력

■ **황동섭**
선린대학교 사회복지심리상담학부 교수

■ **김영자**
대구공업대학교 사회복지경영계열 교수

■ **류동수**
청암대학교 사회복지과 교수

■ **이진향**
창신대학교 사회복지학과 교수

■ **조선미**
전 구미대학교 사회복지과 교수

■ **최영자**
백석대학교 평생교육원 사회복지학과 교수

정신건강론

|공저자| 황동섭 · 김영자 · 류동수 · 이진향 · 조선미 · 최영자

|1판 1쇄| 발행 2018년 2월 28일
|1판 2쇄| 발행 2018년 9월 5일
|1판 3쇄| 발행 2020년 3월 5일
|1판 4쇄| 발행 2021년 2월 5일
|1판 5쇄| 발행 2023년 3월 20일

|발행인| 김 동 훈
|발행처| 공 동 체

|주소| 경기도 고양시 일산동구 호수로 358-39, 동문타워 I 905호(백석동)
|전화| 031) 814-3000(대표)
|팩스| 031) 814-3100
|홈페이지| http://www.compub.co.kr
|전자우편| compub@naver.com
|출판등록| 2005년 10월 6일
|등록번호| 제396-2005-36호

|ISBN| 979－11－6105－257－1
정가 18,000원

MEMO

MEMO